·通俗易懂的人体解剖学·

# 3D人体解剖图

## 从身体构造检索疾病

（日）福士斋　著　　宋天涛　译

辽宁科学技术出版社

·沈阳·

# 3D人体解剖图

## 从身体构造检索疾病 目录

## 第一章 头部 9 the head

## 第二章　胸部　77

the chest



## 第三章　腹部　97

the abdomen

## 第五章　全身　171

*the whole body*

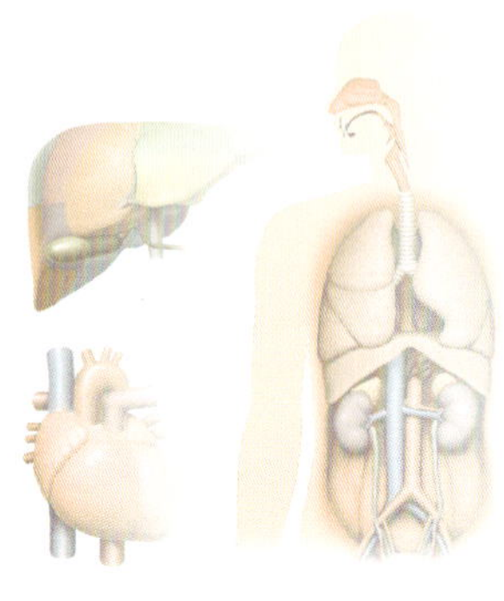

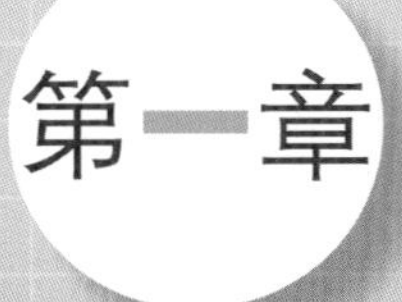

# 第一章 头部

*the head*

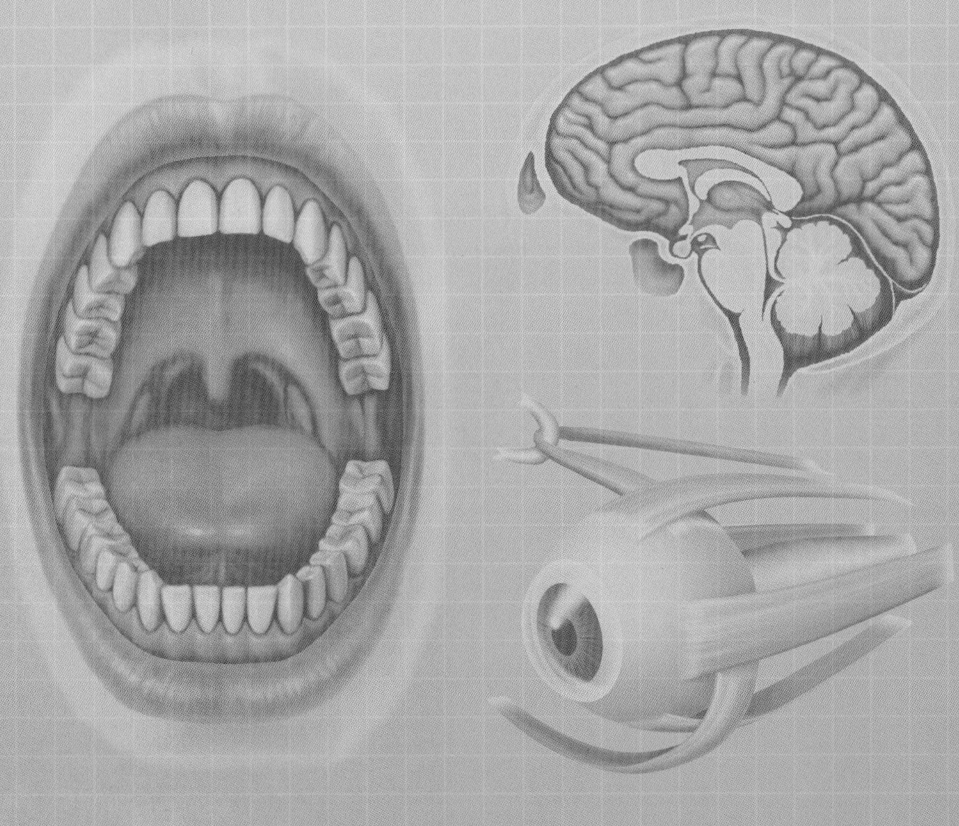

在头部中既有被颅骨保护的脑，又聚集着许多如眼睛、耳朵等感觉器官。这里支配着记忆思考能力、五感以及可以做出表情的脸部。我们首先对作为生命活动和交流活动的头部构造以及相关疾病进行讲解。

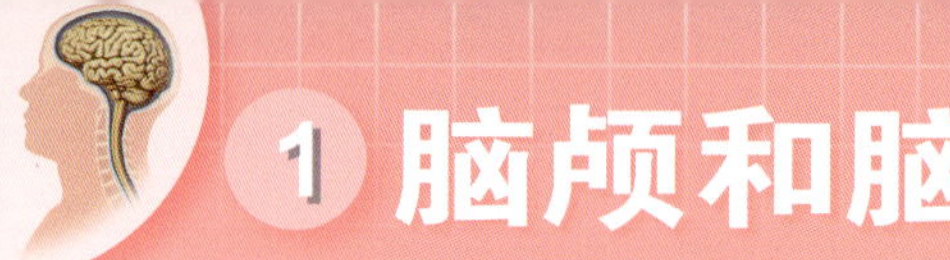

# 1 脑颅和脑

## 脑颅和脑的构造是怎样的呢？

**约为1300g的脑在支配着整个身体！**

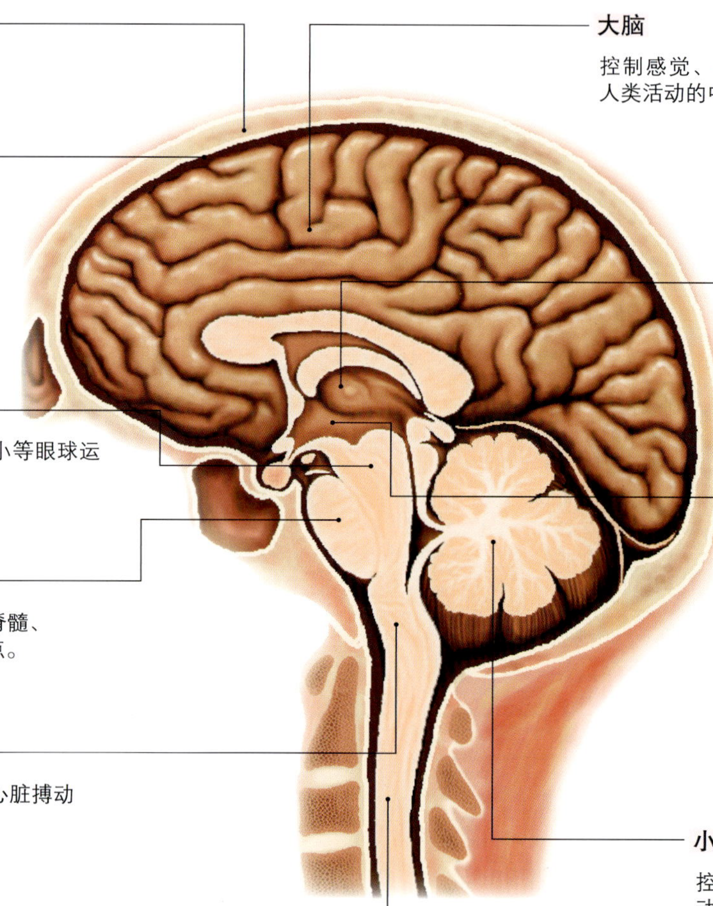

**脑颅**

**大脑**

控制感觉、运动、语言等大部分人类活动的中枢。

**脑膜**

保护脑。

**间脑**

**丘脑**

把嗅觉以外的感觉信息传递到大脑的中转基地。

**脑干**

**中脑**

控制瞳孔缩小等眼球运动的反射。

**下丘脑**

调整植物性神经和激素的分泌。

**脑桥**

连接大脑和脊髓、小脑的中转点。

**延髓**

调节呼吸、心脏搏动等的中枢。

**小脑**

控制平衡感觉和细微的动作。

**脊髓**

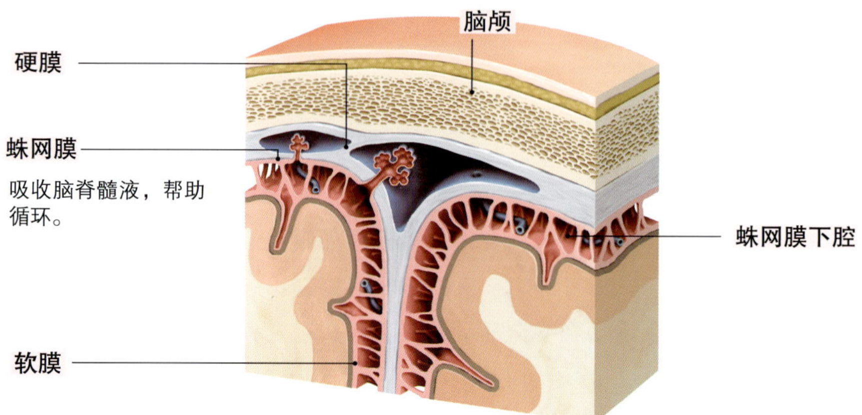

## 用来思考的大脑

脑由大脑、小脑、脑干、间脑构成，成人的脑平均重量约为1300g，其中大脑占80%。表层是大脑皮层，灰白质神经细胞密集在此处。表面有浅浅的纹路和鼓起的部位，呈凹凸状，褶皱聚拢在一起。表面积因褶皱而展开，可以处理庞大的信息。大脑皮层是感觉、记忆、思考、理解语言等理性活动的中枢。

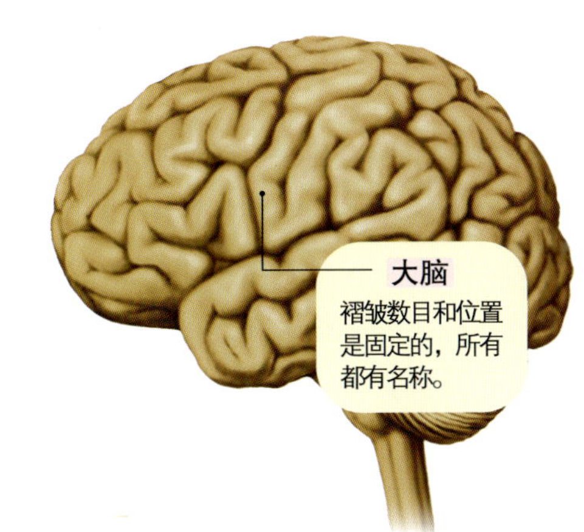


## 保护脑的3层膜

脑容纳在颅骨中，被脑膜包围保护。脑膜分为3层。紧贴在颅骨一侧的又厚又硬的硬膜保护脑不受到外部冲击。紧贴脑的软膜是固定脑的血管。在硬膜和软膜之间的蛛网膜像网眼一样张开布满，富有弹力，可以吸收冲击，控制传递到脑的伤害。

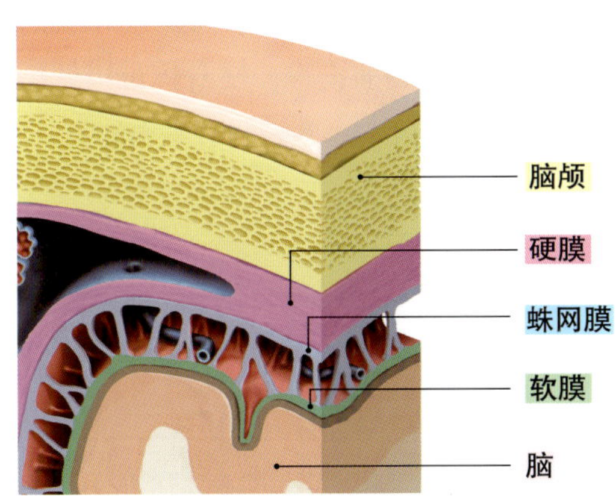


专栏

### 脑的85%是水分

在蛛网膜的间隙（蛛网膜下腔）和被称作脑室的脑内的空洞部分之间含有脑脊液。脑脊液是由属于脑室壁一部分的脑室脉络丛生成，从延髓顶处的孔进入蛛网膜下腔，再返回到血液中。

脑像豆腐一样柔软，是非常脆弱的组织。脑脊液可以吸收所有冲击来保护脑。可以说，脑是浮在颅骨内满满的脑脊液上。想象一下豆腐在充满水的包装中是什么样的就容易理解了。

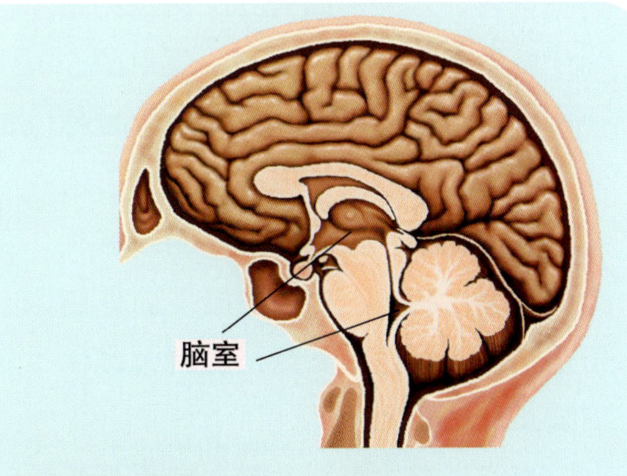


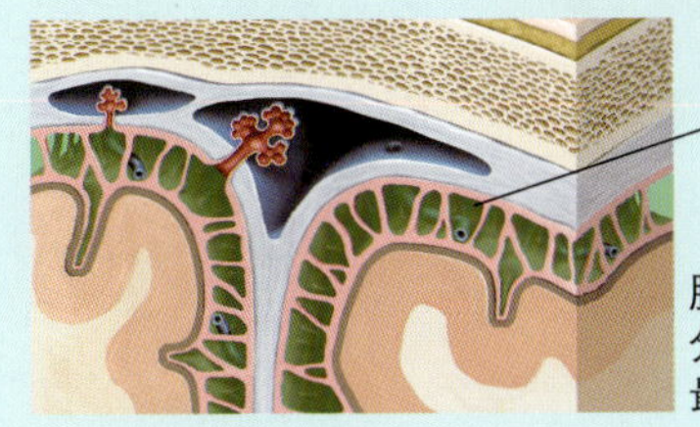


脑的85%是水分，是全身水分最多的器官。

## 连接脑和身体的“生命脑”——间脑和脑干

脑干分为中脑、脑桥、延髓，是控制呼吸、心跳、消化、调节体温等生命活动的中枢。间脑分为丘脑和下丘脑，作用是将嗅觉以外的感觉传递到大脑。脑干和脊髓相连，通过脊髓神经与全身上下的神经交换信息。

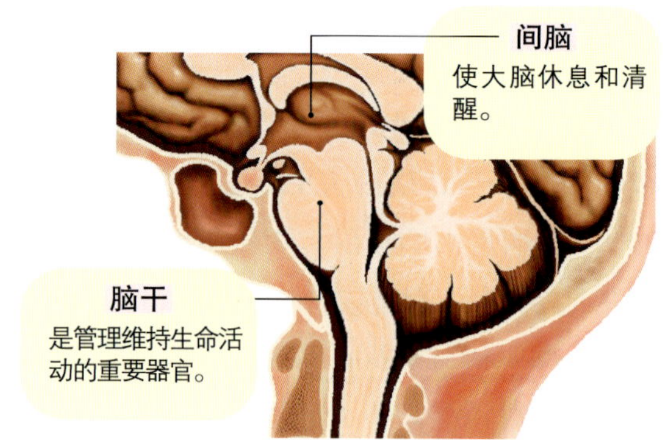


## 控制身体行动的小脑

小脑大小仅次于大脑，占脑整体的10%。小脑把大脑皮层传来的与运动相关的指令传达给全身的肌肉等，使身体可以做出复杂的动作。而且，小脑控制着平衡知觉。

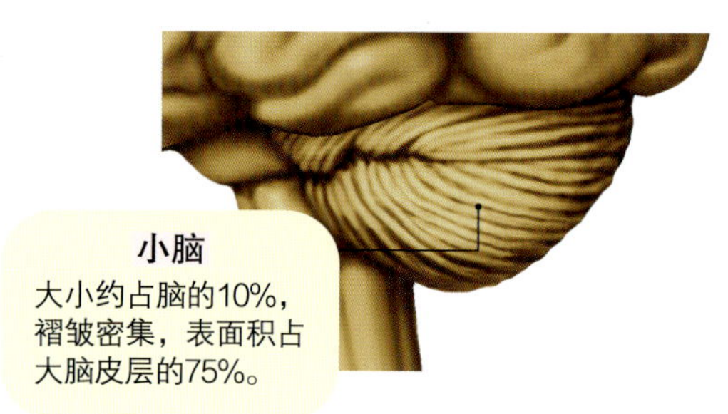


专栏

### 旧脑和新脑

美国的神经生理学家保罗麦克莱恩曾提出“三位一体脑学说”的假说。假说认为，人类的脑有 3 层构造：相当于脑干部分的爬虫类脑（反射脑）→相当于大脑旧皮层、老皮层等被称作大脑边缘系部分的旧哺乳类脑（情绪脑）→相当于大脑新皮层的新哺乳类脑（理性脑），它们一层层向外侧覆盖，形成发达的新脑，新脑包裹住旧脑并以此进化。

为了生存，爬虫类脑支配着必要的反射。旧哺乳类脑包围住反射脑，有控制情绪的作用。位于最外侧、控制理性的是新哺乳类脑，也被称作“人类脑”。

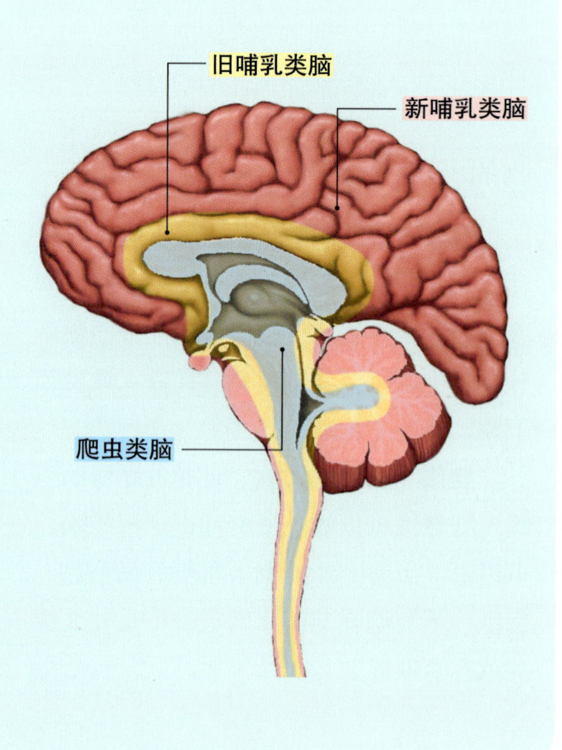

# 脑有哪些部分？它们又分别在做些什么？

## 支配理性的大脑

大脑是最大的脑，据说越靠近里侧越支配着最原始、最本能的感情。我们平常在思考、判断事物时，使用的是支配理性的外侧部分。

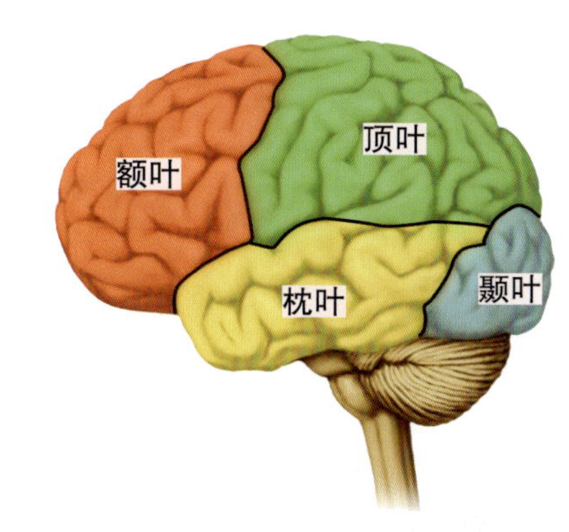


大脑被大脑纵裂分为右半球（右脑）和左半球（左脑）。大脑新皮层属于大脑皮层的一部分，占据其表面大半，由大脑沟分为额叶、顶叶、枕叶、颞叶。并且根据功能作用，有的区域被称作“区”。

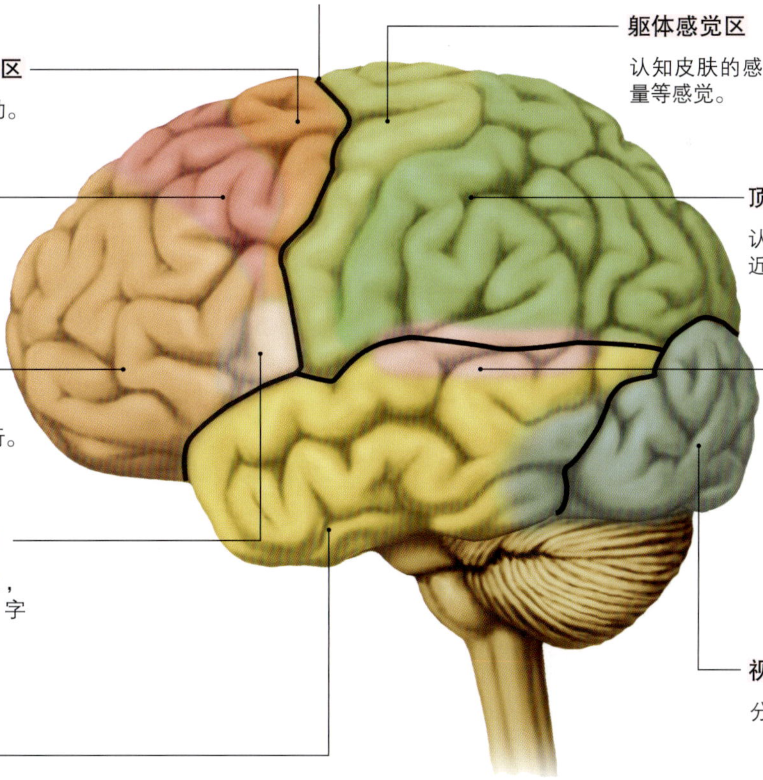

大脑沟

**初级皮层运动区**

计划和实行运动。

**躯体感觉区**

认知皮肤的感觉、动作、重量等感觉。

**运动联合区**

规划运动顺序等。

**顶联合区**

认知位置、距离、远近等空间。

**额联合区**

整理信息，判断是否执行。

**韦尼克区**

位于左脑，处理传入耳朵的声音。

**布罗卡氏区**

位于左半球，与说话、写字等相关。

**视觉联合区**

分析处理视觉信息。

**颞联合区**

认知听觉、视觉信息。

## 指挥整体的额叶

额叶前部的额联合区负责拟定行动计划，判断执行。运动联合区控制动作的开始和制定顺序等运动，并将这些信息传达给初级皮层运动区。初级皮层运动区根据这些信息发出肌肉活动指令。

## 认知触感和空间的顶叶

顶叶的躯体感觉区负责控制从皮肤等传达来的热、冷、疼痛、振动等触觉信息。顶联合区则处理上下、左右、距离、远近等空间信息。

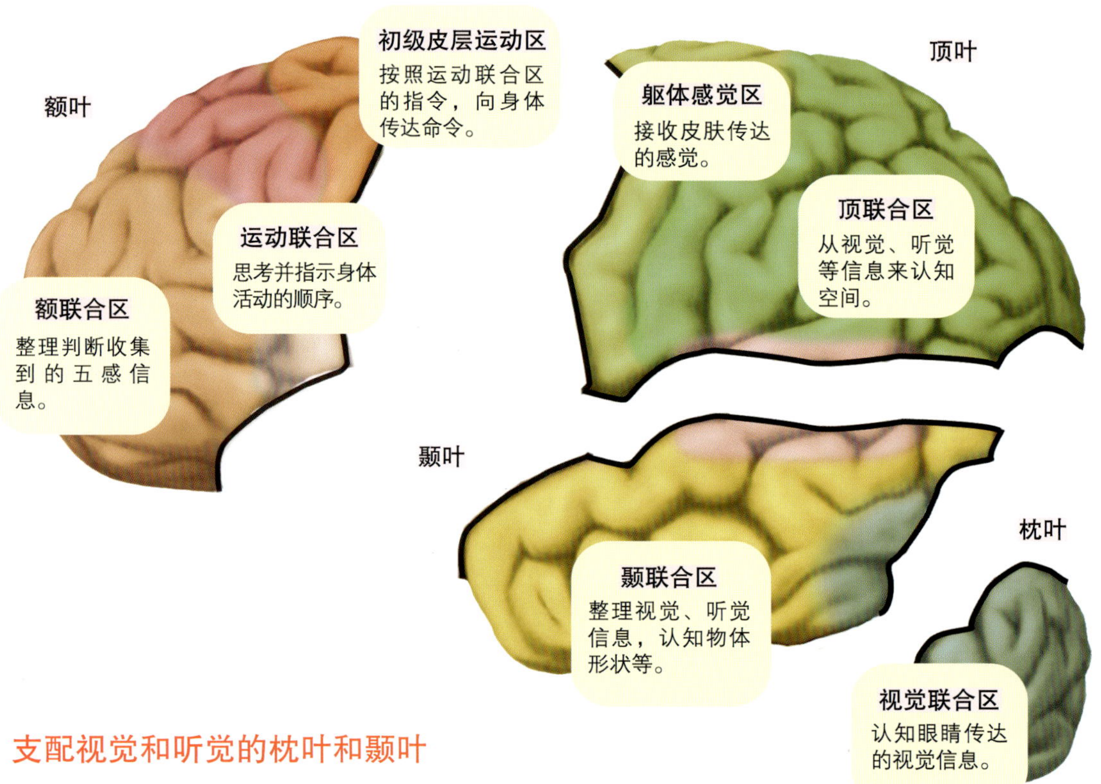


## 支配视觉和听觉的枕叶和颞叶

枕叶的视觉联合区负责综合判断视觉；颞叶的颞联合区则统合认知听觉信息和视觉信息，由此可辨识音乐和影像。

## 听辨语言的脑和说话的脑

布罗卡氏区位于左脑的额叶和颞叶交界处，而韦尼克区横跨顶叶和颞叶。它们是说话、理解语言的中枢，如果布罗卡氏区损坏，人就不能说话。如果韦尼克区损坏，即使能听见话语也无法理解其意思。

**左脑的顶叶和颞叶**

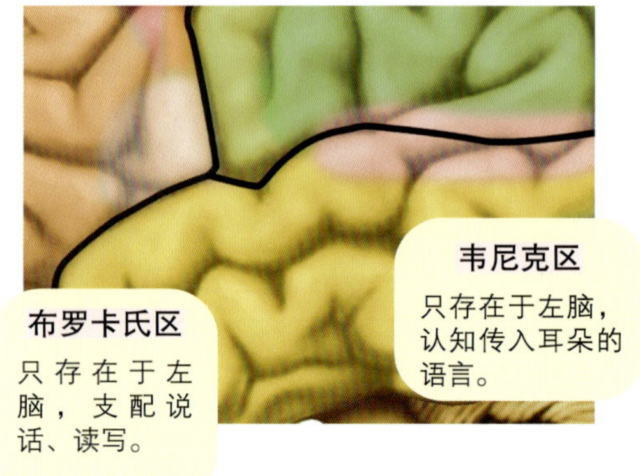

## 右脑和左脑的功能

右脑和左脑有着共同的功能；同时，右脑和左脑又有着独自的功能。

右脑接收到左半身传来的感觉信息，向左半身发出指令。而左脑收到右半身传来的信息，支配右半身动作。这是因为连接大脑和全身器官的神经因延髓而左右交叉。

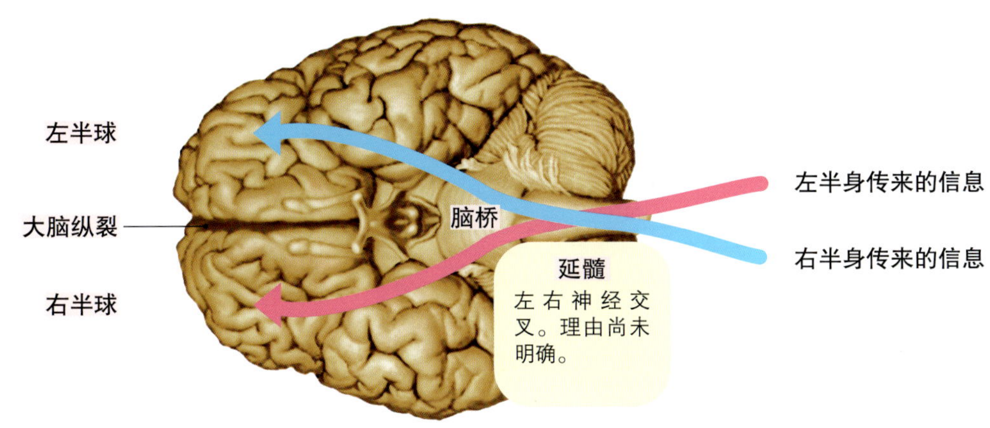


### 左脑支配理论，右脑支配感觉

右脑被称作“感觉脑”，直觉性地捕捉事物，拥有产生创造性的感觉功能。支配情绪、感情、图形空间、声音等认知，辨识形状、画图、在空间上捕捉自己与他人的位置关系。听音乐、演奏乐器也属于右脑的功能。

左脑被称作“理论脑”，拥有使用语言、数字等记号逻辑思考事物的功能。说话、听声音、读写文字等与语言相关的机能均由左脑支配。另外，对于过去和未来的时间概念、应用计算和数字的调查分析等功能也由左脑负责。

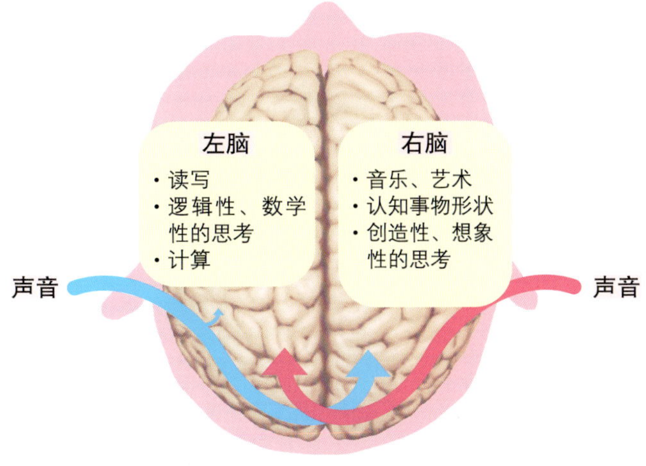


▲右脑负责情绪，左脑负责逻辑。左半身的感觉器官传来的信息进入右脑，右半身的信息进入左脑。左耳听到的声音由右脑感知，左脑感知右耳。

# 信息在脑中如何传递？

## 脑内传达信息的神经元

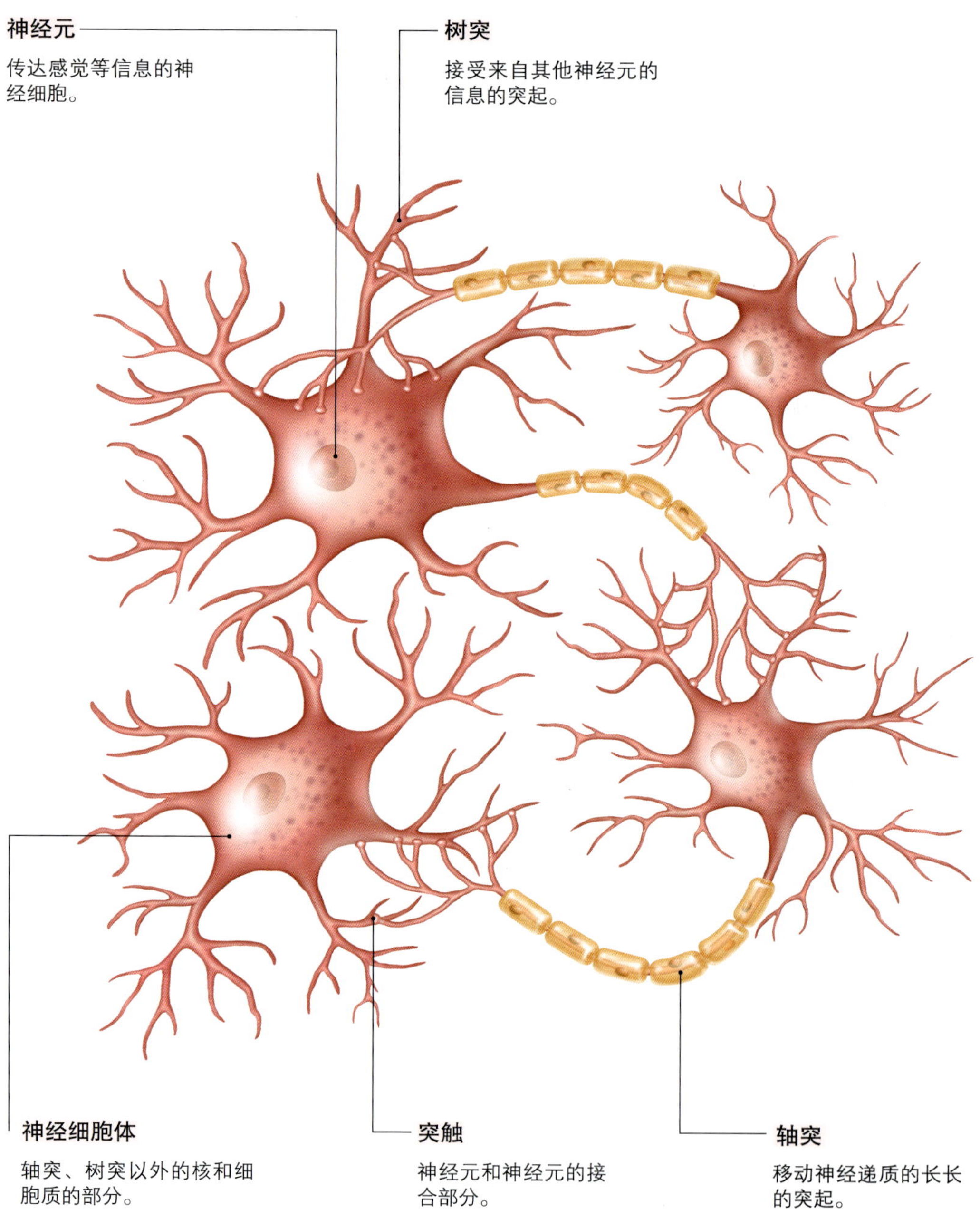

## 在脑中进行的传言游戏

神经元是大脑的神经细胞，是脑部互换复杂信息的基本单位。神经元由 3 部分构成，中心有细胞核的神经细胞体，外部是接受来自其他神经元的信息的树突和向其他神经元传递信息的轴突（神经纤维）。从神经元到神经元的信息传递需要转换成电信号进行。

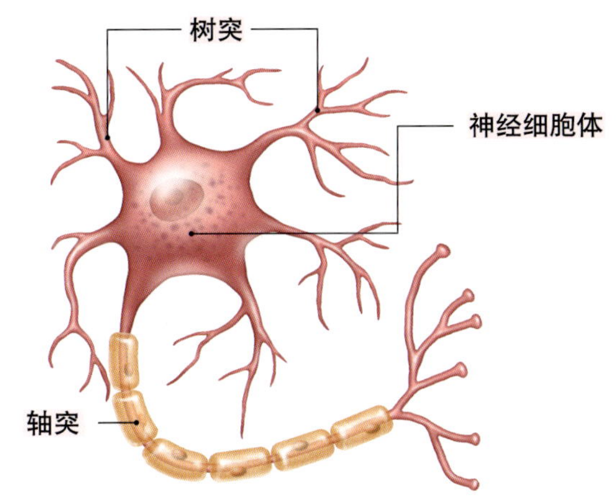


## 连接神经元间隙的物质

连接神经元与神经元的前端部分称作突触，并不是完全接合，而是留有一点间隙。

电信号传递到突触时，突触中的突触小泡会分泌出神经递质这一化学物质。信号达不到突触末尾，所以替换成化学物质使信号传达。

神经递质扩散到突触间隙里，旁边神经元的受体接收后，再把电信号传递到下一个神经元。就这样从一个神经元到下一个神经元地将信息逐步传递。

受到热、光、声音、气味等刺激后，皮肤、眼、耳、鼻等感觉器官的受体捕捉到这些信息，发出微弱的电信号。电信号通过知觉神经、脊髓被传递到大脑的神经细胞。

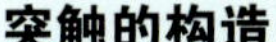

**突触的构造**

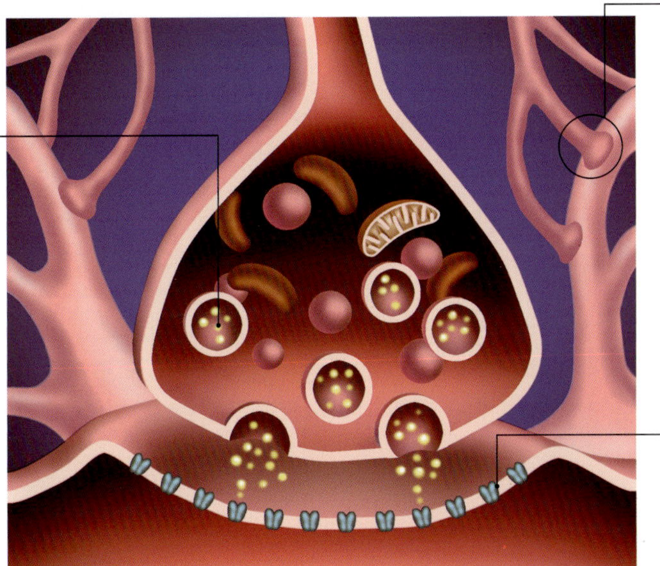

## 瞬间整理信息

电信号通过神经元的轴突，经突触被传递到旁边的神经元树突上。脑中含有数亿个神经元，而神经元到神经元之间电信号的传递速度可以达到每秒约 60m。在大脑的信息网状组织中，庞大的信息被迅速整理，再瞬间向身体必要部位发出指令。

从整理好来自感觉器官的信息到发出指令，脑部只需 0.1 秒的时间。我们从看到东西、听到声音到做出反应，几乎没有时滞，这也是神经元迅速交换信息的功劳。

**神经元的网状组织**

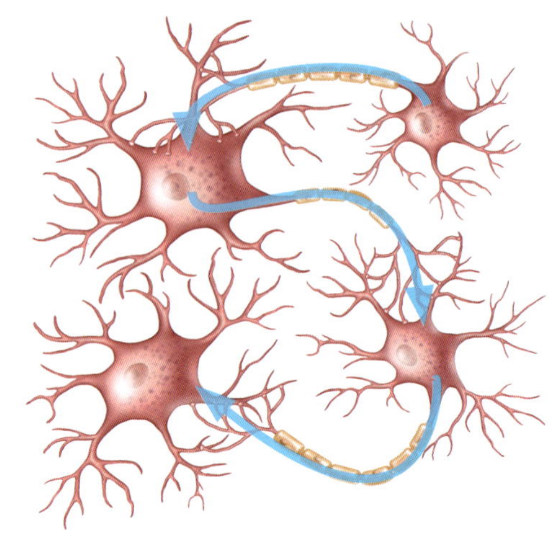

▲通过神经元的电信号就像从身体传递到脑部以及从脑部传递到身体的信息一样不会混杂，是单向通行。

**专栏**

### 患抑郁症会使血清素变少

神经递质被神经元释放后，由其他神经元的受体接收，从而使信息传递成为可能。多余的神经递质会被收入原来的神经元内，这个过程叫作“再回收”。

血清素是具有调节心脏平衡作用的神经递质。研究发现，患有抑郁症的人血清素的分泌有减少的倾向。抗抑郁药 SSRI（选择性血清素回收抑制剂）可以抑制再回收，不让血清素返回原神经元。

抑制血清素再回收后，血清素就能停留在神经元间隙中，使血清素的量增加。

所以，人们应尽量让生活更加规律一些，多晒晒太阳，以此促进血清素的分泌，减少抑郁症的发生。

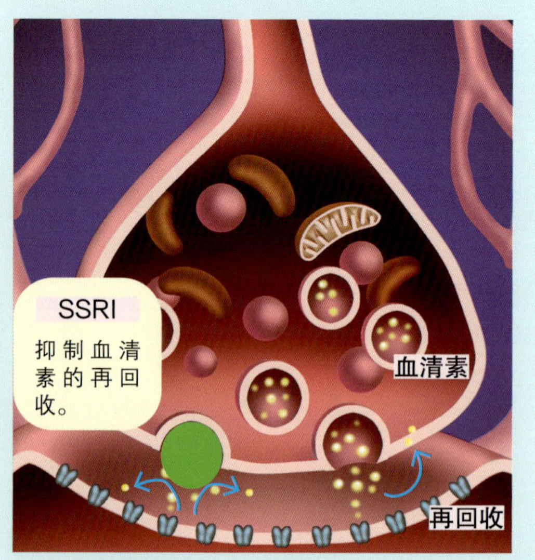


▲患抑郁症的人会减少血清素的分泌（原因尚未明确）。而且，通过用SSRI药物并不能使全部的抑郁症症状变好。

## 如果出现这些症状（头）

| 症状 | 部位 | 疾病 |
| --- | --- | --- |
| 头痛 | 脑（P20） | 脑瘤 |
| | 脑（P20） | 蛛网膜下腔出血 |
| 眩晕 | 脑（P20） | 脑瘤等 |
| | 耳（P38） | 梅尼埃综合征、突发性耳聋等 |
| 视野缺损 | 脑（P20） | 脑梗死、脑瘤等 |
| 重影 | 眼（P29） | 青光眼、白内障等 |
| 单只眼睛睁不开 | 脑（P20） | 蛛网膜下腔出血 |
| 健忘 | 脑（P20） | 痴呆 |
| 语言障碍 | 脑（P20） | 脑梗死、脑瘤、帕金森病等 |

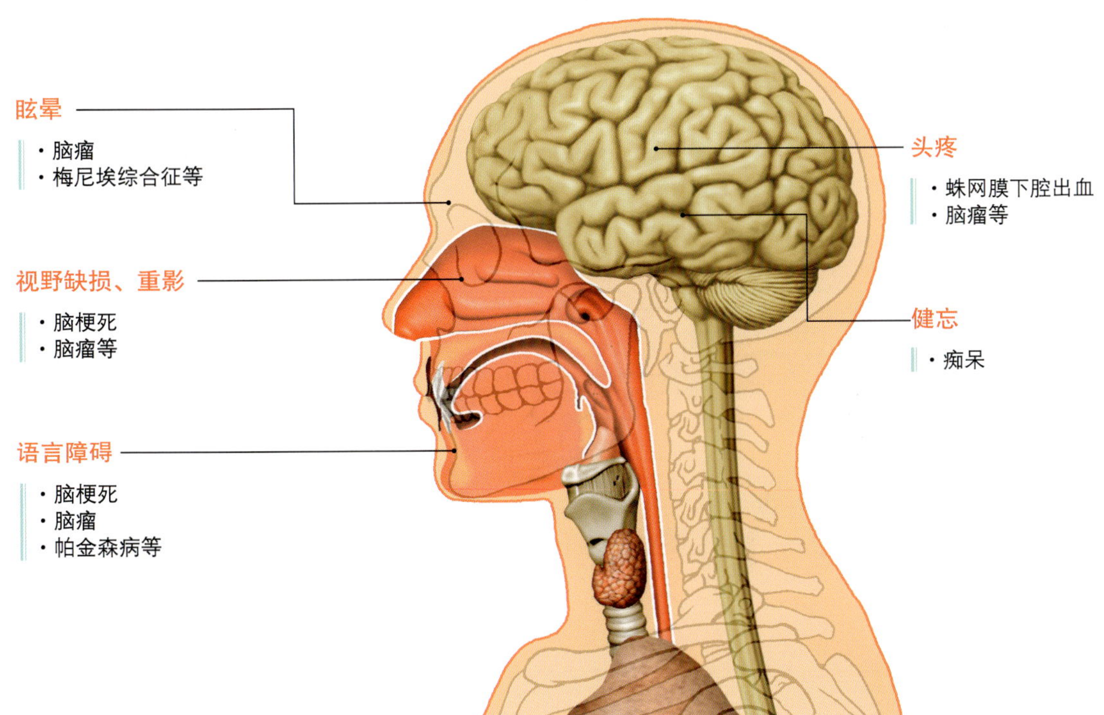

# 脑部疾病

## 注意这些症状

头部症状出现最多的就是头痛，且多数是因为头部血管扩张，而不是脑本身受伤。一阵阵作痛的偏头痛、沉闷疼痛的紧张性头痛并不是重病，但如果疼痛激烈到犹如后脑勺被打一样，有可能是脑卒中的一种，即蛛网膜下腔出血。突然视野缺损、看东西重影，有可能是脑瘤。脑卒中和脑瘤不仅有头痛，还有手脚麻木等全身症状，一定要注意这些迹象。帕金森病会出现全身症状，如手脚发抖、肌肉僵硬、难以行走等。

### 脑瘤 →脑神经外科、神经内科

脑瘤分良性和恶性。脑组织外侧出现的肿瘤大多是良性，没有转移等危险，与生死关系不大，但会压迫脑颅和脑，所以要进行摘除手术。

恶性脑瘤分为脑组织本身发生的原发性脑瘤和其他器官癌变向脑部转移的转移性脑瘤。恶性脑瘤属于癌的一种，基本治疗方法有手术、抗癌剂、放射线。常见的比较新型的治疗方法是射波刀治疗，从多个方向瞄准，发射出放射线，可减少副作用。

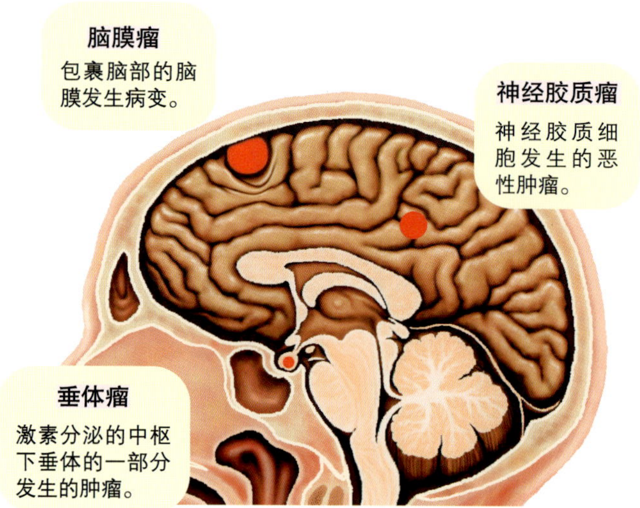


**主要症状**

- 慢性头痛（特别是早上强烈疼痛）
- 原因不明的恶心呕吐
  →如果发生次数增加、痛感变强，一定要多加注意！
- 手脚麻木
- 视力、听力异常
- 说话方式、内容奇怪
  →请立即去医院！

## 脑卒中 →脑神经外科、神经内科

脑卒中分为脑血管破裂的脑出血、脑血管堵塞的脑梗死、布满在蛛网膜下腔内的血管破裂的蛛网膜下腔出血。脑梗死在发作之前有时会出现短暂性脑缺血发作（TIA）。而且，如果心脏出现血栓（血块），会通过颈动脉堵塞住脑血管，容易变成心源性脑栓塞。不要忽视征兆，早期接受适当治疗就有可能避免后遗症。

**主要症状**

・半边脸、半身麻痹或麻木
・口齿不清、说不出话
・走路不稳
・单只眼睛看不见，看东西重影
→可能患有脑出血、脑梗死，请呼叫救护车！
・突然剧烈头痛
・呕吐痉挛、意识障碍
→可能患有蜘网膜下腔出血，请立即呼叫救护车！

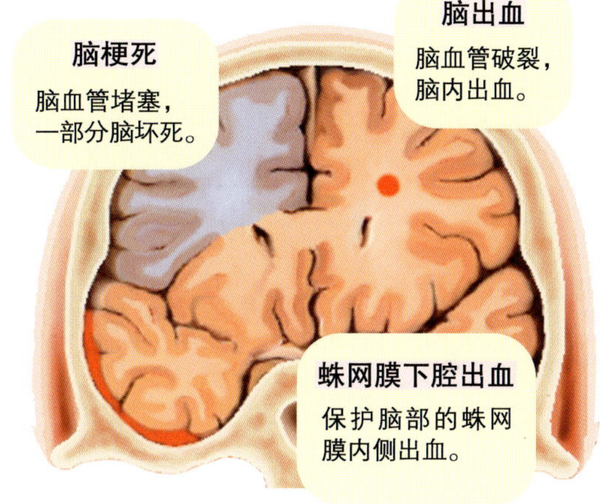


## 痴呆 →神经内科、精神神经科、痴呆专业门诊

痴呆会引起记忆力降低、认知障碍，大体分为两种：脑血管性痴呆和阿尔茨海默氏病。脑血管性痴呆因脑内细的血管堵塞（轻微脑梗死），脑的血流量减少而引发的症状。关于阿尔茨海默氏病，有力的假说是由脑部积累的异常蛋白质（β淀粉样蛋白）所引起。痴呆可用药物延缓疾病进展。

**主要症状**

・没感觉自己“健忘”
・想不起刚说过的内容
・搞错时间和季节
→可能患有阿尔茨海默病。
・知道自己健忘
・眩晕、手脚麻木
・记忆力低下、判断力正常的“间歇性痴呆”
→可能患有脑血管性痴呆。

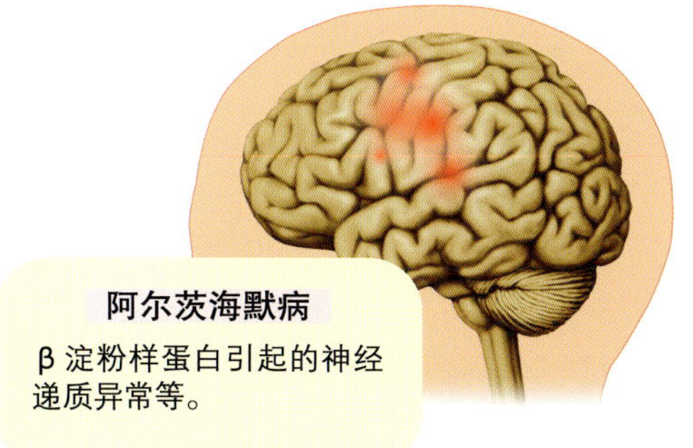


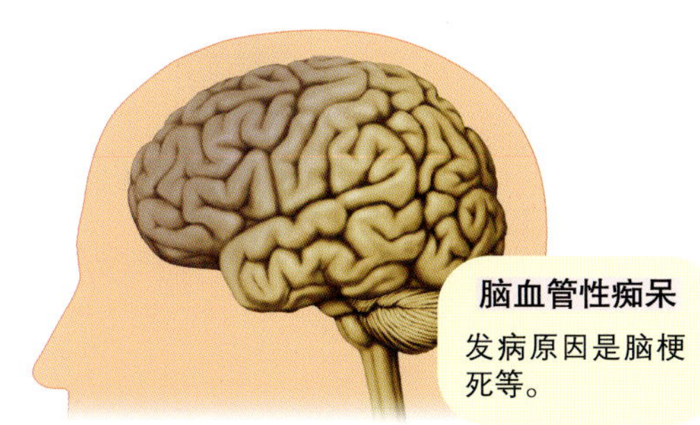

## 眼是什么样的器官?

### 把看到的信息传递给大脑

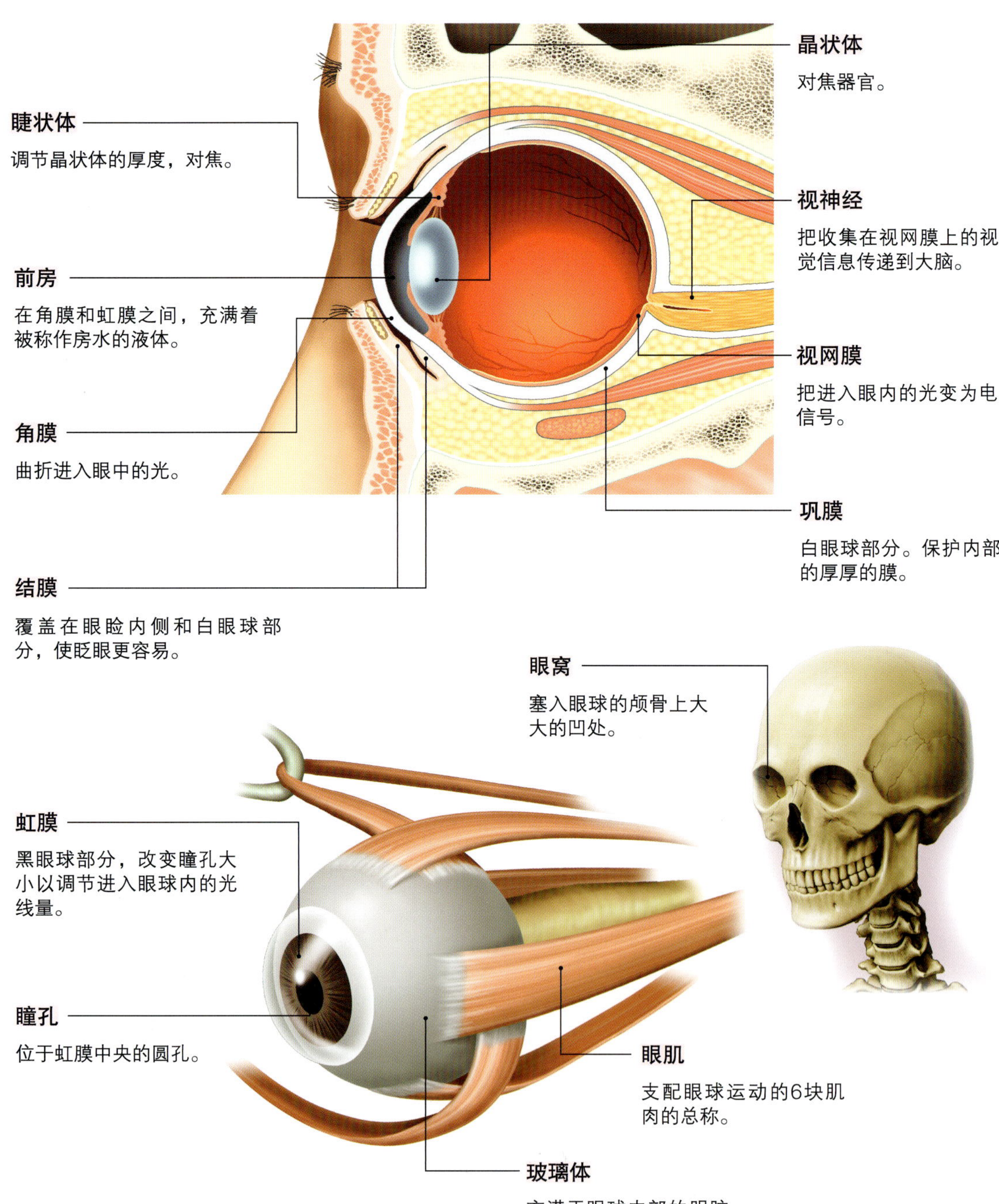

## 占据大部分信息的视觉

从外界传来的信息中 80% 是视觉信息。负责视觉的眼球是直径约 24mm 的球状体，容纳在颅骨眼窝凹处。所谓的黑眼球部分是角膜，白眼球部分被巩膜覆盖着。

结膜处会分泌黏液，与泪腺分泌的眼泪一起湿润结膜和角膜。眼泪中含有杀菌的酵素，可以给角膜消毒，当进入垃圾时，会分泌大量的眼泪洗干净。

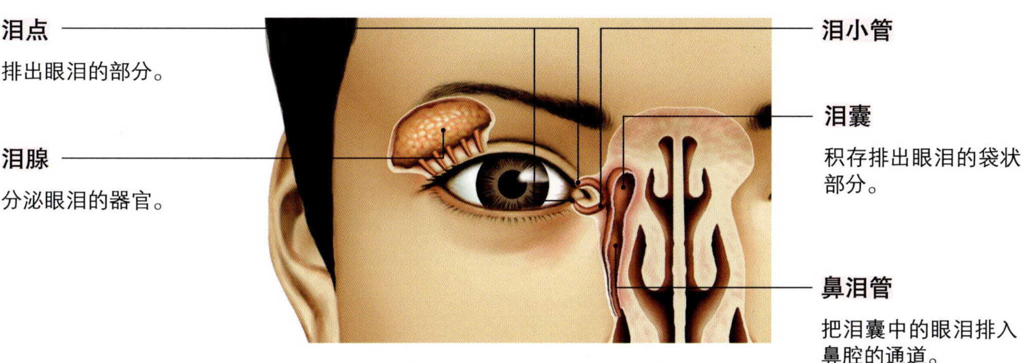


视觉信息从厚 0.5mm 的角膜进入眼睛，通过瞳孔传达到里面的晶状体。晶状体被喻为透镜，睫状体调整晶状体的厚度，拥有伸缩性的虹膜改变瞳孔大小，调节远近焦点。原本透明的晶状体会由于年龄变大等原因而变得浑浊，这就是白内障。

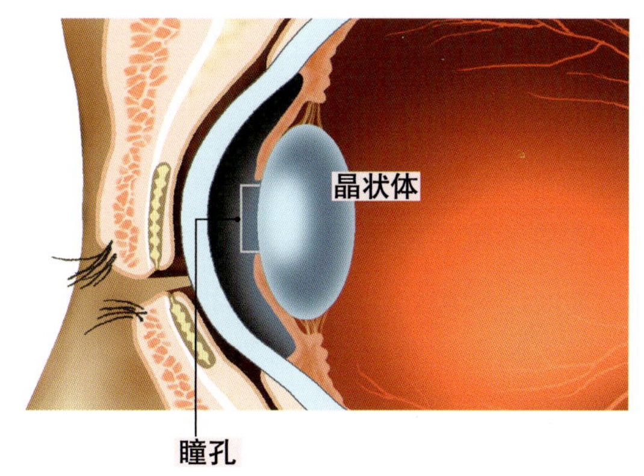


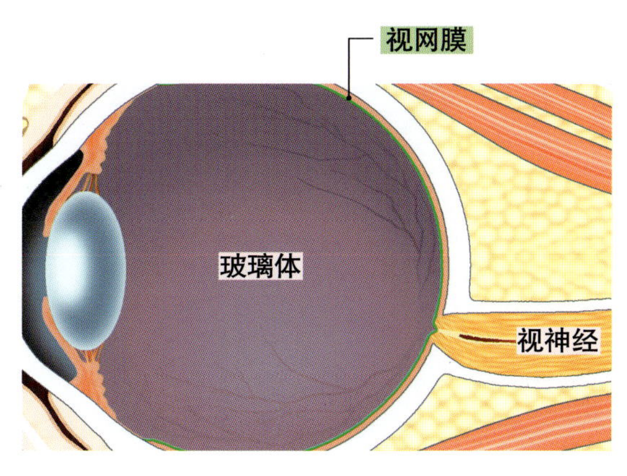


眼球内部充满着明胶状物质的玻璃体，保护眼球形状。从晶状体进来的光通过玻璃体到达视网膜。视网膜是包裹着玻璃体的紧贴着的薄膜，与视神经相连，传达到视网膜上的视觉信息通过视神经传达到脑的枕叶。

## 充满于角膜内侧的房水

虹膜和角膜之间的部分称作前房，流动着从睫状体分泌出的房水。房水的成分几乎和血清（血液中除去血小板等凝固成分的剩余部分）相同，为没有血管流通的角膜补给营养。房水相当于角膜和虹膜的交界线，被吸收后再返回到静脉。如果房水吸收变差，眼压(眼球内的压力)就会升高，压迫视神经，形成青光眼。

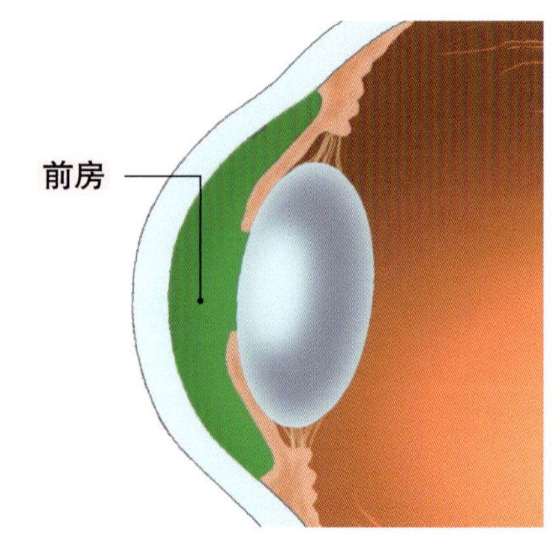


专栏

### 眼泪常常会润滑眼睛表面

从接近角膜一侧开始，眼泪分为黏蛋白层、泪液层（水层）、油层3层构造。黏蛋白层由富有黏着性的蛋白质构成，从结膜上的杯状细胞分泌而来，作用是防止上面两层流下来。从泪腺分泌出的泪液层占据眼泪大部分，含有氧和营养素，供给给没有血管的角膜。最外侧的油层由位于上下睫毛的睑缘的睑板腺分泌而来，防止眼泪蒸发。

如果不分泌充足的眼泪，角膜表面就容易受伤，出现眼睛睁不开、充血等不适症状，这是干眼病。泪液层异常会变成泪液分泌减少性干眼病，油层分泌不好、眨眼次数少会变成泪液蒸发亢进性干眼病。

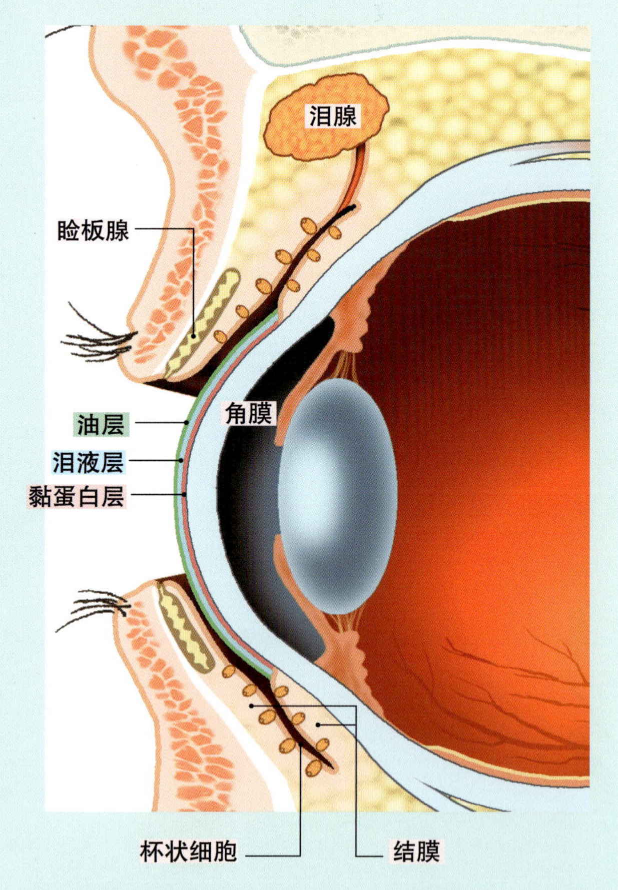


▲随着电脑、手机的普及，现代人容易用眼过度。眼疲劳会感觉到眼睛劳累、疼痛，也是干眼病的原因之一。注意眼部休息十分重要。

# 如何看见物体?

## 就像相机一样捕捉影像

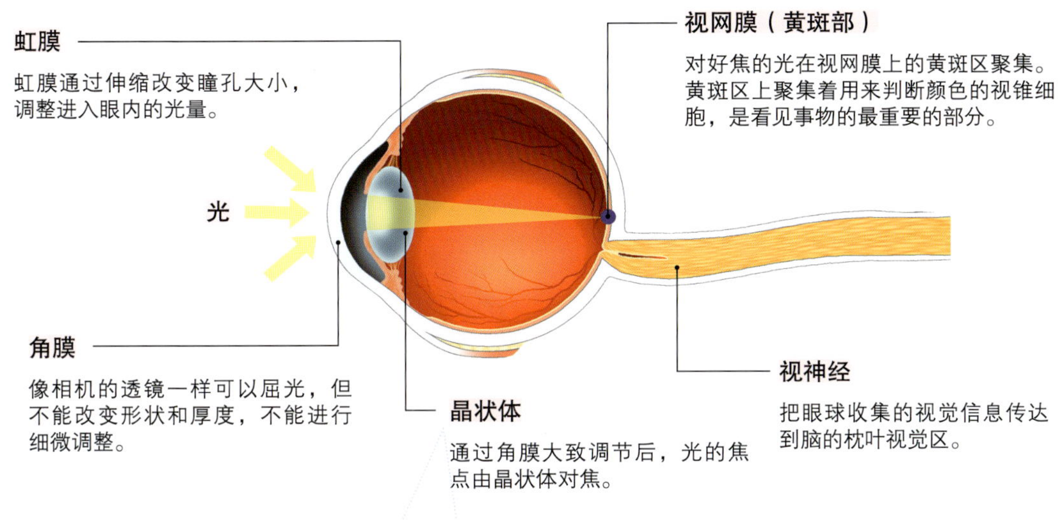


**看远处时**

睫状体收缩，晶状体变薄。

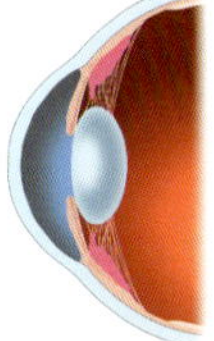

**看近处时**

睫状体伸展，晶状体变厚。

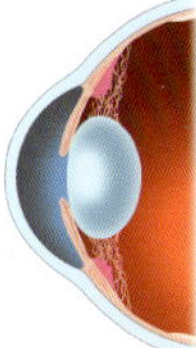

## 利用透镜和胶卷捕捉影像

看见物体的眼睛构造可以比喻为照相机。晶状体和角膜相当于透镜，视网膜相当于胶卷或感光元件。

虹膜是相机的光圈，调整进入眼内的光量。

对好焦点的光在到达视网膜上聚集着视觉细胞的黄斑区后，便能清晰地看见物体，这叫作中心视野。

对好焦的物体周围只能模糊地认知。看不清的部分是由黄斑区以外的视网膜传递视觉信息，叫作周边视野。

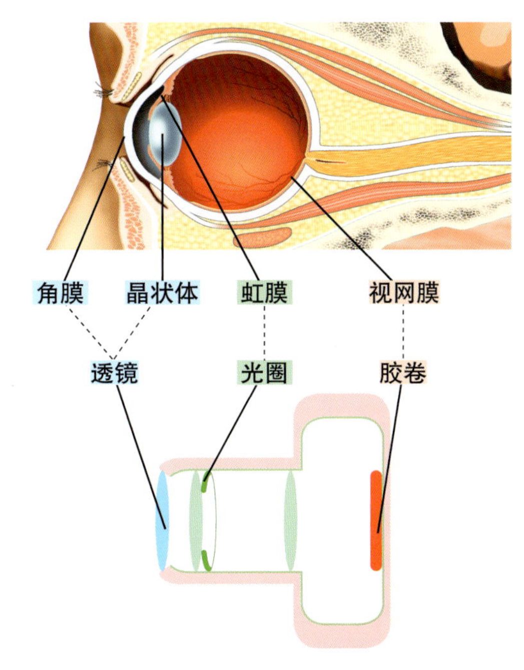

## 对焦

晶状体通过睫状体伸缩改变厚度，调节曲折率并对焦，对好焦的光在视网膜上成像。此时，比视网膜更靠前成像的是近视，靠后成像的则是远视。而且，随着年龄变大，晶状体弹力会衰退，近处物体难以对焦，变成老花眼。戴眼镜可以减轻这些曲折异常现象。

**正常视力**

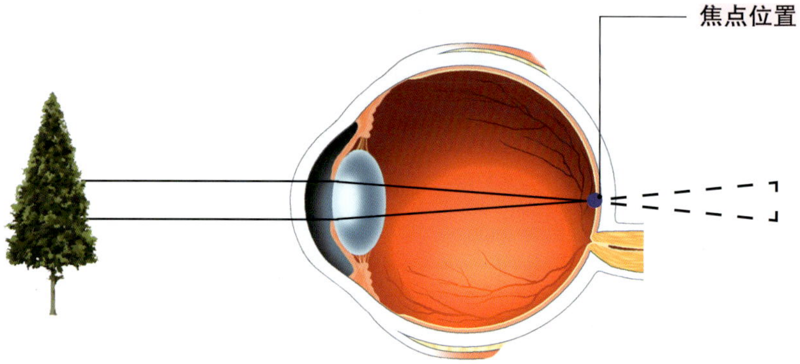

焦点位置

视物清晰。

**近视**

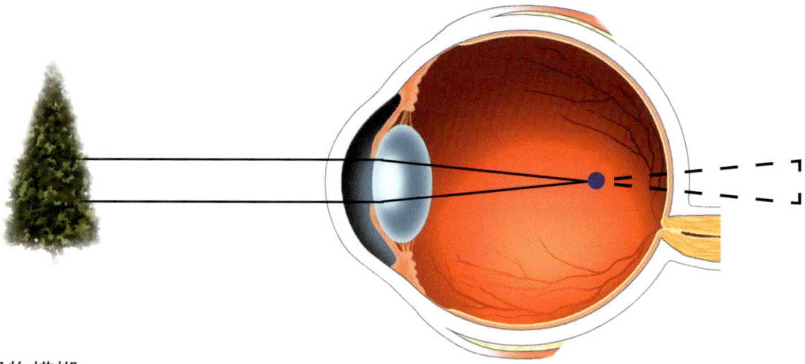

视物模糊。

**远视**

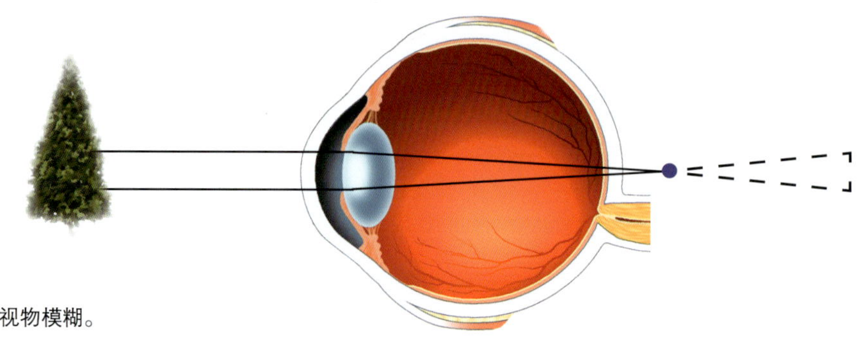

视物模糊。

## 感知颜色的视锥细胞

人类视网膜上有两种视细胞。一种是感知明暗的视杆细胞，另一种则是感知颜色的视锥细胞。

视锥细胞有 3 种，分别吸收红、绿、蓝光。各种颜色的光波长不同，视锥细胞通过光的吸收率来感知波长长度。大脑会综合判断视神经传来的视锥细胞的色觉信息和视杆细胞的明暗信息，以此来认知颜色。

视网膜上排列着无数的视锥细胞，但吸收红光的视细胞不起作用的话，便分辨不出红色。

中国约 95% 的男性、99% 以上的女性有 3 种视锥细胞。此外的人没有红色或者绿色的视锥细胞，即使实际感受到了波长也与其他颜色相似。这种分辨不出红色或绿色的症状就是色觉异常。

### 视网膜的构造

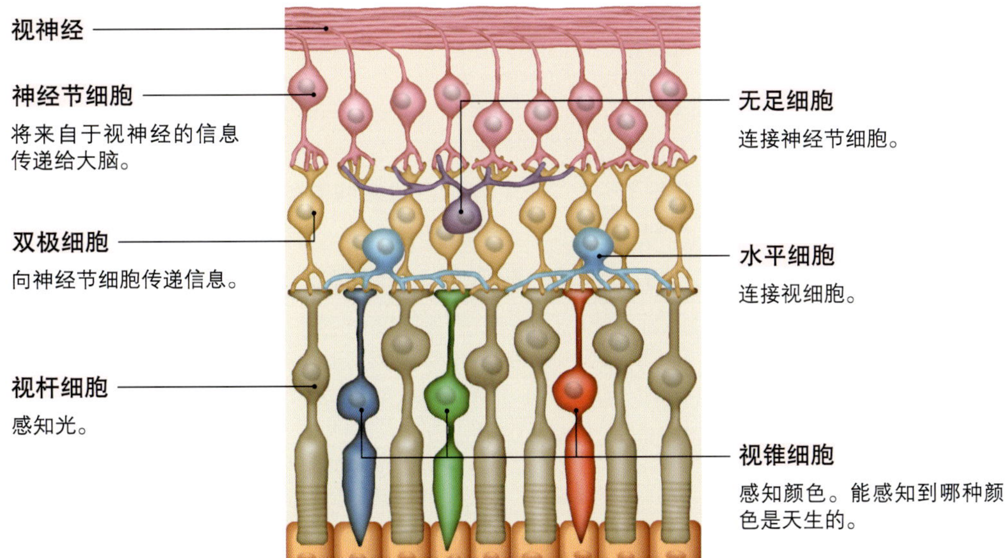


**专栏**

### 蓝色瞳孔、茶色瞳孔

虹膜中含有黑色素，色素多的话瞳孔就呈茶色，少则呈蓝色。人种不同，黑色素的量也有所差别。比起亚洲人，欧美人的黑色素较少，所以瞳孔呈蓝色。紫外线是造成白内障的原因之一，而黑色素可以遮挡紫外线。

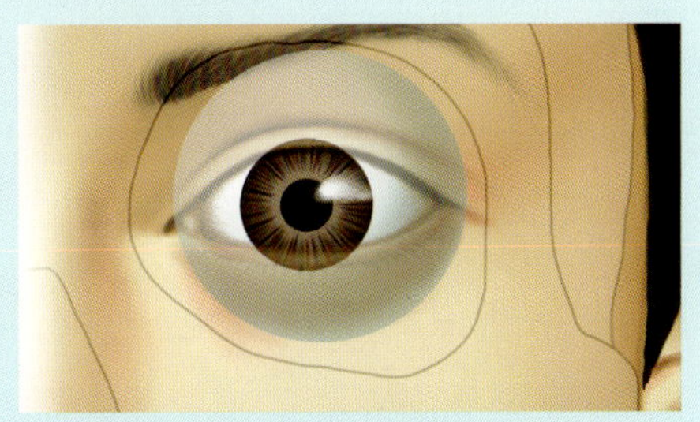

▲我们所认为的中国人的黑色瞳孔实际上是“深褐色”，纯黑色的瞳孔是不存在的。

## 如果出现这些症状（眼）

| 症状 | | 参见 | | 可能疾病 |
|---|---|---|---|---|
| 视物模糊 | ➡ | 眼（P29） | ➡ | 眼睛疲劳、白内障等 |
| 感觉光刺眼 | ➡ | 眼（P29） | ➡ | 白内障等 |
| 视野缺损 | ➡ | 眼（P29） | ➡ | 青光眼等 |
| 视物变形 | ➡ | 眼（P29） | ➡ | 老年性黄斑变性等 |
| 中心反光不清 | ➡ | 眼（P29） | ➡ | 老年性黄斑变性等 |
| 眼前有飘动的小黑影 | ➡ | 眼（P29） | ➡ | 飞蚊症 |
| 眼白发黄 | ➡ | 肝脏（P126） | ➡ | 肝脏病 |
| 眼疼、有异物感 | ➡ | 眼（P29） | ➡ | 麦粒肿、睑板腺囊肿等 |
| 眼睛感到疲劳、干涩 | ➡ | 眼（P29） | ➡ | 眼疲劳、干眼病等 |

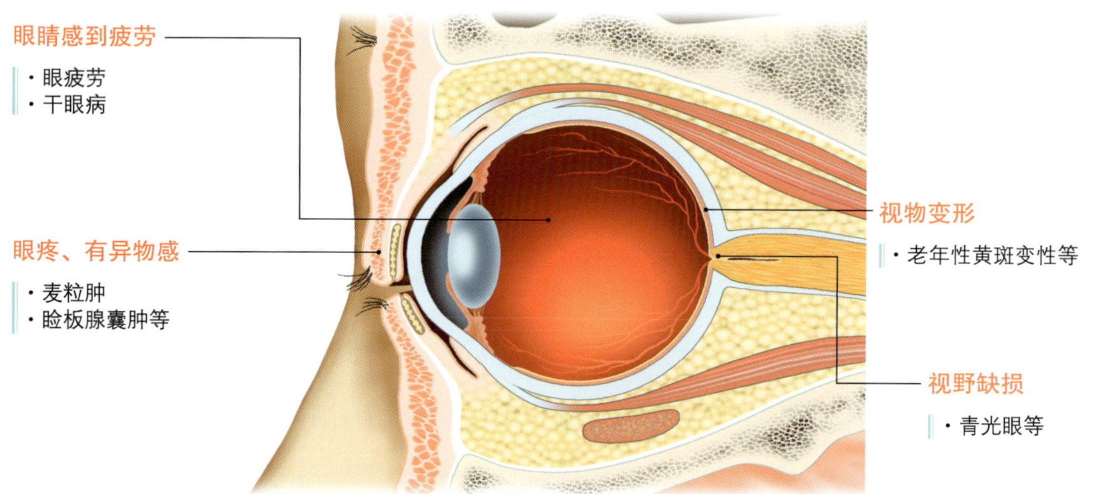

# 眼部疾病

## 注意这些症状

大多数白内障、青光眼、黄斑变性是因为年龄增大。50 岁以后，需要注意视物不清、视野缺损等症状。由老龄引起的视野里出现小黑影的飞蚊症要定期做眼底检查。视网膜疾病还有视网膜裂孔、视网膜脱落、视网膜静脉阻塞等。如果眼睛出现飞蚊症加剧等急性症状和异常，请到眼科就诊。突然出现眼睛充血、疼痛、有异物感时，可能患有麦粒肿（针眼）、睑板腺囊肿等。慢性的眼睛感到疲劳和疼痛可能是患有眼疲劳或干眼病。

## 白内障 →眼科

晶状体浑浊、视力低下疾病多发于老年人，并在 60 岁之后人数增加。由老龄引起的称作老年性白内障，占整体 90%。除了老龄，糖尿病和特异性皮炎的并发症也能引起并发性白内障。

晶状体浑浊会出现视物模糊、光刺眼、重影等症状。可以做手术把晶状体换成人工晶体，从而恢复视力。

**主要症状**

- 视野整体模糊
- 感觉光刺眼
- 明处和暗处视物方式不同
- 近视严重
- 突然感觉眼镜度数不合
  →不是老花眼、近视，可能是白内障。请去医院做检查。

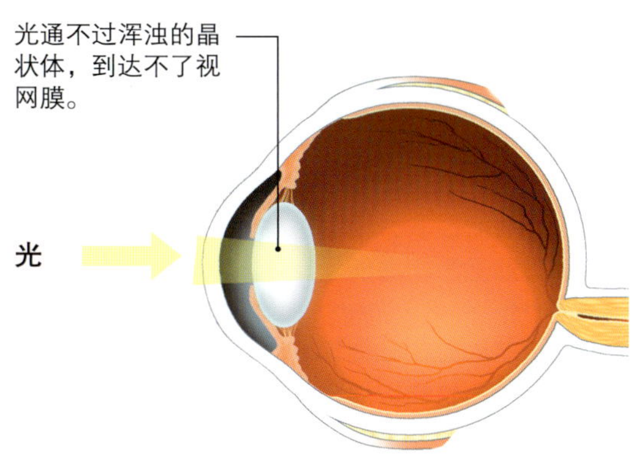


**人工晶体手术**

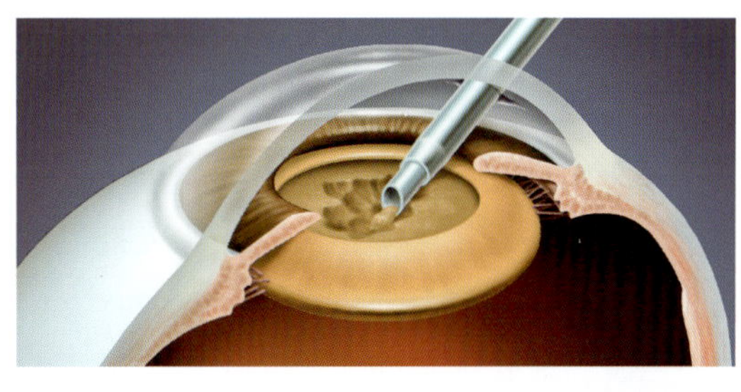

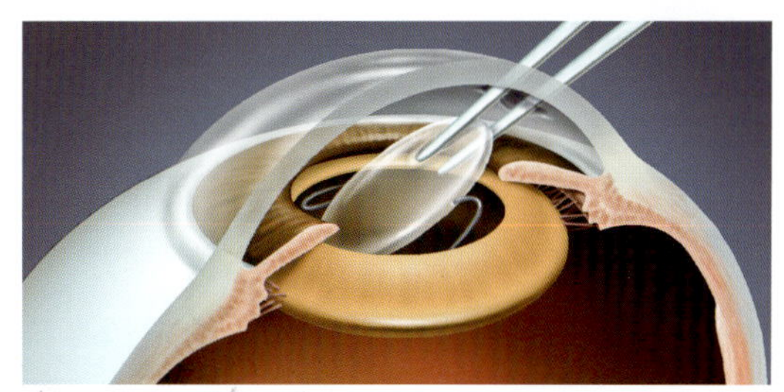

▲用超音波弄碎并吸出浑浊的晶状体，置入人工晶体。手术通常需要10~15分钟。

## 青光眼 →眼科

从视网膜细胞伸展的视神经受损、视野缺损疾病，在亚洲人中途性失明中占据第一位。不知不觉中视野越来越狭窄，所以定期做眼部检查十分重要。

过去认为青光眼原因是眼压高，但许多眼压在正常范围内的人也会患上青光眼，所以现在认为是由视盘脆弱引起。但是，眼压是青光眼发生发展的最大危险因子，治疗方法有降眼压的眼药水，还有促进房水流动、降低眼压的激光治疗和手术。

正常的视神经

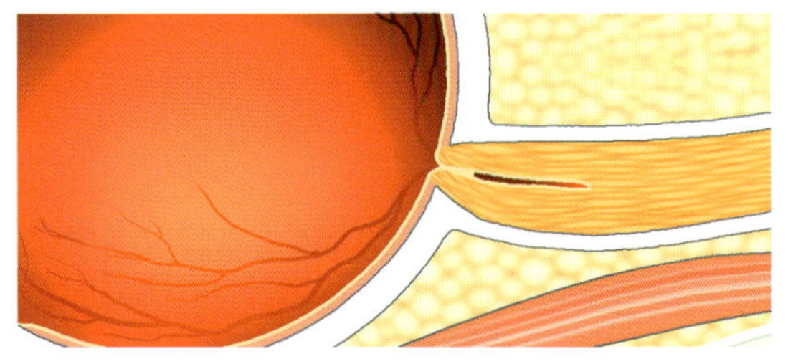

受损的视神经

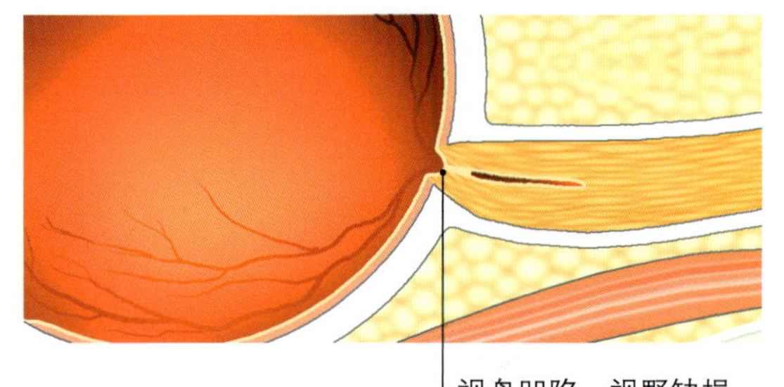

视盘凹陷，视野缺损。

**主要症状**

- 感觉视野缺损
- 日光灯周围看起来有虹
  →可能患有青光眼。在症状进展之前请做检查。
- 突然视野缺损
- 视野缺损的同时伴有头痛、眩晕、恶心
  →可能患有急性青光眼。请立即去医院！

## 飞蚊症 →眼科

充满眼球内侧的玻璃体恶化，产生混浊，这才是影子的原形。视野里出现黑虫一样的影子，眼睛移动，影子也跟着小幅度摇晃，看起来像蚊子一样，所以称作“飞蚊症”。看白墙时，症状更明显。

生理性飞蚊症大多是由老龄、压力、饮食紊乱引起，没有治疗方法，只能通过改变生活习惯改善。如果原因是视网膜脱落等疾病，就需要进行手术。生理性飞蚊症的黑影不可能消失，控制眼睛不去追随，大脑习惯后就不会注意到了。

**主要症状**

- 看见小虫子或者黑影
- 揉眼睛影子也不会消失
- 视线转移，影子也会跟随着来回摇动
  →可能患有飞蚊症。在医生指导下情况会有所改善，请去医院做一次检查。
- 黑影数量急剧增加
- 视力低下
- 眼睛转动时黑影位置不变
- 影子并不模糊，而是纯黑色
  →疾病原因可能是飞蚊症。请立即去医院检查。

## 麦粒肿 →眼科

麦粒肿俗称“针眼”，一部分眼睑被细菌感染而引起的急性化脓性炎症。汗腺和睫毛根部发炎的是外麦粒肿，睑板腺发炎的是内麦粒肿。主要原因是用脏手揉眼，隐形眼镜不干净。有时眼睑红肿、眼疼、充血、不适。如果置之不理，疼痛和肿胀会加重，导致化脓流脓。出脓几天后症状痊愈。治疗方法有点眼药或者软膏，还可内服抗生物质的处方药。

**主要症状**

- 一部分眼睑红肿
- 眼痒
- 眨眼时眼睛疼
- 眼睛有异物感，不适

  →如果置之不理，症状会加重。出现不适时请到眼科检查。

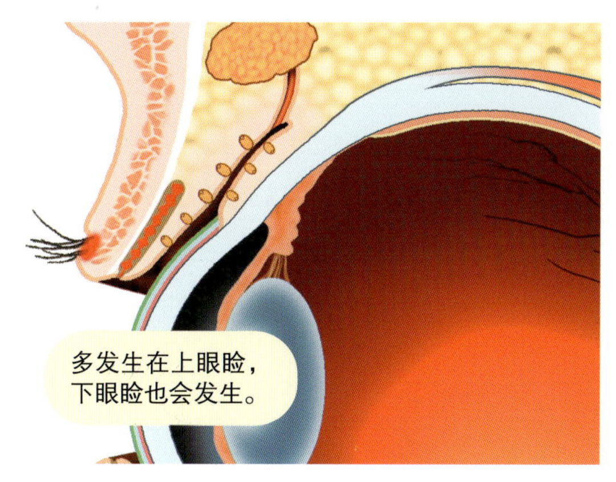


## 老年性黄斑变性 →眼科

由老龄等引起的聚集着许多视细胞的视网膜黄斑区受损的疾病。初期是看日历等格子状物体变形，病情加重后视野中心区发暗，视物模糊。多数老年性黄斑变性是由于出现原本不存在的新生血管并反复出血。治疗方法有使新生血管闭合的光动力疗法（PDT）、直接向眼球注射抑制血管新生的药物（抗 VEGF）疗法等。

**受损的黄斑区**

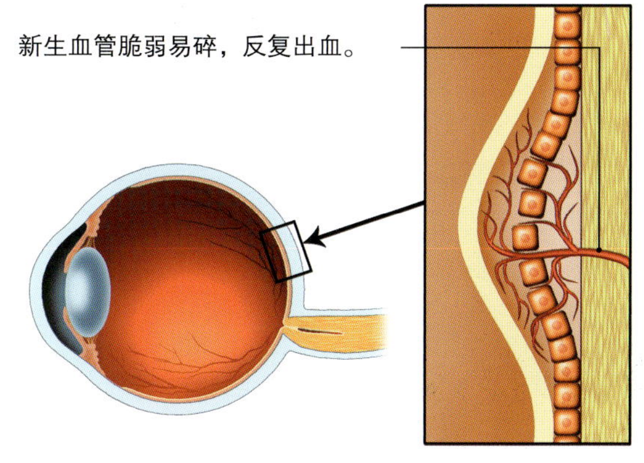


**主要症状**

- 视物变形
- 视野中心发暗
- 视野中心视物模糊

  →不是老花眼、近视，可能是老年性黄斑变性。请去医院检查。

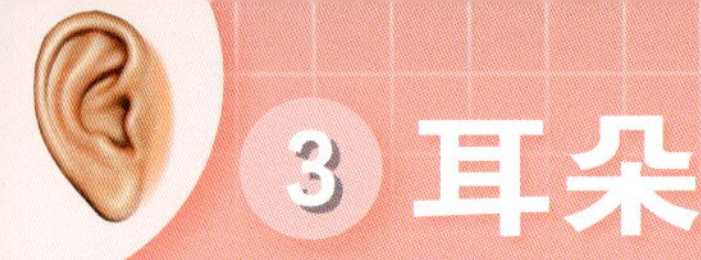

# 3 耳朵

## 耳朵内部是什么样的构造呢？

### 捕捉声音、维持身体平衡的器官

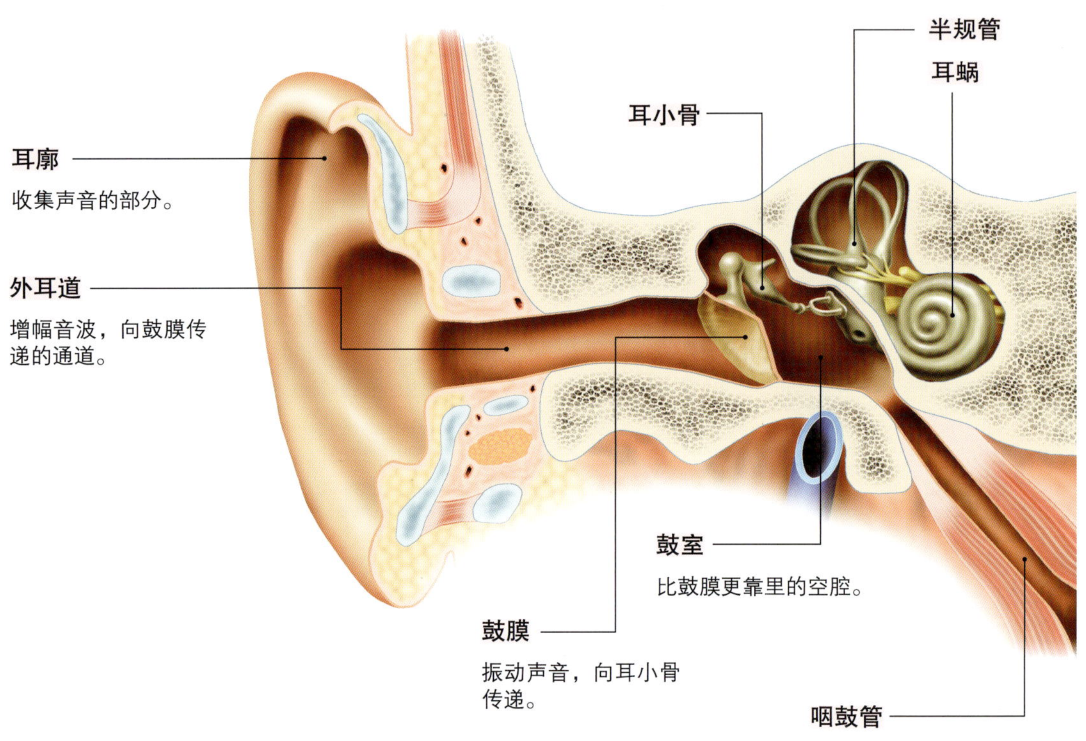


**内耳的特写**

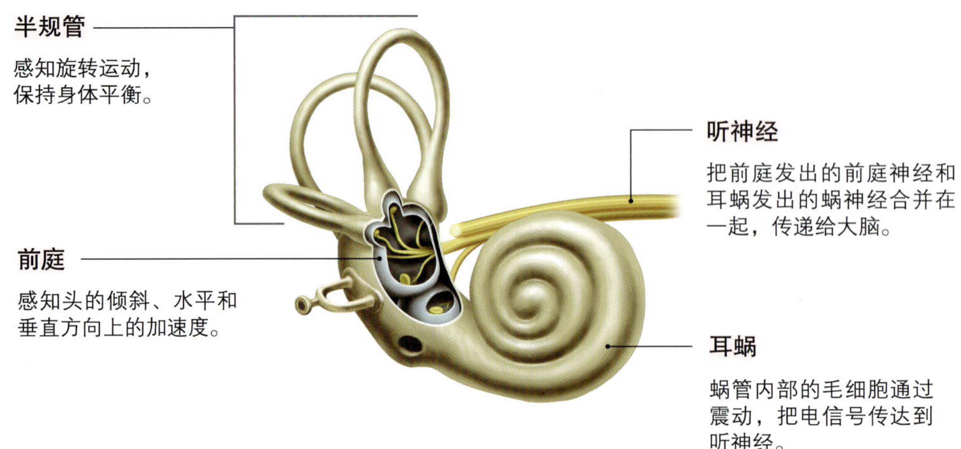

## 收集声音，振动鼓膜

耳朵由外耳、中耳、内耳 3 部分构成，其中外耳又分为耳廓和外耳道。耳廓收集空气中的声音，通过长度为 2~3cm 的外耳道使里面的鼓膜振动，从而传递音波。

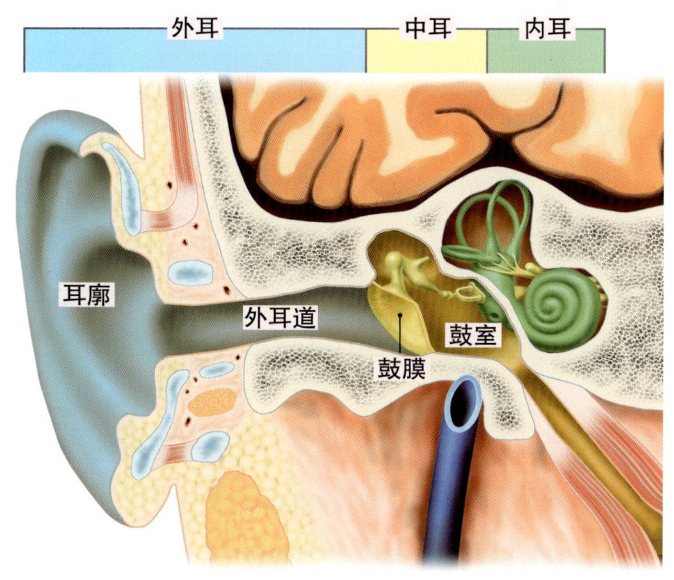


## 人体最小的骨所发挥的重要作用

鼓膜是直径约为 9mm、厚度约为 0.1mm 的薄膜，从此处到耳小骨之间属于中耳。耳小骨负责把鼓膜的振动传递到内耳，分为锤骨、砧骨、镫骨。锤骨和镫骨有肌肉，当过大的振动传来时，会反射性的收缩，减少传递的音波，从而保护内耳不受伤害。反之，对于过小的振动，它们会自动调节使其变大。

**耳小骨**

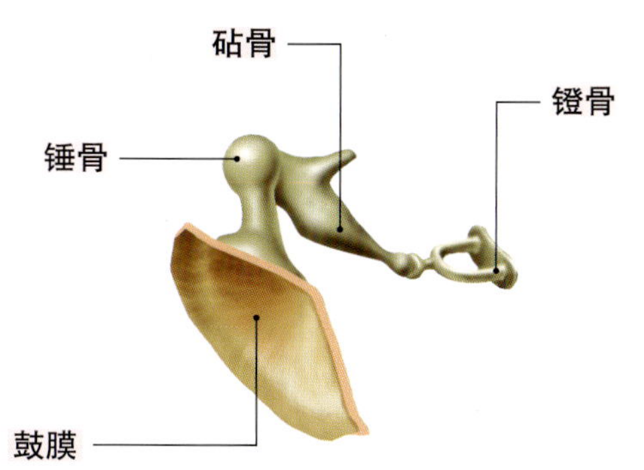


耳小骨在鼓室的空间中，当外界气压发生大的变动时，鼓室内的气压会急剧变化，压迫鼓膜，因此鼓膜有破裂的危险。鼓室通过咽鼓管一直连接到咽，平常闭合的咽鼓管会在吞咽东西时暂时打开，调节鼓室内的气压，保护鼓膜不会破裂。

## 耳朵可以维持身体平衡

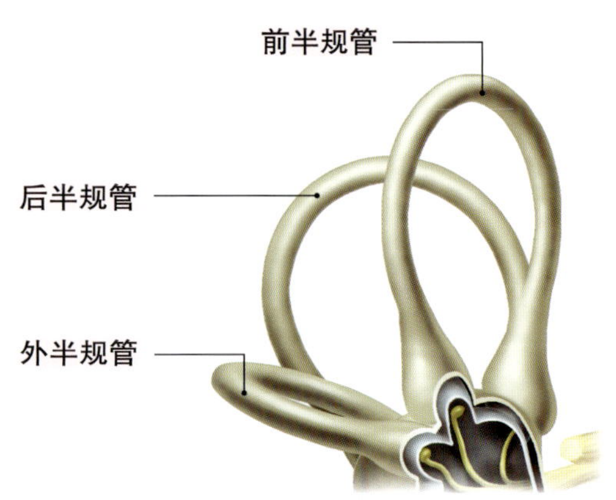


内耳由耳蜗、半规管、前庭组成。半规管由 3 个管构成，所以又称三半规管，作用是维持身体平衡。半规管的内侧充满着内淋巴液，外侧充满着外淋巴液。当身体旋转时，半规管中的内淋巴液会逆向流动，这一刺激传到脑部时，就被认知为旋转运动。

## 在螺旋形中把音波变为信号

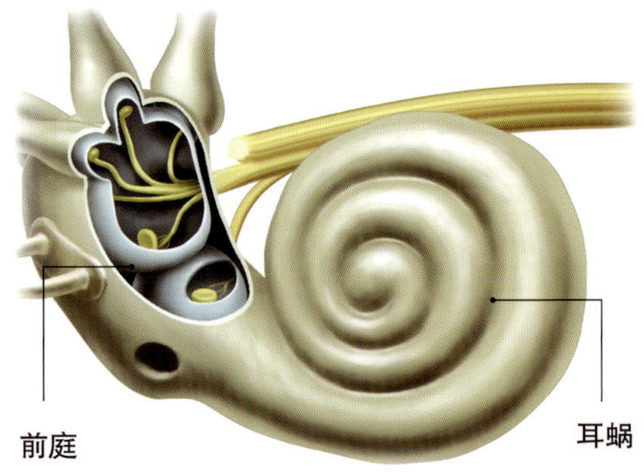


耳蜗是像蜗牛一样被螺旋形的骨头包围的器官，它把音波的振动转换为电信号，传递到听神经。

而且，内耳中的前庭由 2 个袋构成，负责感知头部的倾斜和直线运动的变化，将其传递到脑，从而维持平衡感。

专栏

### 半规管水肿的梅尼埃综合征

维持身体平衡感的内耳出现异常时，会出现头晕目眩。出现耳鸣、耳背、眩晕症状的梅尼埃综合征（内淋巴水肿）也属于内耳疾病。

耳蜗内侧有内淋巴液、外侧有外淋巴液，因某些原因内淋巴压上升，赖斯纳氏膜被挤压，引起耳鸣和耳背。如果半规管内也水肿的话，就会引起眩晕。

梅尼埃综合征是内耳疾病，没有生命危险，但却会使生活质量恶化，建议尽早开始治疗。

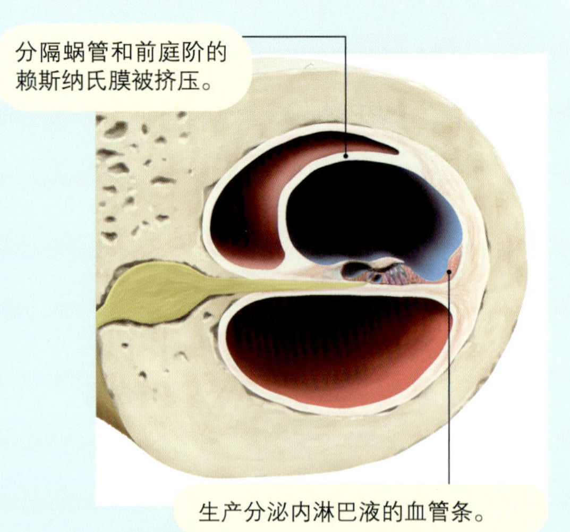


▲提出“眩晕是由内耳引起”的人是法国的梅尼埃，所以属于内耳性眩晕的疾病被称作梅尼埃综合征。

# 如何才能听见声音?

## 鼓膜振动传递音波

首先由外耳收集外界的声音。听觉灵敏的动物一般耳廓发达，有着优秀的收集声音的能力，而人类收集声音的能力比较弱。

耳廓收集到的声音通过外耳道被传递到鼓膜，根据声音高低和大小，鼓膜会产生振动。大的声音振动就大，小的声音振动就小。

鼓膜大面积的振动经过3个耳小骨(锤骨、砧骨、镫骨)后振幅变小，从而高效地传递声音。

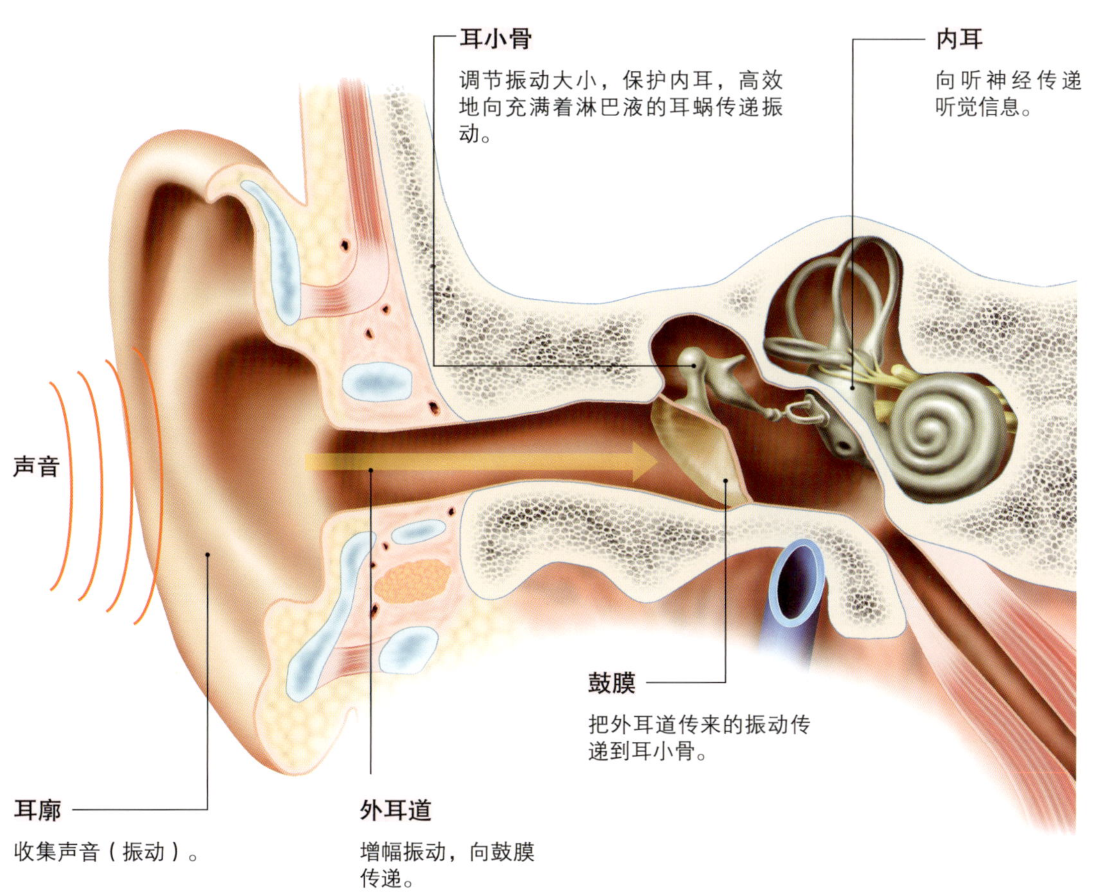

## 增幅振动，传递声音

经过镫骨底部的声音振动被传递到耳蜗。耳蜗是 2.5 圈螺旋状的管，内部根据基底板分为 3 个，上面是前庭阶，下面是鼓阶，两者之间夹着蜗管。

蜗管内侧是感知声音的螺旋器。螺旋器内排列着被称作毛细胞的细胞。毛细胞根据声音高低不同，反应的场所也不同，耳蜗入口处是高音，越往里声音越低。一个毛细胞只能反应特定的声音。

螺旋器中的毛细胞把声音变换为电信号，信号通过耳蜗神经传递到大脑。通过大脑皮质的听觉区识别听觉信息，人们可以听到声音。

**蜗管的 3 阶构造**

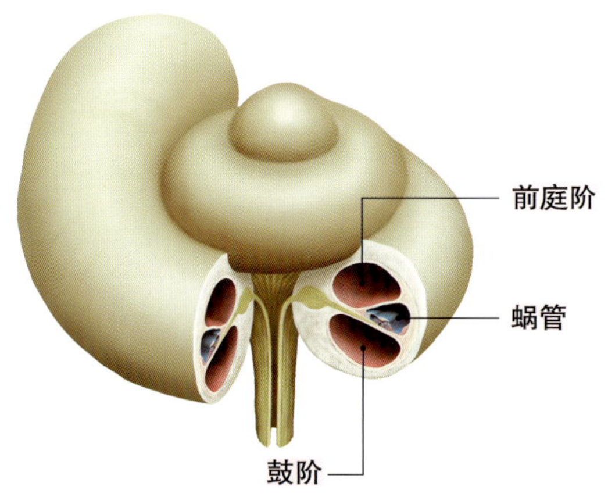


**蜗管的截面图**

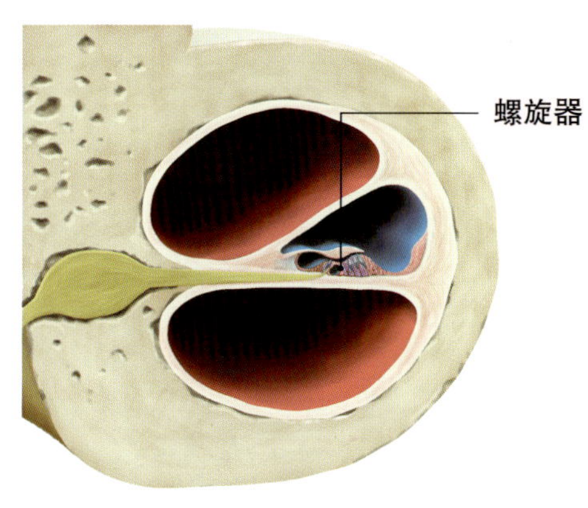


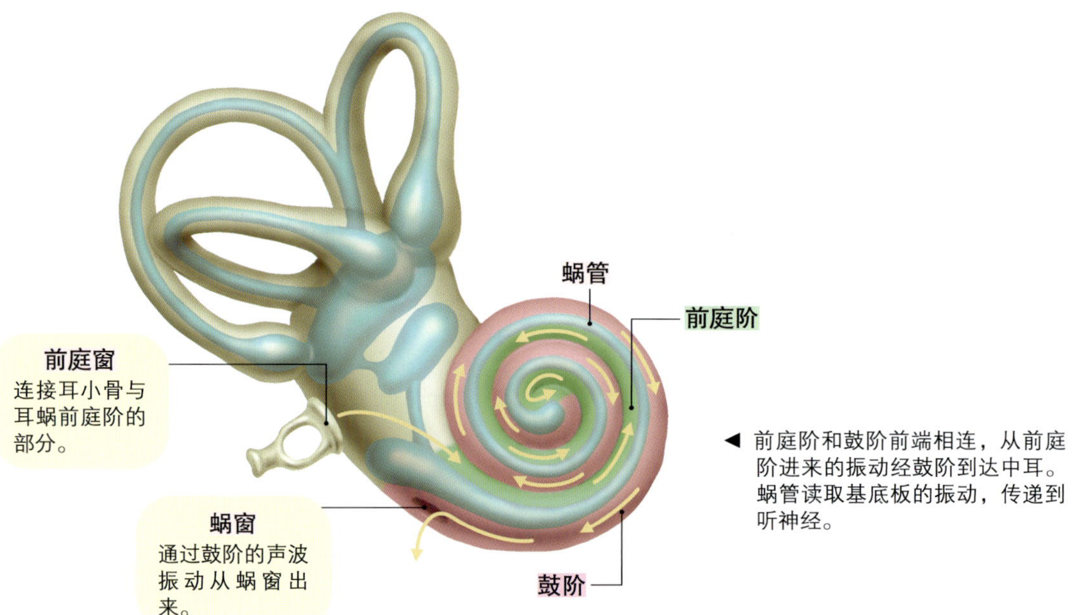


◀ 前庭阶和鼓阶前端相连，从前庭阶进来的振动经鼓阶到达中耳。蜗管读取基底板的振动，传递到听神经。

# 如果出现这些症状（耳朵）

| 症状 | 部位 | 可能的疾病 |
| --- | --- | --- |
| 耳朵发痛、发痒 | 耳朵（P38） | 中耳炎等 |
| 不停地耳漏 | 耳朵（P38） | 中耳炎、外耳道湿疹等 |
| 反复耳鸣 | 耳朵（P38） | 内耳炎、耳背、梅尼埃综合征等 |
| 听不见、听不清 | 耳朵（P38） | 梅尼埃综合征、耳背等 |
| 能听见声音，但不能理解 | 脑（P20） | 脑肿瘤、中风等 |
| | 耳朵（P38） | 感音性耳聋、神经性耳聋等 |
| 开合口时耳朵发痛 | 口和舌（P62） | 颞下颌关节病 |
| 飞机降落时耳朵发痛 | 耳朵（P38） | 航空性中耳炎 |
| 眩晕 | 耳朵（P38） | 梅尼埃综合征、良性发作性位置性眩晕病、前庭神经炎等 |

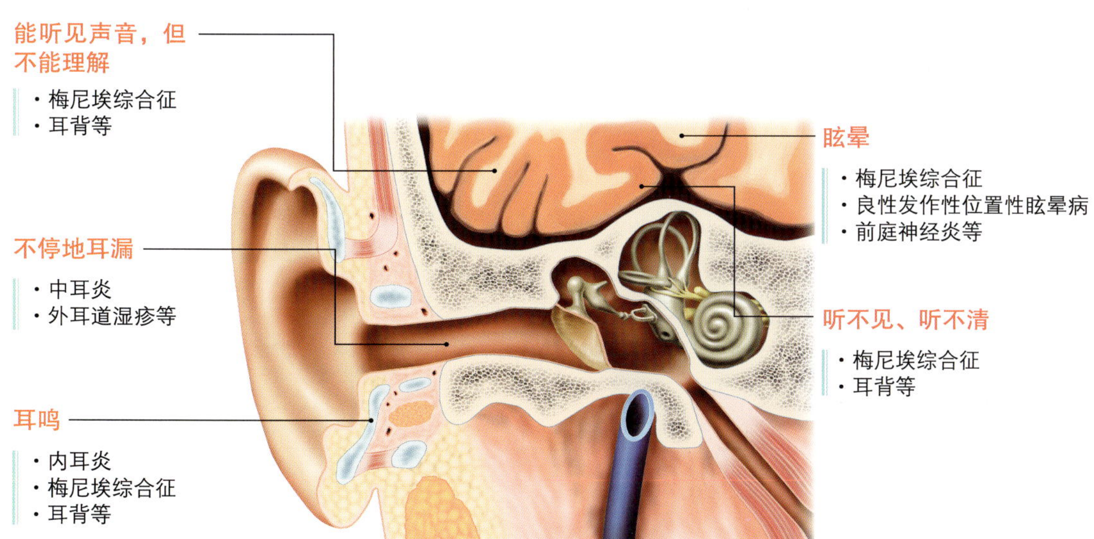

# 耳朵疾病

## 要注意这些症状

如果单只耳朵出现发痛、发痒、疼痛不断的症状，很可能是引起了中耳炎、外耳道湿疹等炎症，也有可能是耳朵内进入了异物。一方面，如果两只耳朵出现了相同的症状，就不是局部炎症，很可能是痄腮等全身疾病。常见的慢性耳朵疾病有耳鸣、耳背、眩晕。感到眩晕时，除了可能是梅尼埃综合征，还有可能是良性发作性、位置性眩晕病、前庭神经炎等。耳背除了听力差的老年性耳聋，还有突然听不见的突发性耳聋等。

### 中耳炎 →耳鼻科

一般被称作中耳炎的是急性中耳炎，原因是细菌感染。感冒时，如果用力擤鼻涕，鼻咽腔内的细菌会进入中耳引发病症。如果内服抗生素也改善不了症状，有时要切开鼓膜，除去引起耳漏的脓，而且有时在治疗由鼻子、咽喉引起的炎症时也会治愈中耳炎症状。当孩子突然说痛时，可以冰一下耳朵来缓解疼痛。

除此之外，还有慢性中耳炎、渗出性中耳炎、胆脂瘤型中耳炎。如果患有过敏性鼻炎等疾病，在飞机降落时出现疼痛症状的航空性中耳炎的症状会加重，需要引起注意。事先吃药，在起飞和着陆时吞咽唾沫，打开耳管，抑制症状出现。

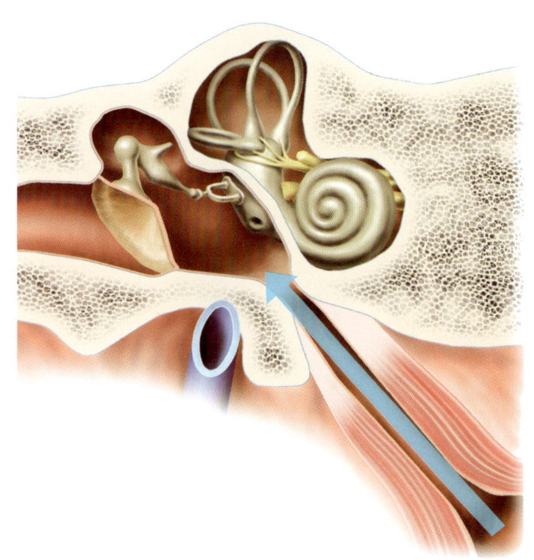

▲细菌从耳管进入，在中耳积脓，多见于不会擤鼻涕的儿童。

**主要症状**

- 突然耳朵里面剧烈疼痛
- 耳漏
  →可能患有急性中耳炎。请去医院做检查。
- 耳朵感到堵塞
- 听不清
  →可能患有渗出性中耳炎。在发展成耳聋前尽快治疗。

## 耳聋 →耳鼻科

耳聋分为老年性耳聋、突发性耳聋、噪声性耳聋、神经性耳聋、传导性耳聋等。近年来，突发性耳聋患者增加，原因不明。症状轻微的有耳朵感到堵塞，严重的则是单只耳朵几乎听不见。噪声性耳聋是听到大的声音后耳聋和耳鸣，是治不好的疾病。神经性耳聋是听神经受损的耳聋，传导性耳聋至今也没确定治疗方法。

### 耳聋种类

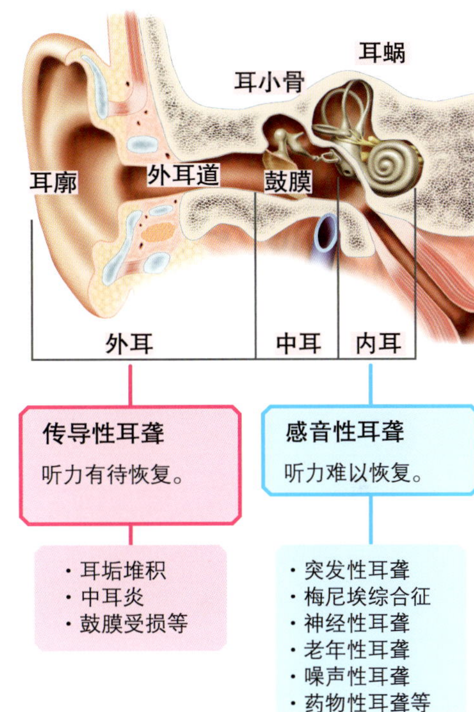


**传导性耳聋**
听力有待恢复。

- 耳垢堆积
- 中耳炎
- 鼓膜受损等

**感音性耳聋**
听力难以恢复。

- 突发性耳聋
- 梅尼埃综合征
- 神经性耳聋
- 老年性耳聋
- 噪声性耳聋
- 药物性耳聋等

### 主要症状

- 难以听见高音和低音
- 能听见声音，但听不懂
- 听不见快语和人群中的谈话
- 说电视声音和说话声大
  →可能发展成耳聋。请去医院检查。
- 某天突然听力变差
  →可能患有突发性耳聋。请立即去医院。

专栏

### 老龄导致听力低下

随着岁数变大，谁都可能耳背。发病时期和听力下降程度因人而异，如果听力下降到妨碍生活，就诊断为耳聋。

特别是高音区域上的听力下降很明显。但是，听取频率较低的元音能力下降得没那么厉害。大多数情况下，本人难以察觉自己听力变差，一般是家人等周围的人先注意到。

助听器有助于改善耳聋。最近助听器性能提高不少，携带也很轻便。

**老龄导致听力低下图表**

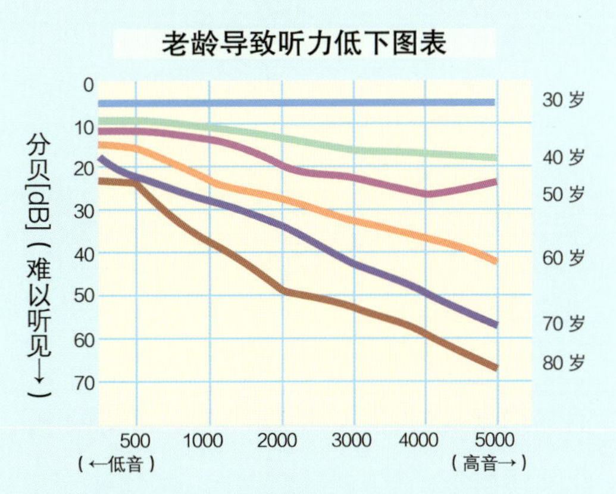


▲图表横轴（频率）越高，越属于高音区域。纵轴（听力能力）越高，越能听见小的声音。

## 梅尼埃综合征

眩晕、耳鸣、耳聋是耳朵疾病的 3 个主要症状。据说原因是内耳出现内淋巴水肿，但内淋巴水肿的原因不明。初期症状表现为反复耳鸣，感到耳朵堵塞、眩晕。有时虽不耳鸣，但突然出现旋转性剧烈头晕症状。特征是这些症状会持续数十分钟到数个小时。可以通过药物和手术治疗，也有通过运动疗法改善的病例。

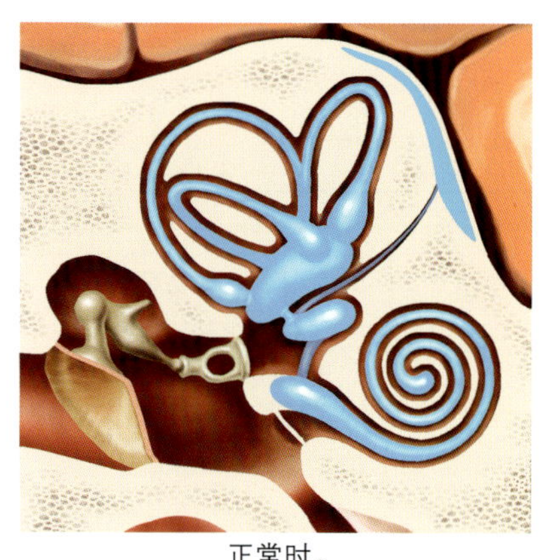

正常时。

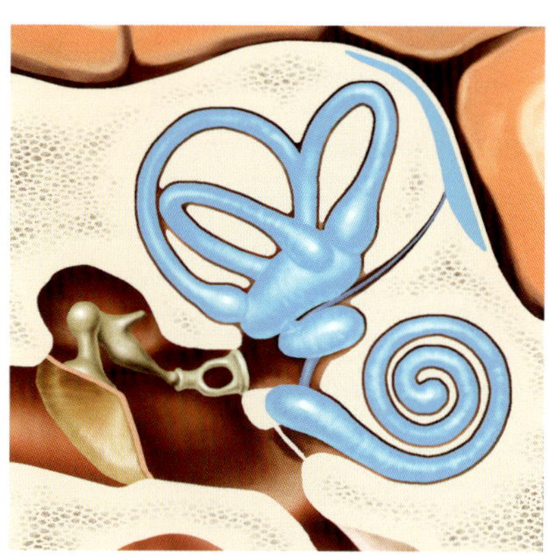

异常时。半规管、耳蜗的鼓阶和前庭阶之间的蜗管出现水肿。

专栏

### 容易被错认为梅尼埃综合征的疾病

梅尼埃综合征会引起剧烈旋转性眩晕、耳鸣、耳聋的难症。现在没有一种检查方法能成为决定性诊断依据，只能靠病历和症状来诊断。

但是，梅尼埃综合征以外的疾病也能引起旋转性眩晕，症状和梅尼埃综合征相似。容易被认为是梅尼埃综合征的疾病是良性发作性位置性眩晕病、前庭神经炎。

关于良性发作性位置性眩晕病，半规管根部的耳石器会脱落出沙粒状的耳石，如果耳石进入半规管就会引起眩晕。特点是头扭向特定的方向时就会出现眩晕，不会出现耳鸣、耳聋等听觉障碍，眩晕持续时间也比梅尼埃综合征短，一般是 20 秒 ~1 分钟。

前庭神经炎原因是内耳的前庭神经发炎，有时也会因感冒而引发炎症。前庭神经是负责把半规管捕捉到的声音信息传递到脑部的神经。这一神经受损就会引起眩晕，与良性发作性位置性眩晕病一样，没有耳鸣和耳聋。

这些疾病和梅尼埃综合征的不同在于是否有听觉障碍和眩晕的持续时间。梅尼埃综合征的持续时间是 10 分钟到几个小时，关键是该病会反复发作。

专栏

## 就诊小窍门

“医院”是指住院床位在20张以上的医疗机构。20张以下或者没有住院设施的称作“诊所”。但也有例外，有时“医院”“门诊”“诊所”都是相同的意思。这里把所有的医疗机构统称为“医院”。

在选择医院时，我们常常会感到疑惑，是该去综合医院呢？还是去离家近的诊所呢？综合医院检查设备齐全，与同家医院的其他科也有协作，但是离家远会增加患者负担。

人们常说，如果有家庭保健医生就好了，有什么情况都能和他商量，如果这样的医生就在附近会更令人安心。家庭保健医生那里备有患者资料，当发生某些异常时，就能为其介绍合适的医疗机构。

但是，并不是每一个人都有家庭保健医生。也有人认为，虽然年轻的时候几乎没去过医院，但也需要找家庭保健医生。

虽然我们应当关心医生的技术是否高明，但更重要的是与医生是否合得来。感觉身体有一点不适时，能够轻松地去找家庭保健医生看病，这才是最重要的。应当选择与自己合得来的医生。是否合得来因医生和患者关系而有所不同。其他人认为合得来的不一定适合自己。往来了一段时间，但还是觉得不适合自己时，就干脆果断地换医生，这也是一种方法。

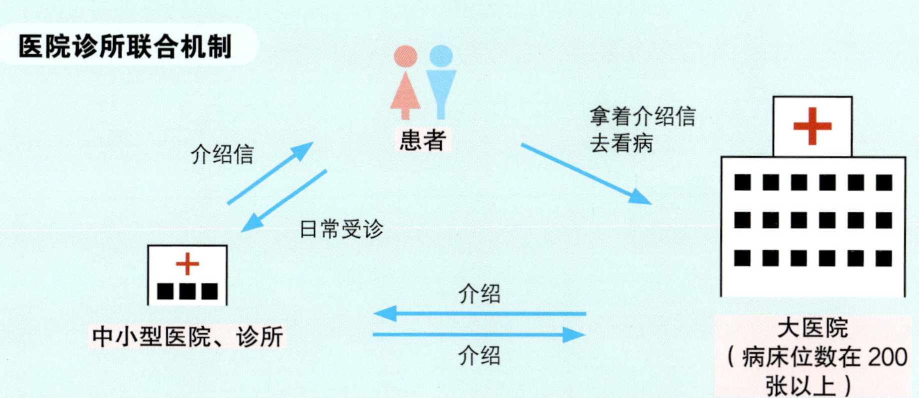

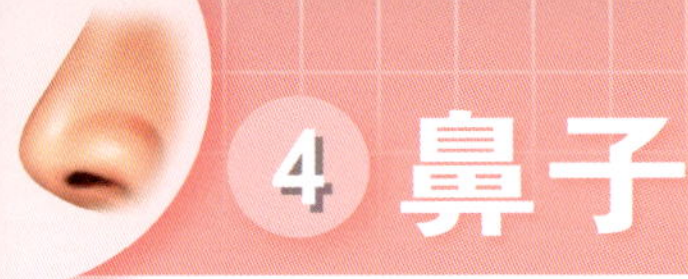

# 4 鼻子

## 鼻子里并不是普通的空腔

### 感知气味的器官

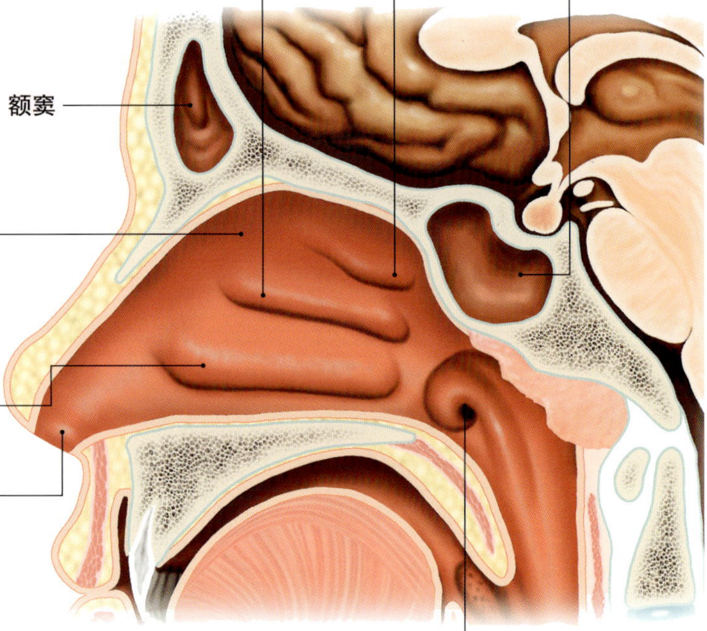

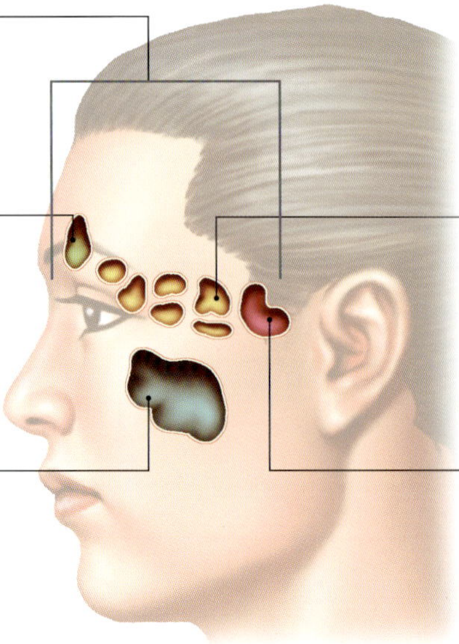

## 鼻子的构造

鼻子由外鼻、鼻腔、鼻旁窦构成。脸的中央处挺起的鼻子部分是外鼻，有一对外鼻孔是鼻子入口。外鼻孔往里是鼻前庭，里面空间开阔，这就是鼻腔。

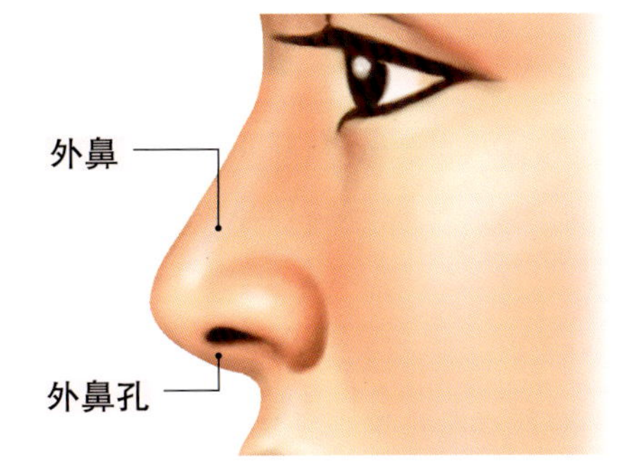


## 意外开阔的鼻腔

鼻腔内部被黏膜覆盖，被鼻中隔分为左右两部分。鼻腔内有 3 个褶皱，称作鼻甲（上鼻甲、中鼻甲、下鼻甲），它们把空气通道分为上鼻道、中鼻道、下鼻道。吸入的空气主要通过上鼻道进入肺部，从中鼻道、下鼻道排出。

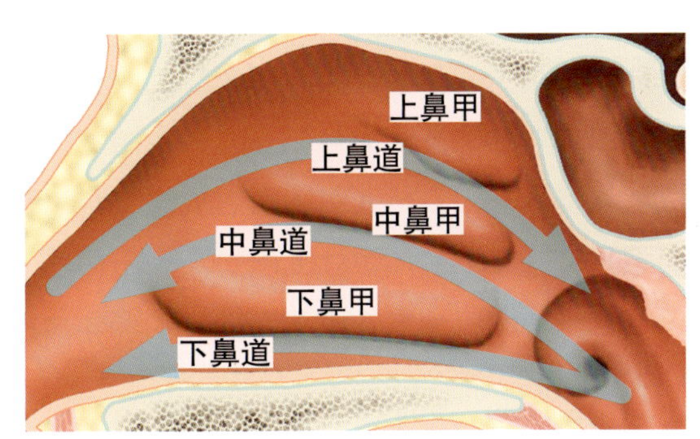


## 净化呼吸的空气清净器

鼻子不只是感知气味的嗅觉器，还具备许多其他功能。在呼吸时，它能除去病原菌、病毒、灰尘等异物。这些异物大多首先被鼻前庭的鼻毛捕捉。穿过鼻前庭的异物由鼻腔的褶皱（鼻甲）去除，更细小的异物会被有黏液覆盖着的上皮细胞捕捉，从咽排出体外。

而且，鼻子可以保护咽、气管、肺部不受热空气、冷空气、干燥的空气伤害。鼻腔内的毛细血管可以将吸气保持在适当温度，给予适量的湿气，然后送入呼吸器。

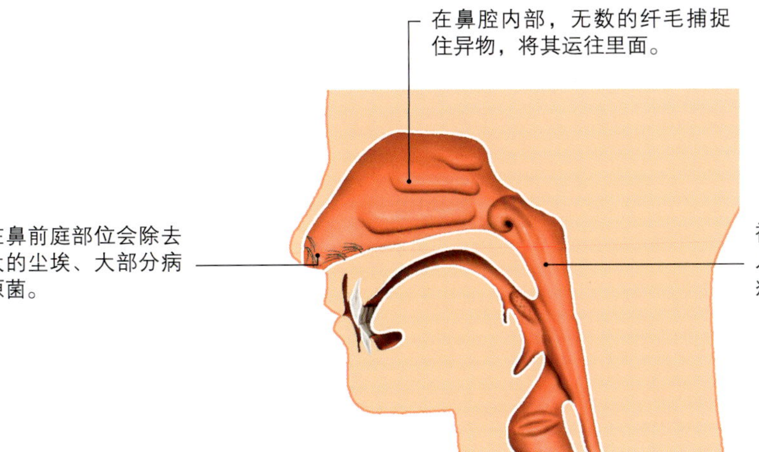

## 牙也可引起积脓症

鼻腔四周的骨组织内部有着包含空气的空腔，因为与鼻腔相连，所以称作鼻旁窦。鼻旁窦包括额窦、蝶窦、筛窦、上颌窦（请参照42页）。

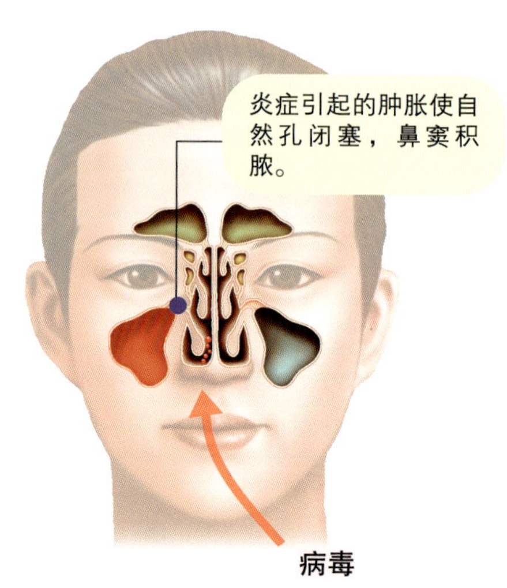


鼻旁窦没有特别的功能，但鼻腔一旦发炎，也会引起鼻旁窦发炎。特别是额窦很难排出脓，炎症慢性化引起脓液堆积，出现鼻旁窦炎（积脓症）病症。上颌窦的炎症（额窦炎）根据原因不同，大体分为鼻源性上颌窦炎和牙源性上颌窦炎。上颌窦是位于鼻腔上部的自然孔，鼻腔吸入的空气为上颌窦换气。鼻源性上颌窦炎是因自然孔封闭引起上颌窦难以换气，从而积脓。一方面，牙源性上颌窦炎是里面的上牙牙根尖端积脓，脓包变大，破坏上颌窦底部，从而感染上颌窦。

专栏

### 花粉症原因是过敏

打喷嚏、流鼻涕、鼻塞等引起鼻炎症状的花粉症属于过敏性鼻炎的一种。这是由于人体内排除入侵异物的免疫系统在发挥作用。花粉原本不属于应该排除的异物，但免疫系统反应错误，把花粉识别为异物（抗原）。

免疫系统会分泌IgE抗体对抗抗原。IgE抗体会与眼睛和鼻子黏膜上的肥大细胞结合，每当花粉进入体内，IgE抗体就会增加。肥大细胞到达一定量后，会释放组织胺和白细胞三烯等化学传递物质。组织胺会引起喷嚏、鼻涕、眼睛发痒等症状，白细胞三烯会扩张鼻子和眼睛的血管，引起鼻塞和眼充血。

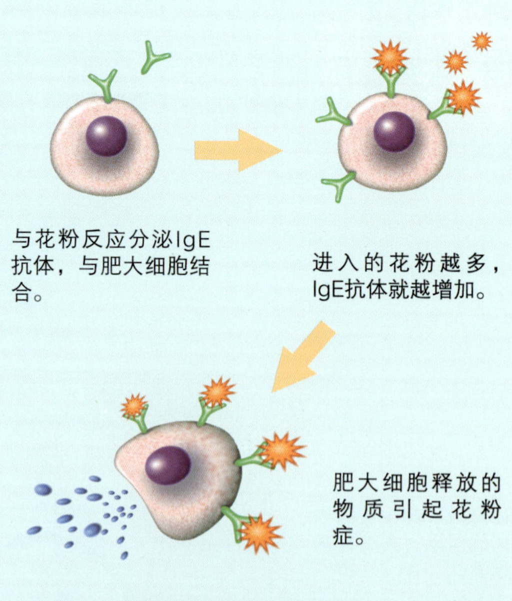


▲一般花粉症等过敏表现为免疫过剩反应，并不是免疫力低下，而是免疫系统失去平衡。

# 嗅觉结构

## 辨别1万种以上的气味

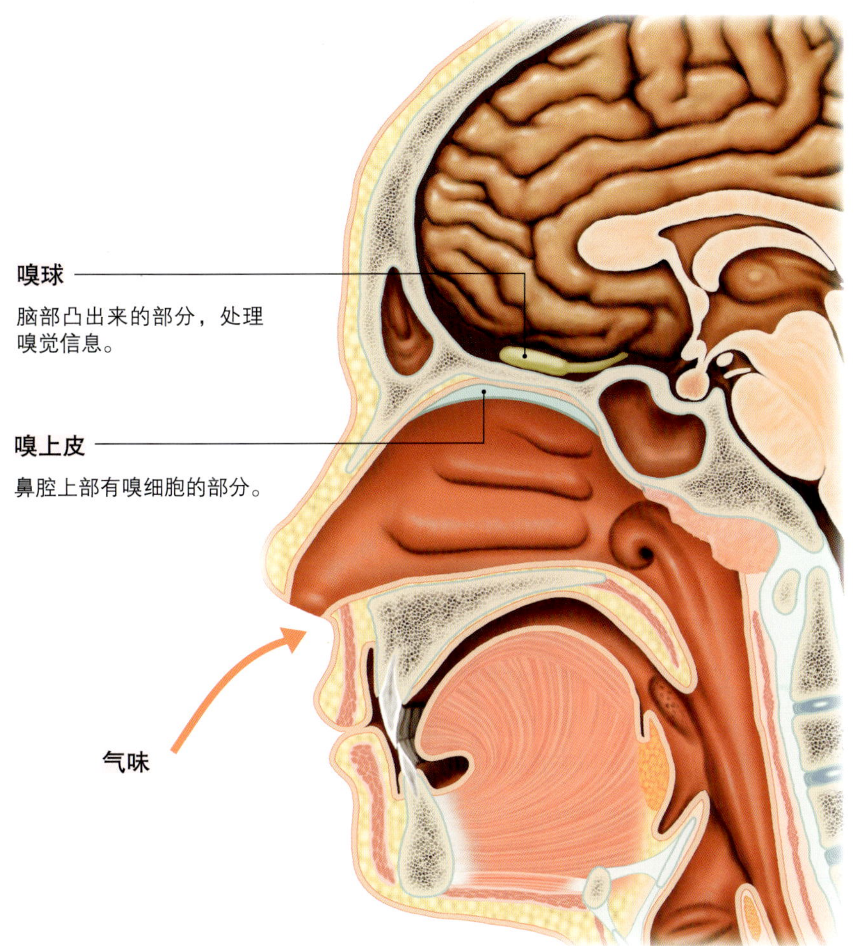


### 嗅觉部分

鼻子作为嗅觉器官，可以感知被称作气味分子的挥发性化学物质。鼻子吸入空气，气味分子随着空气进入鼻腔。

鼻腔最上部的嗅上皮能捕捉气味分子。嗅上皮的黏膜上有500万个嗅细胞，每个嗅细胞前部聚集着嗅觉纤毛，被鲍曼氏腺（嗅腺）分泌的黏液覆盖。

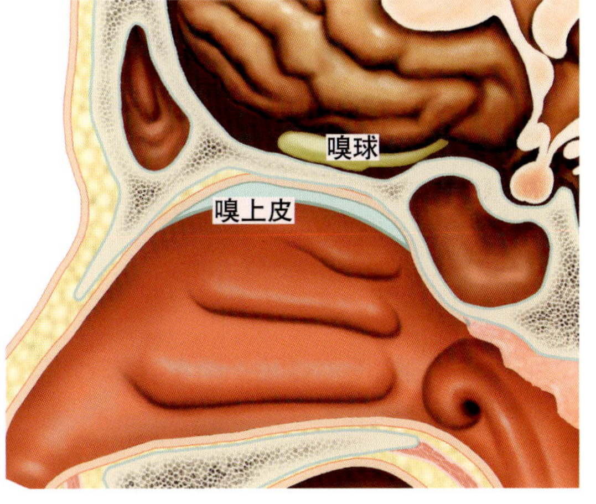

## 把气味分子与脑中数据核对

嗅上皮捕捉到的气味物质溶于黏液中，与嗅觉纤毛上的受体结合，作为气味被感知。

嗅觉纤毛感知到气味后会刺激嗅细胞并使其兴奋，由此气味信息变换成电信号，被传递到嗅神经。

**嗅上皮和嗅球的构造**

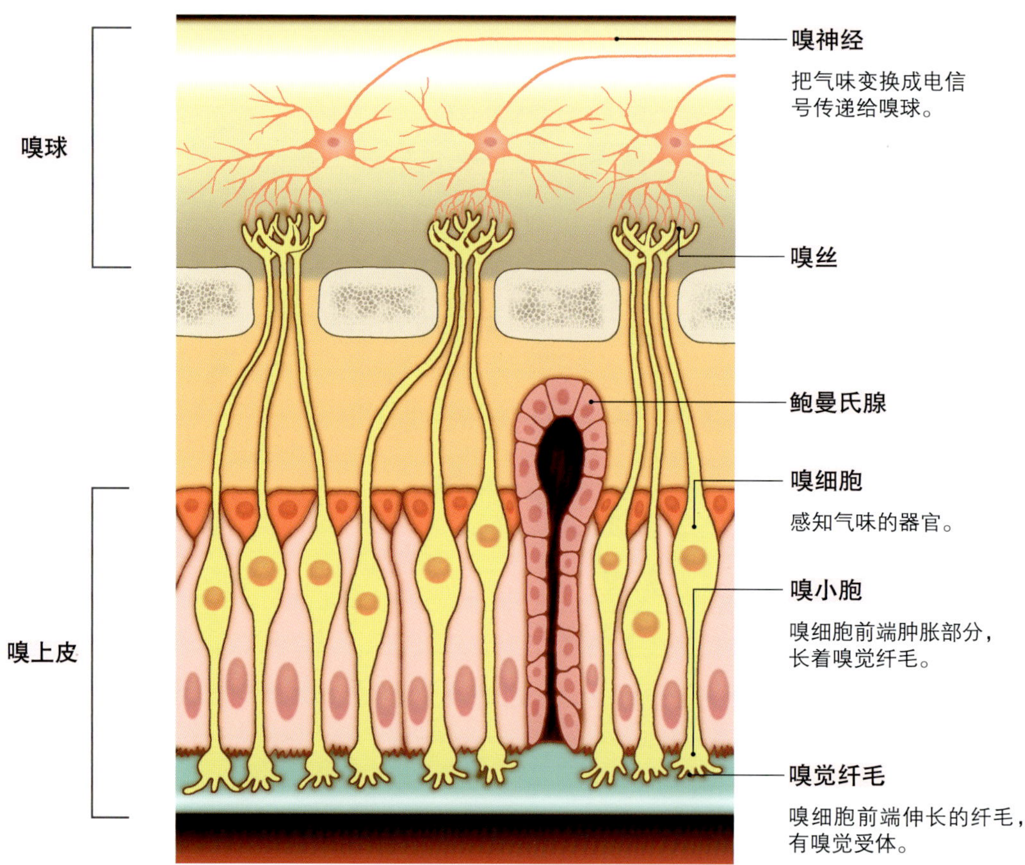


嗅神经把气味信息传给嗅球的神经回路，嗅球的神经回路与过去的气味记忆核对，处理信息。这些信息经由神经纤维被送到大脑皮层的嗅觉区，判断气味是否令人喜欢。

据说，人类能分辨出 1 万种以上气味，大脑皮层的嗅觉区会唤醒之前闻过的气味记忆，判断出这个气味是否有益，或者对身体是否有伤害。

判断出好吃的气味时，这一信息就会被送到大脑皮层的躯体感觉区。以此促进唾液分泌，增进食欲。

反过来，判断出气味不适时，大脑皮层的嗅觉区会把这个信息传到运动区，向必要的器官发出指令，如用手捏住鼻子等。

# 如果出现这些症状（鼻子）

| 症状 | 部位 | 可能的疾病 |
| --- | --- | --- |
| 流鼻血 | 鼻子（P48） | 鼻出血 |
| | 心脏（P92） | 心脏病 |
| 流鼻涕、鼻塞 | 鼻子（P48） | 急性鼻炎、慢性鼻炎 |
| 大量流鼻涕 | 鼻子（P48） | 鼻窦炎等 |
| 鼻涕流到喉咙里 | 鼻子（P48） | 鼻窦炎等 |
| 一到初春就流鼻涕、打喷嚏 | 鼻子（P48） | 花粉症 |
| 一进家就流鼻涕、打喷嚏 | 鼻子（P48） | 过敏性鼻炎 |
| 闻不到气味 | 鼻子（P48） | 呼吸性嗅觉障碍 |
| | 脑（P20） | 脑肿瘤、脑卒中等 |

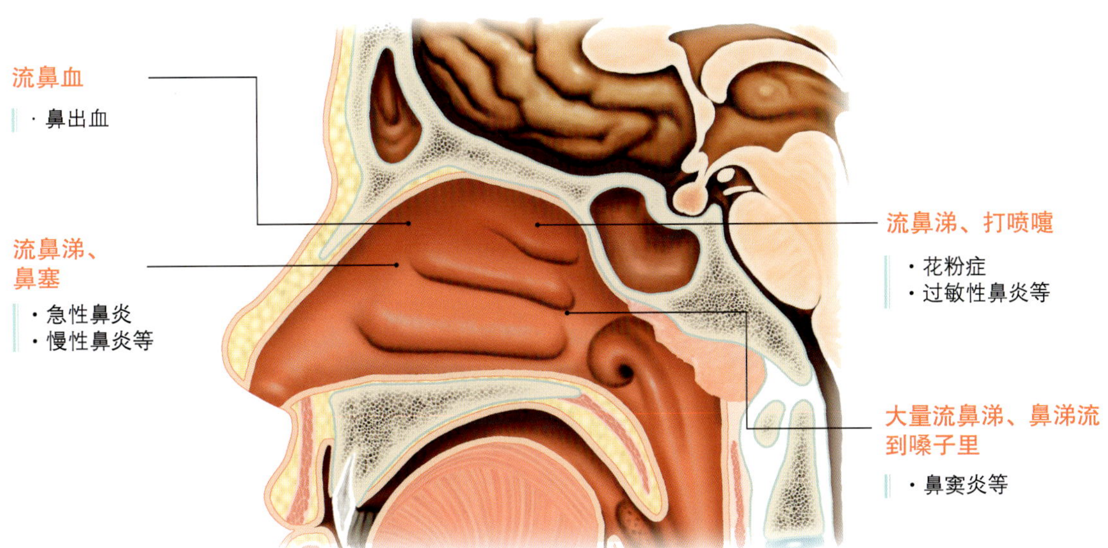

# 鼻子疾病

## 注意这些症状

鼻出血，即流鼻血，大多是用力擤鼻子造成黏膜受损而引发炎症后出血。不过，高血压和心脏病有时会反复流鼻血，不能大意，要引起注意。鼻炎会出现流鼻涕、鼻塞。对花粉和室内粉尘反应出现鼻炎症状的是过敏性鼻炎。大量流鼻涕、鼻涕流到喉咙里是鼻窦炎，一般称作积脓症。嗅觉迟钝，几乎闻不到气味的嗅觉障碍有可能是因为鼻塞，也有可能是脑部嗅觉中枢受损。

### 急性鼻炎、慢性鼻炎 →耳鼻科、耳鼻咽喉科

急性鼻炎是感染病毒导致鼻黏膜发生急性炎症，也俗称鼻伤风。虽说症状较轻，但置之不理也会发展成慢性鼻炎或者鼻窦炎。慢性鼻炎分为单纯性鼻炎和肥厚性鼻炎，单纯性鼻炎是鼻黏膜持续发炎。肥厚性鼻炎是炎症进一步发展，黏膜变硬变厚，药物疗法难以有效。此种情况下，用激光烤黏膜或者进行下鼻甲骨摘除手术。

**主要症状**

- 大量流鼻涕、打喷嚏、鼻塞
- 喉咙和鼻子干燥
- 出现发热、头痛等症状

  →可能患有鼻炎。多休息，严重的话请去医院。
- 鼻炎症状持续
- 闻不出气味

  →可能患有慢性鼻炎。在医院接受诊治有可能改善。

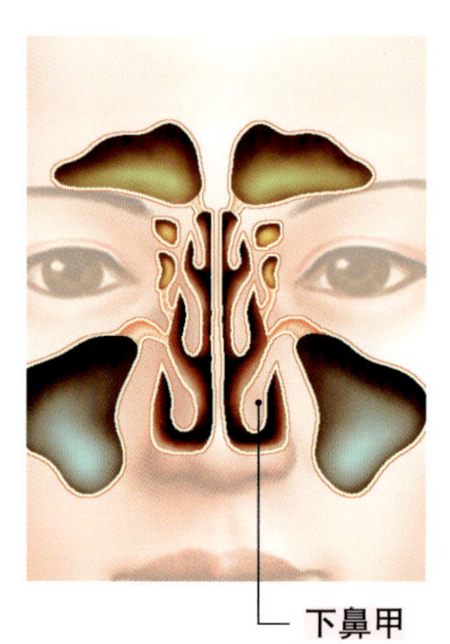


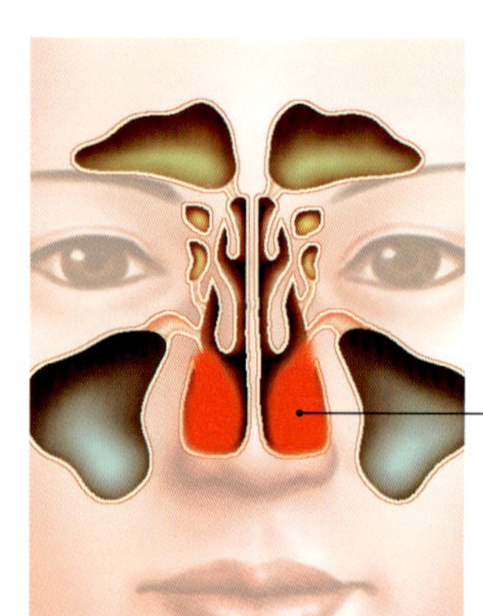

肥厚性鼻炎多数是指下鼻甲慢性化肿胀。

## 过敏性鼻炎 →耳鼻科、耳鼻咽喉科、过敏科

花粉症等过敏性鼻炎是由于排出异物的免疫系统失去平衡引起，会对花粉和室内灰尘等平常不会视为异物的物质发生过敏反应，出现鼻炎症状。引起过敏的物质是过敏源，可戴口罩有效远离过敏源，抑制症状。治疗方法有配合症状的药物疗法、注射少量过敏源让身体习惯的脱敏疗法等。

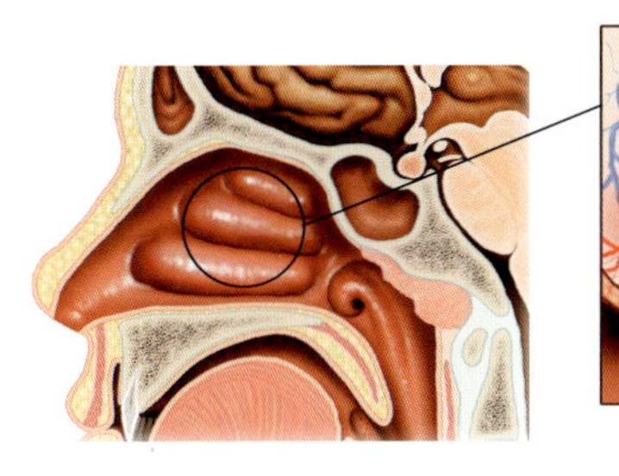

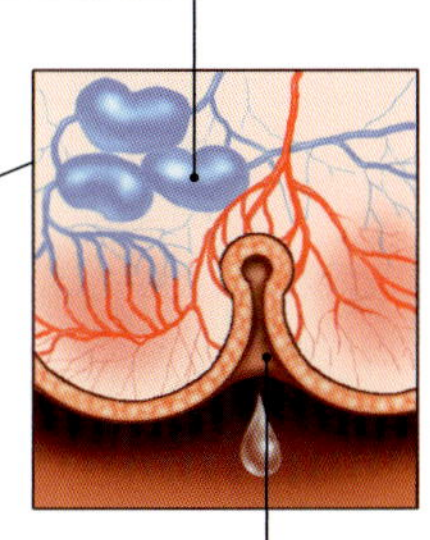

**海绵窦**

通向眼睛内部的海绵窦和毛细血管扩张，鼻腔内的空气通道变窄。

**鼻腺**

黏膜上的鼻腺受到刺激，分泌鼻涕，引起鼻塞。

**主要症状**

- 不断地打喷嚏、流鼻涕、鼻塞严重，没有感冒症状
- 固定时期出现症状
- 眼睛发痒

  →可能患有过敏性鼻炎。检查一次，确认抗原（过敏源）。

## 鼻旁窦炎 →耳鼻科、耳鼻咽喉科、牙科、口腔外科

鼻旁窦黏膜发炎，积聚脓液多了就导致鼻旁窦炎。因为有时会不治而愈，所以多数患者不会注意。

急性鼻旁窦炎是急性鼻炎的病毒进入鼻旁窦引发炎症，慢性鼻旁窦炎是鼻旁窦常常积攒脓液，后者也称为积脓症。除了大量流鼻涕，还会出现鼻塞、头痛、头沉等症状。

治疗时，首先在耳鼻咽喉科或者牙科、口腔外科断定原因，再采取措施。治疗方法有投放抗生物质、从口腔内向上颌窦做外科手术、从鼻腔进行用内视镜打开闭合的自然孔手术等。

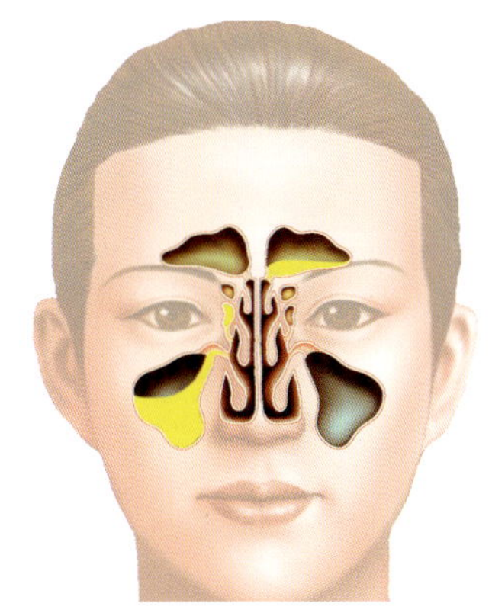

据说置之不理会发展成癌，而且风险很高。

**主要症状**

- 流黄色鼻涕和黄绿色黏性鼻涕
- 鼻子里面有难闻的气味
- 口臭严重
- 头痛的同时流鼻涕、鼻塞

  →可能患有鼻旁窦炎。请立即去医院！

专栏

## 利用香味来治愈身体的芳香疗法

闻某种香味，身体会得到放松，有助于健康。芳香疗法就应用了此原理。

视觉和听觉是经过丘脑和大脑皮层到达大脑边缘系统，而嗅觉直接从嗅觉神经传递到大脑边缘系统。因此，嗅觉是人的五感中最原始、本能的感觉。

到达大脑边缘系统的香味信号被传递到自主神经中枢即丘脑下部。身体活动时自主神经以交感神经优先，休息时副交感神经优先。所以，如果闻到可以刺激副交感神经的香味，身体就能放松。如果副交感神经优先，免疫也能提高，调动下垂体，作用于分泌激素的内分泌系统。

**芳香疗法中经常使用的香料及其功能**

|  |  |
| --- | --- |
| 依兰香 | 异国情调，使心情明快，有媚药效果。 |
| 罗马洋甘菊 | 平息紧张不安和愤怒，有放松身心的效果。 |
| 雪松 | 森林的香味，使心情平静，缓解压力和紧张。 |
| 杜松 | 闻起来有水果味，淡淡的木香令人心情舒适。在稍微感到疲劳时使用。 |
| 天竺葵 | 甜甜的香味使心情平静，减轻压力。 |
| 茶树 | 香味新鲜清爽，可清新室内空气。 |
| 薄荷 | 薄荷醇的香气沁人心脾，使心情十分清爽。 |
| 佛手柑 | 柑橘系列香味，缓解焦躁不安，放松心情。 |
| 薰衣草 | 想平静心情或者感到压力时使用，一般选择睡觉前。 |
| 迷迭香 | 香味具有刺激性，想集中注意力或使身心恢复元气时使用。 |
| 桉树 | 香气类似樟脑，使头脑舒畅，可提高注意力。 |

专栏

## 血液检查和生活习惯病① 血糖值和糖化血红蛋白A1c

血糖值和糖化血红蛋白 A1c 是用来检查是否患有糖尿病的数值。

血糖值即血糖浓度，表示相对于 1L（升）的血液里面含有多少血糖，单位是 mmol/L。

患上糖尿病后，血糖值常常不能控制在一定数值内。持续高血糖状态会对身体带来各种伤害，即糖尿病的并发症。

血糖值的基准是 3.6~6.1mmol/L（空腹时）。即使是健康的人在摄取含有糖分的饮食后，血糖值也会上升，但胰岛素会把血糖融入肌肉中，血糖值会下降到基准值以内。

空腹时的血糖值超过 6.9mmol/L 就很可能患有糖尿病。6.1~6.9mmol/L 疑似为边缘型糖尿病，如果不改善生活习惯，患上糖尿病的概率很大。

但血糖值容易受饮食影响，即便不是糖尿病，有时也会出现高数值。所以，为了确定是否患有糖尿病，会进行口服葡萄糖耐量试验（75gOGTT），查看口服葡萄糖后血糖值会上升到多高。在这个试验中，2 小时后的血糖值在 11.1mmol/L 以上就诊断为糖尿病。而且，如果看空腹时的血糖值就令人怀疑是糖尿病，并且糖化血红蛋白 A1c 超过基准值，那么患有糖尿病的可能性就非常大。

糖化血红蛋白 A1c 是血液成分中血红蛋白和血糖结合的产物。通过检测这个数值可知道过去 1~2 个月的血糖平均状态。单位是 %，糖化血红蛋白 A1c（NGSP）值在 6.5% 以上就疑似为糖尿病。

**空腹时血糖值以及以 75gOGTT 为根据的判定区分和判定基准**

| | 血糖测定时间 | | | 判定区分 |
|---|---|---|---|---|
| | 空腹时 | | 饮用后 2 小时 | |
| 葡萄糖浓度 | 6.9mmol/L以上 | 还有 | 11.1mmol/L以上 | 糖尿病 |
| | 不属于糖尿病也不属于正常 | | | 边缘型 |
| | 不满6.1mmol/L | 以及 | 不满7.7mmol/L | 正常* |

＊ 即使正常，如果1小时数值超过9.9mmol/L以上，多数会恶化成糖尿病，与边缘型一样需要观察。

# 5 口

## 口是什么样的构造呢?

### 品尝、吞咽食物的器官

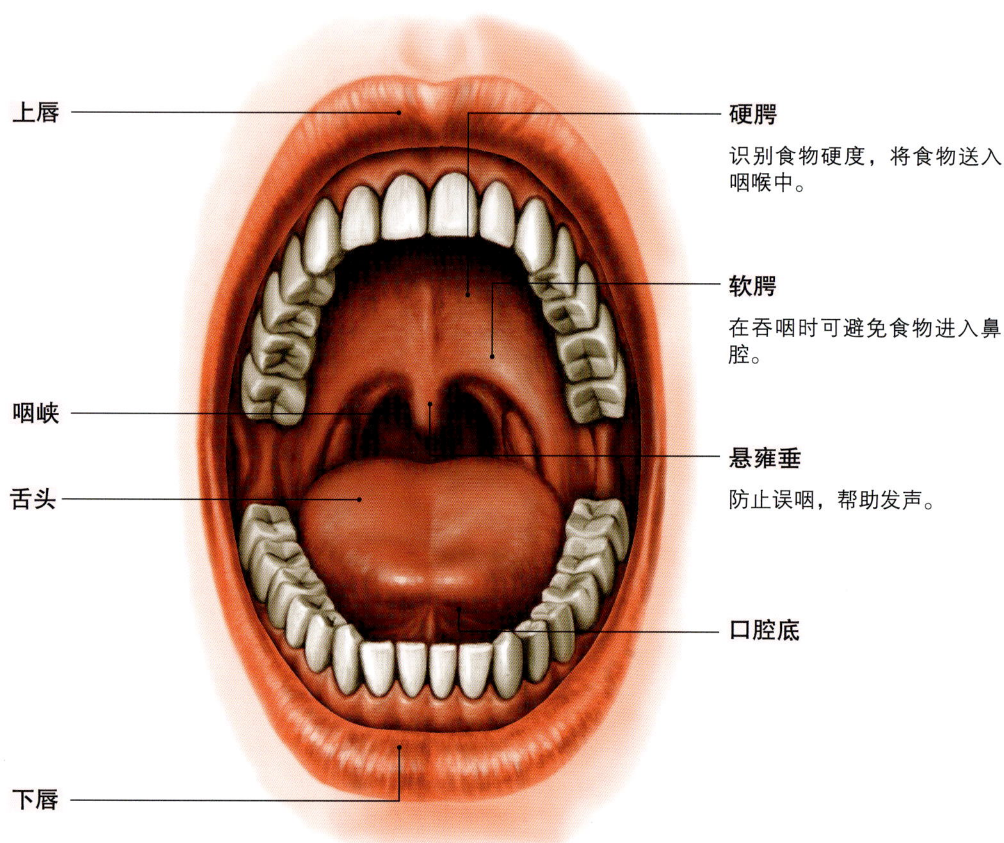


口中的空间称作口腔，被上下口唇与外界隔离。口腔上部是上腭，左右两边有颊黏膜，下部是口腔底，舌头在口腔底上方伸出。口腔底后面从咽峡一直连接到咽。包含牙齿、牙龈、唾液腺、肌肉等，有时也把口中组织整体称为口腔。

口腔

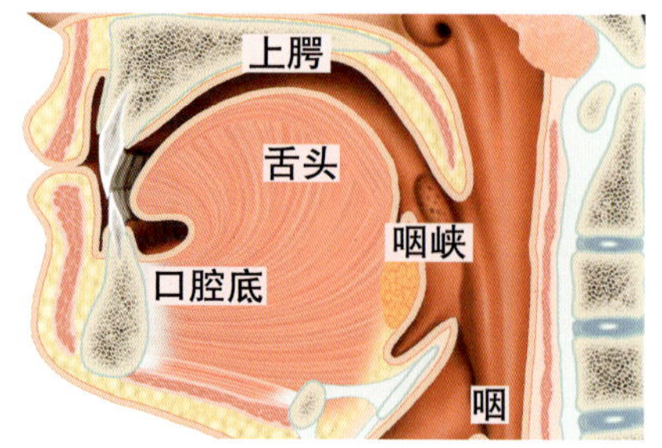

## 覆盖咽喉顶端的上腭

上腭前面较硬的组织是硬腭，后面较柔的组织是软腭。软腭最里面下垂着悬雍垂，悬雍垂一般被称作“小舌头”。

硬腭
软腭
悬雍垂

## 将口腔与外界分隔的唇

嘴唇位于口腔外侧，防止异物从外部入侵，阻挡食物从嘴中溢出。通过改变口形可以发出各种声音，因此可以说话。并且，说话同牙齿和舌头的动作息息相关。如果有牙齿脱落，空气就会从那里泄漏，说话也就不清晰。

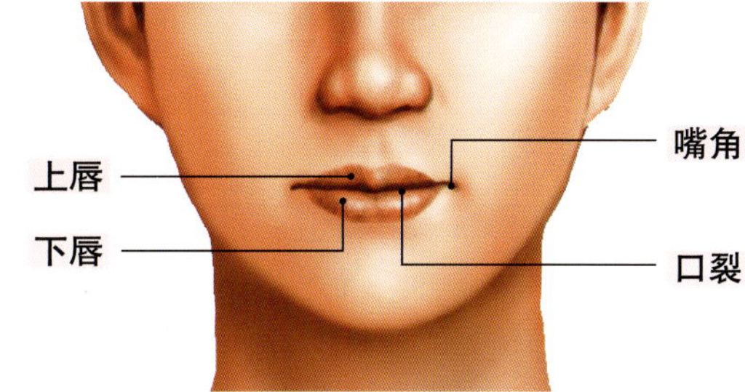


**专栏**

### 口轮匝肌衰老会使口腔成为细菌温床

人的脸上有许多如颊肌、口轮匝肌等用于做出表情的重要肌肉。上了年纪后，这些肌肉会衰老，脸颊会松弛，脸会变苍老。特别是嘴唇周边的口轮匝肌衰老后，嘴角就会满是皱纹。

这并不只是容貌上的问题。如果口轮匝肌衰老，嘴会更容易呼吸，而具有杀菌作用的唾液被风干，细菌繁殖，蛀牙、牙周病恶化，这样一来更容易患感染症。老年人患误咽性肺炎的风险也会变大。

有一个简单的体操可以锻炼口轮匝肌。保持嘴唇闭合，舌头从上牙和下牙之间伸出，然后用舌头表面去触碰上面的2颗门牙，顺时针转动（10次），再把舌头逆时针转动（10次）。同时也有美容效果。

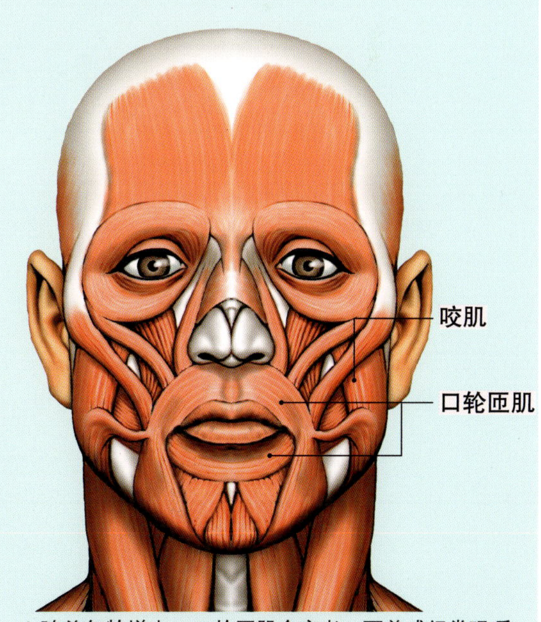


▲随着年龄增大，口轮匝肌会衰老，而养成经常咀嚼的习惯在某种程度上可以延缓其衰老，但在普通的日常生活中不容易锻炼口轮匝肌。

# 牙齿的形状为什么会不同?

## 更容易咀嚼食物

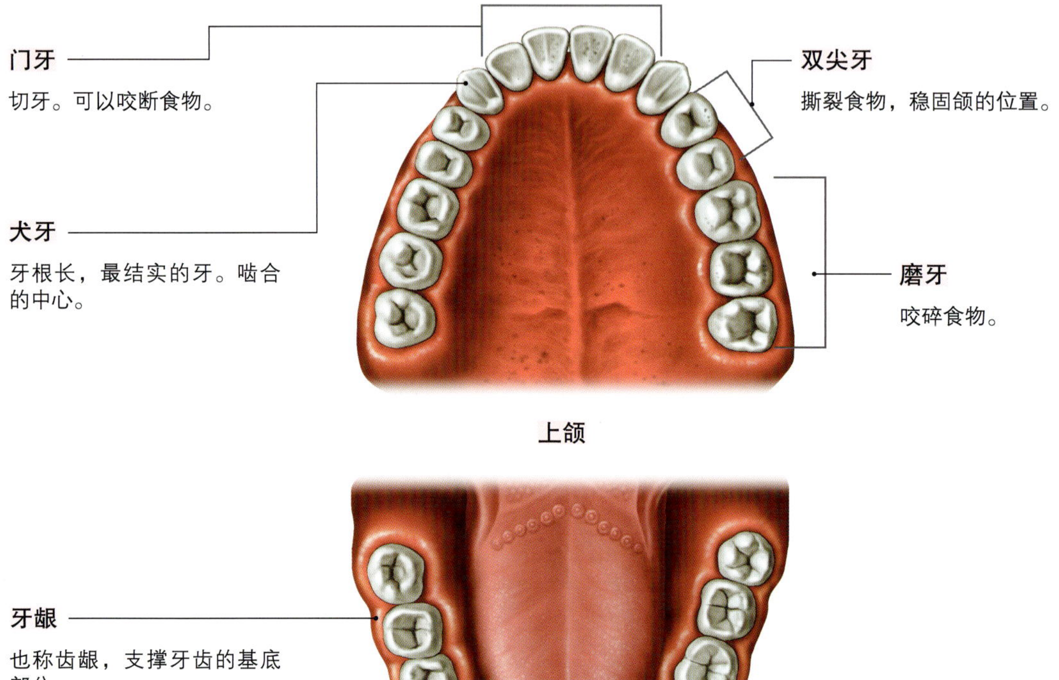


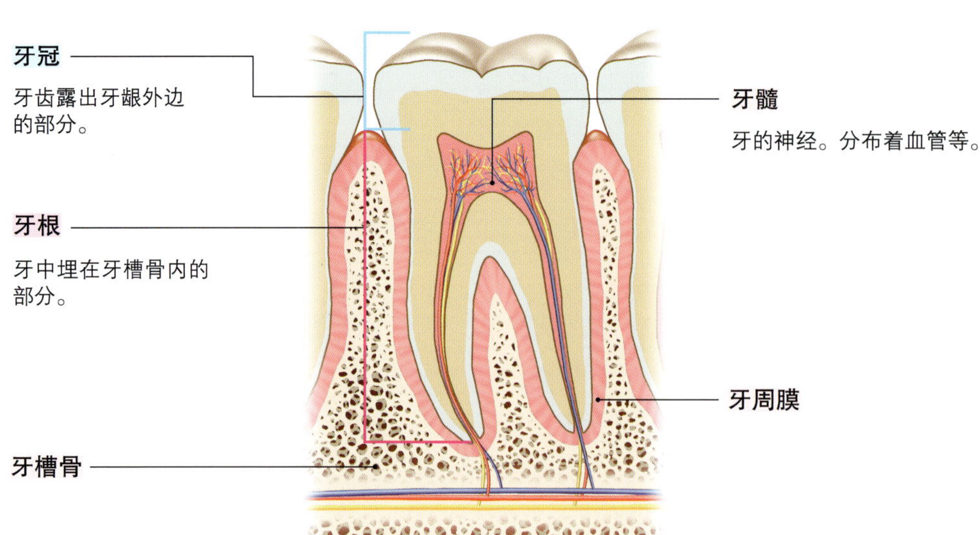

## 长齐后的牙是28颗

出生6~8个月后长出的是乳牙，在2~3岁时会长出8颗乳门牙、4颗乳犬牙、8颗乳磨牙，全部是20颗。长全后的乳牙会在10~12岁时换成恒牙。

恒牙有28颗（算上智齿的话是32颗），厚度较薄的8颗门牙，前端尖尖的4颗犬牙，里面的8颗双尖牙、8颗磨牙。

“智齿”即第3磨牙，在快20岁时开始长。第3磨牙大多长得不整齐，如果引起牙龈发炎、齿列不齐时就需要拔牙。

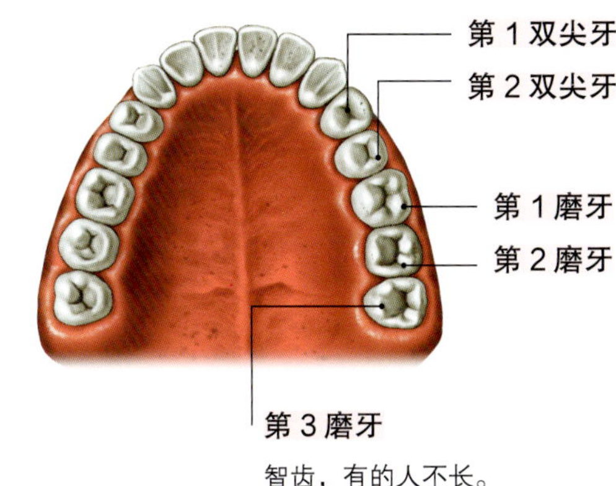


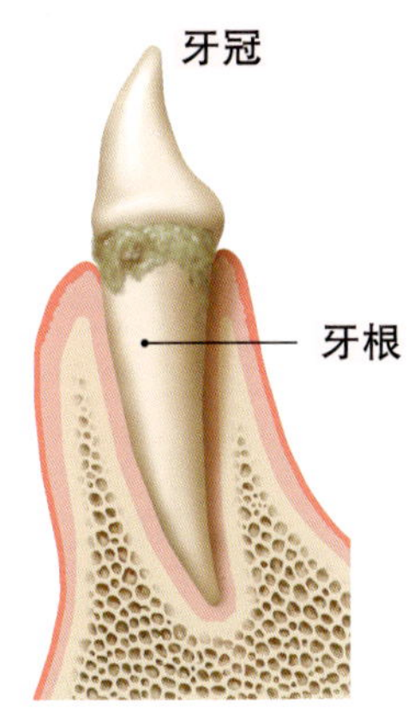


## 看得见的牙只是其中一小部分

牙槽骨是牙齿生长的基底，露出牙龈的部分是牙冠，埋在牙龈里面的是牙根。牙冠由3种硬质组织组成，从表面往里分别是牙釉质、牙本质、牙骨质。

## 牙齿的3层构造

位于表面的牙釉质中95%是钙。它是人体中最硬的组织，硬度可与水晶匹敌。

牙釉质内部是牙本质，约70%是钙，为牙齿主体塑形，硬度稍稍次于牙釉质。

覆盖在牙根表面的是牙骨质，构造类似于骨头，钙的含量较少。

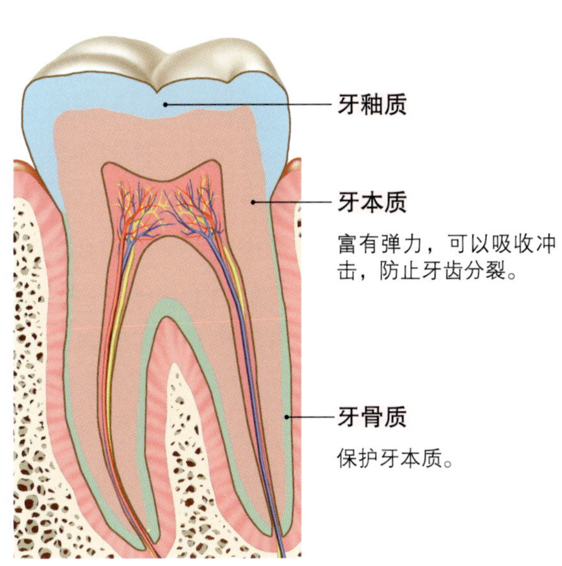

## 支撑牙齿的部分

牙槽骨是牙根的基底，牙根和牙槽骨被牙周膜这一纤维所覆盖。牙周膜厚度为0.2~0.3mm，连接住牙骨质和牙槽骨，不仅稳固着牙齿，也发挥着传感器的作用。在咀嚼硬的食物时，会把“不能再嚼了”的信息传递到脑部，避免牙齿裂开、牙龈受损。而且，饭菜的嚼劲也是由牙周膜传递信息。

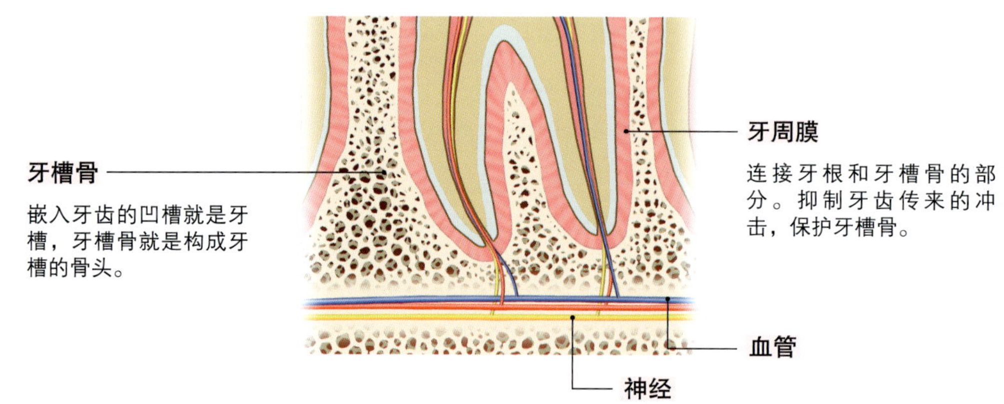


专栏

### 植牙和真牙一样吗?

拔掉牙后，除了假牙和牙桥（利用相邻的牙支撑的人工牙），还有一个选择就是植牙术。植牙不像假牙，几乎没有违和感，也不需要像牙桥一样切削健康牙齿，有许多优点。但是，与天然牙会生牙周病一样，它也会因牙垢引发炎症。

植牙一旦附着上牙垢，周围的黏膜会和牙周病一样发炎，称作种植体周围黏膜炎。种植体周围黏膜炎和牙周病一样，用牙刷除去牙垢有可能痊愈。牙周病会沿着齿面进展，同样，如果对种植体周围黏膜炎置之不理，它会沿着植牙逐步感染，最后失去支撑植牙的骨架。

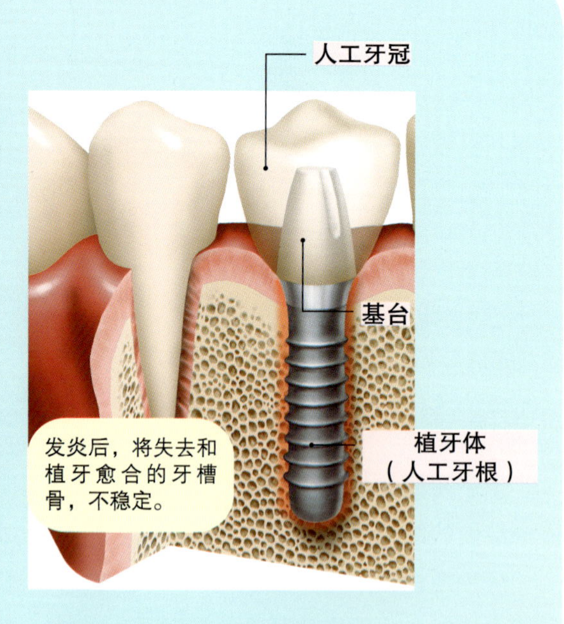


▲植牙周围要比天然牙防御机能弱，症状进展迅速，甚至会到达骨髓。

# 为什么舌头可以辨别味道?

## 舌头感知味道的结构

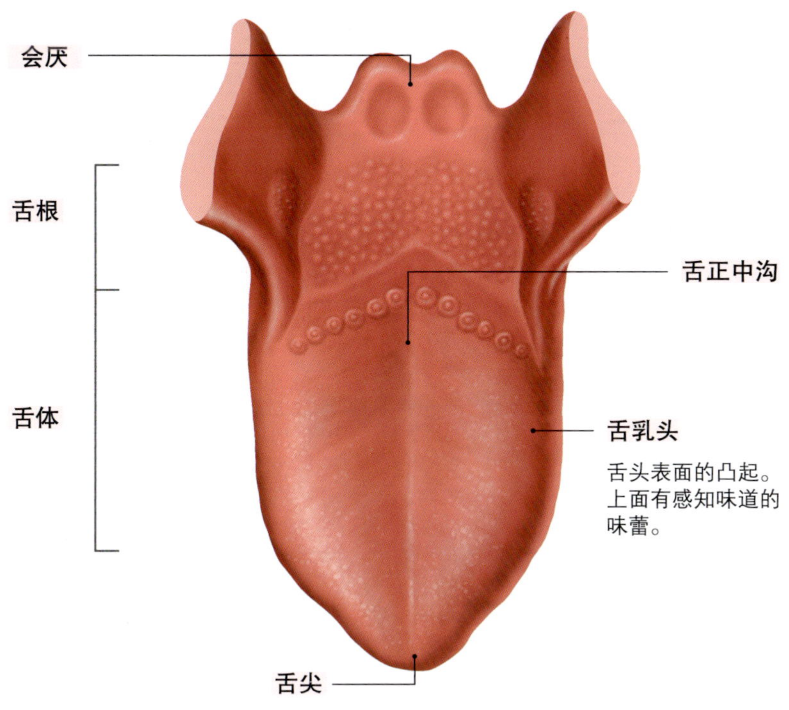


### 舌头的构造

**味孔**

味蕾表面的孔隙。

**微绒毛**

味细胞前端。从味孔飞出，捕捉味道成分。

**味蕾**

在舌乳头的侧面聚集着味细胞。

**味觉神经**

将味觉信息传递到大脑。

## 意外大的舌头！

舌头由可以自由活动的柔软肌肉组成，分为舌体和舌根。舌体前端称作舌尖，舌体中央有一条竖着分布的舌正中沟，把舌体分成左右两部分。舌头表面覆盖着被称作舌乳头的小凸起，上面分布着无数味蕾受体。味蕾像传感器一样可以感知味觉。

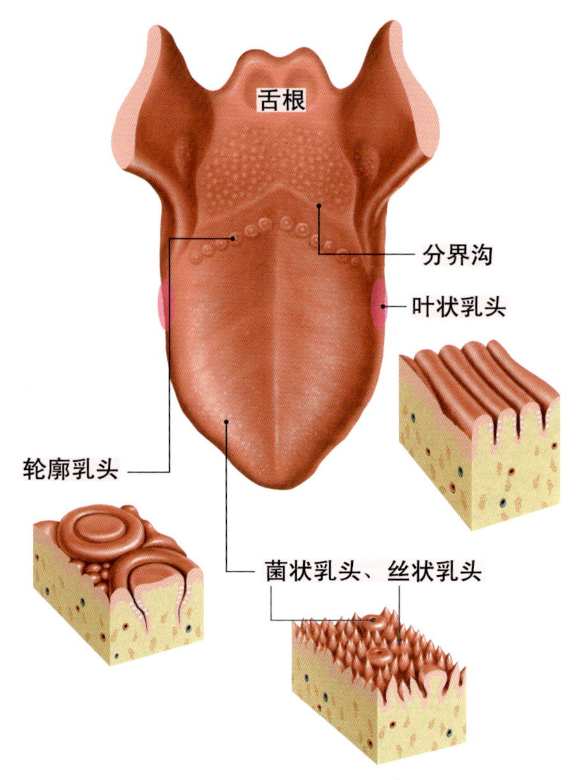


## 舌头上感知味道的粒状物

舌头表面的黏膜上分布着凸起的舌乳头，有丝状乳头、轮廓乳头、叶状乳头、菌状乳头 4 种，丝状乳头覆盖在舌背前面，像锉刀一样可以把食物细碎化。

其余的轮廓乳头、叶状乳头、菌状乳头是感知味觉的舌乳头。

## 味觉细胞的集合体——味蕾

感知味道的 3 种舌乳头被深沟包围，沟壁上分布着味蕾。整个舌头上大约有 1 万个味蕾。

食物进入口中，与唾液等水分混合在一起，味觉成分便扩散到舌头上。味觉成分传递到乳头壁，进入味蕾侧面打开的味孔，与里面的味觉细胞接触。1 个味蕾有几十个味觉细胞。

味觉细胞前端的微绒毛的细胞膜上有感知味觉的受体，此处感知到的刺激会通过脊髓，经由丘脑被传递到大脑皮层的味觉区，判断出是什么样的味觉。

舌头表面和味蕾之间积存着的食物残渣和细菌等污垢就是舌苔。舌苔覆盖着味蕾，使人辨不出味道，形成口臭。多喝水可以减少舌苔厚度。

**容易感知味觉的地方**

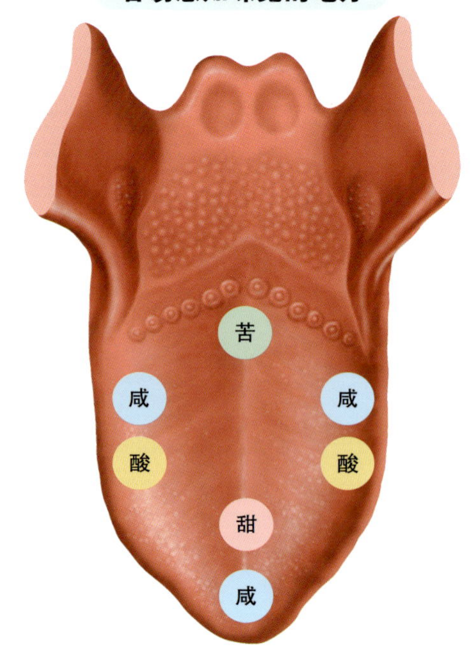


▲并不是一个味蕾只能感知一种特定的味道，它们可以感知所有味道，只不过对味道的反应强度不同。

# 何时分泌唾液?

## 保持口腔清洁的唾液

活动下颌骨、啮合牙齿、研碎食物，这就是咀嚼。此时需要足量的水分润湿食物。所以，口腔内具有 3 种大唾液腺，还有小的唾液腺分散在舌头表面和口腔内的黏膜上。

大的唾液腺分为腮腺、颌下腺、舌下腺，平均每天分泌 1L 的唾液。

唾液里含有可以分解碳水化合物的消化酶唾液淀粉酶。多咀嚼会促进唾液分泌，食物更容易消化，也能刺激味觉。

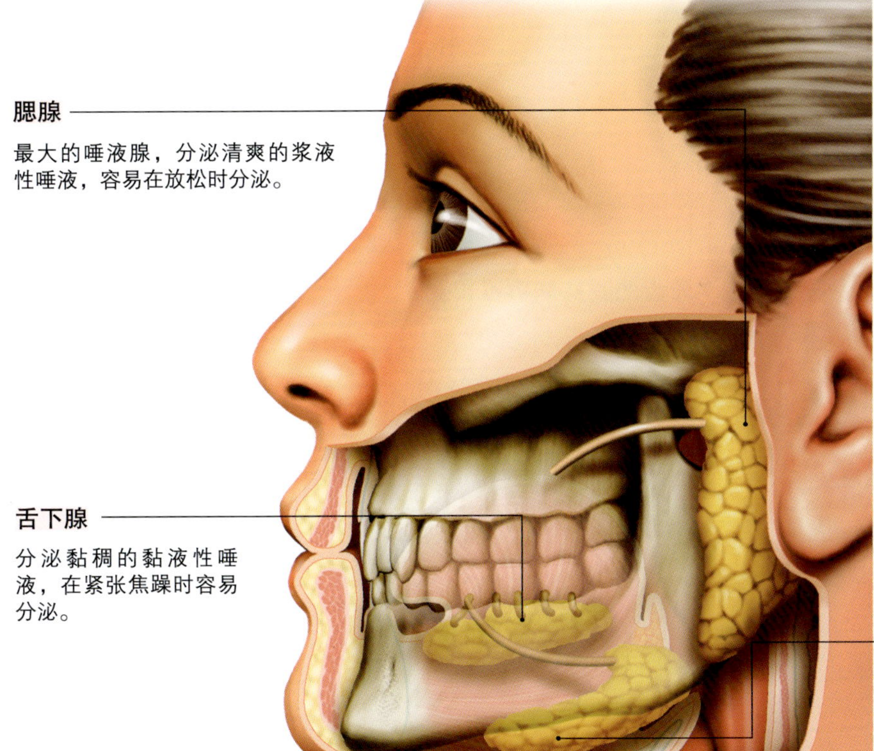


**无条件反射**

食物进入口中的感触和扩散在舌头上的味觉成分的刺激。

**条件反射**

看食物，闻味道，联想食物。

→ **分泌唾液**

## 唾液有清洗口腔的作用

吃饭、体内水分变少时，平时是中性的口腔内部会呈酸性。口腔呈酸性后，牙齿会溶解出钙质即“脱灰”现象，形成蛀牙。唾液可以使口腔保持中性，防止脱灰。这就是“唾液的缓冲作用”。

唾液还具有使脱灰的牙齿恢复原样的“再石灰化”作用。每次吃饭时都会发生脱灰和再石灰化，如果再石灰化不进行，蛀牙就会加重。

啮合磨牙的话，腮腺分泌的唾液会流向磨牙。从上腭里面开始第二颗牙（第一磨牙）难以变成蛀牙，这就是得益于唾液的缓冲作用。与白天相比，睡眠时唾液分泌减少，细菌容易繁殖，形成蛀牙和牙周病。睡觉前的口腔护理（刷牙）十分重要就是这个原因。

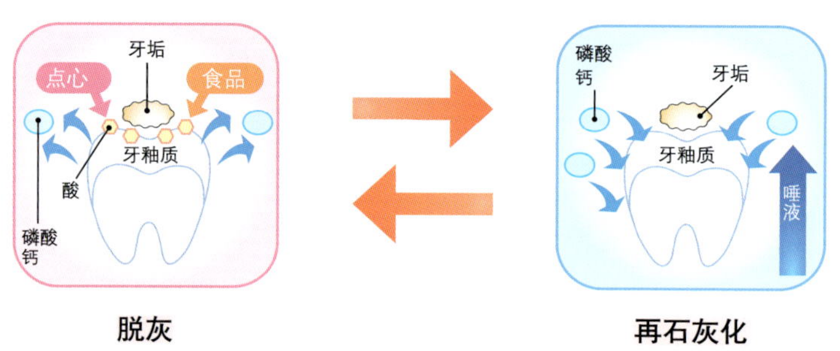


**牙齿的脱灰和再石灰化**

专栏

### 饭后牙垢中的酸性度变高

牙垢会造成蛀牙和牙周病，细菌成群地聚集在牙垢上，形成生物膜。它们黏着在牙齿表面上，只靠漱口无法清除。而且，形成牙垢后，唾液的缓冲作用也不能洗掉，所以为了预防蛀牙和牙周病必须认真刷牙。

口腔内的酸性度低于临界 pH 值（开始溶解牙齿的酸性度）的话就开始脱灰。充分分泌唾液在某种程度上可以抑制蛀牙发展。饭后，在再石灰化开始 30 分钟后刷牙，此时预防效果显著增大。

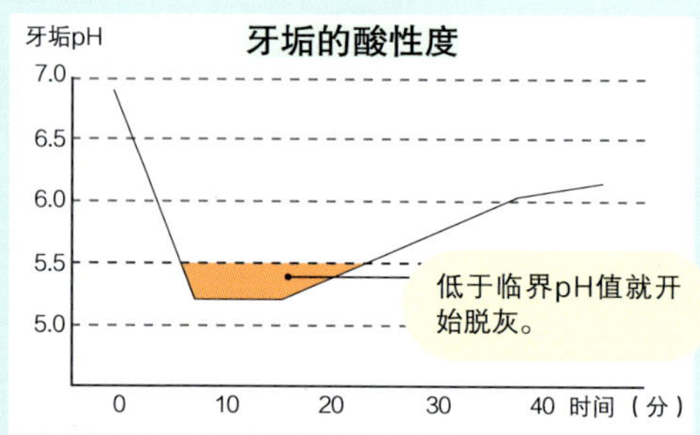


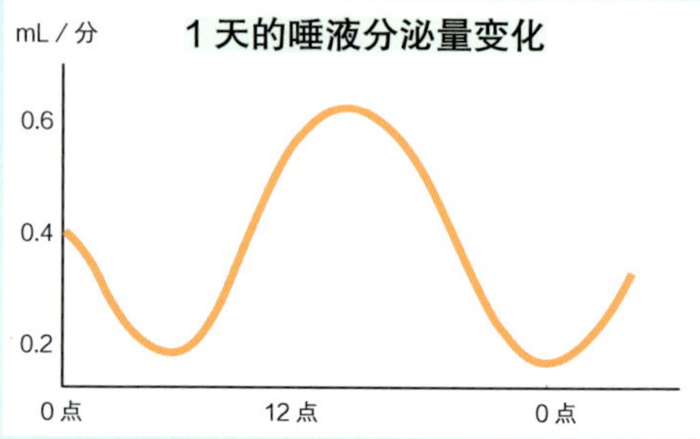


▲习惯用嘴呼吸的人，唾液容易风干，细菌繁殖更加迅速，是恶化蛀牙和牙周病的主要原因。

# 如果出现这些症状（口和牙齿）

| 症状 | 参见 | 可能的疾病 |
|---|---|---|
| 牙疼、激牙 | 牙齿（P67） | 蛀牙、感觉过敏等 |
| 牙龈肿胀出血 | 牙齿（P67） | 牙周病、牙龈炎等 |
| 牙龈出脓 | 牙齿（P67） | 牙周病等 |
| 磨牙严重 | 牙齿（P67） | 磨牙症 |
| 口腔中有疙瘩 | 口和舌头（P62） | 口腔炎、口腔癌 |
| 啮合时下巴痛 | 口和舌头（P62） | 颞下颌关节紊乱综合征 |
| 唾液少、口渴 | 口和舌头（P62） | 口腔干燥综合征 |
| 舌头火辣辣地疼 | 口和舌头（P62） | 舌癌、舌痛症等 |
| 辨别不出味道 | 口和舌头（P62） | 味觉障碍 |

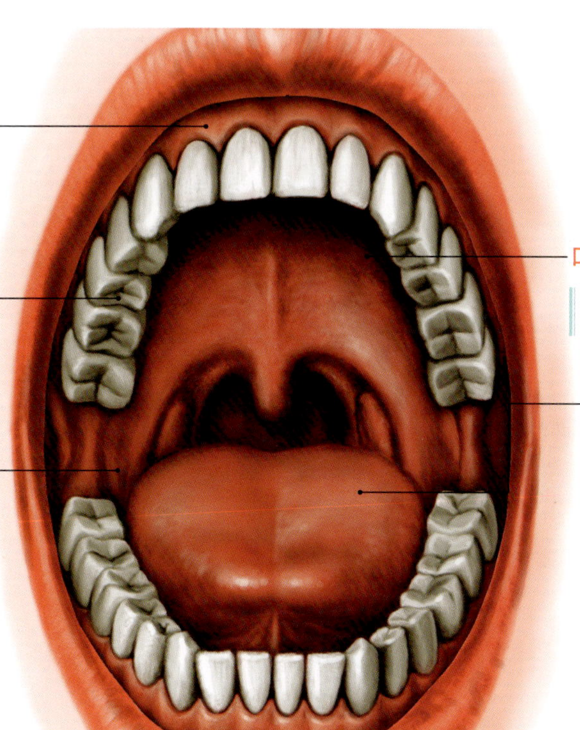


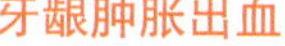

# 口和舌头疾病

## 注意这些症状

口腔炎就是口腔内的黏膜和舌头等发炎、起水疱或溃疡，多伴随疼痛、食物激牙等症状。口腔癌症状和口腔炎类似，需要注意。口腔癌中比较多见的是舌癌，主要是舌头侧面出现溃疡。不发炎，但舌头火辣辣地疼，这是舌痛症。原因是压力大，有时心理疗法会起作用。大多数味觉障碍的原因是缺少人体必需的无机物锌，还有唾液分泌不足的口腔干燥综合征和啮合时下巴痛的颞下颌关节紊乱综合征等症状。

### 口腔炎 →牙科、口腔外科、耳鼻咽喉科、内科

一般最多见的是溃疡性口腔炎，脸颊和嘴唇里侧、舌头、牙龈等地方出现发红、边缘发白的溃疡。由于假牙接触等物理刺激引起的是卡他性口炎。还有病毒引起的疱疹性口腔炎和真菌（霉）引起的念珠菌性口炎。溃疡性口腔炎原因是压力和营养不足等。重要的是注意均衡饮食，调节口腔内的常在菌的平衡。

**主要症状**

- 口腔中出现发白的斑点状物体，发疼
- 吃饭、碰到物体时疼
- 无法确认长着什么东西，吃饭时感到激牙、灼热
  
  →可能患有口腔炎。如果10天以上没痊愈，请去牙科或者口腔外科就诊。

**口腔炎的机制**

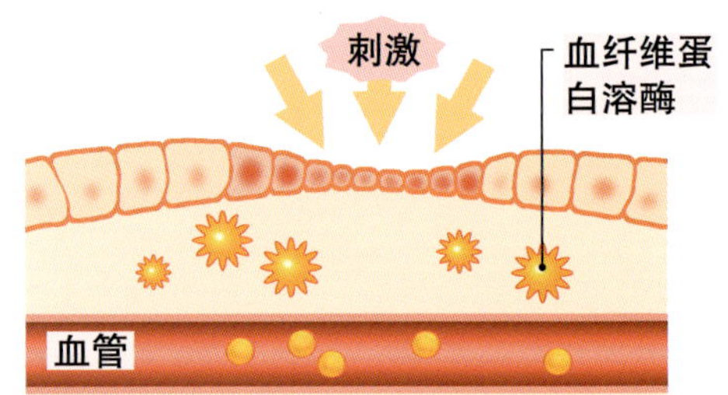


▲疲劳、压力、营养不足等刺激会增加血纤维蛋白溶酶。

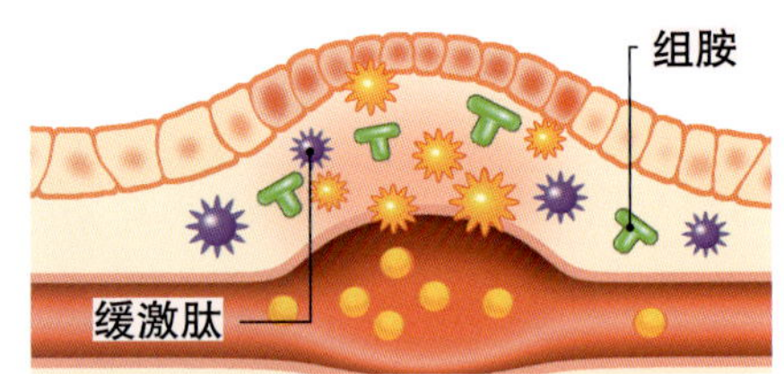


▲血纤维蛋白溶酶增加就会分泌组胺和缓激肽等造成发炎或疼痛的物质，引发炎症。

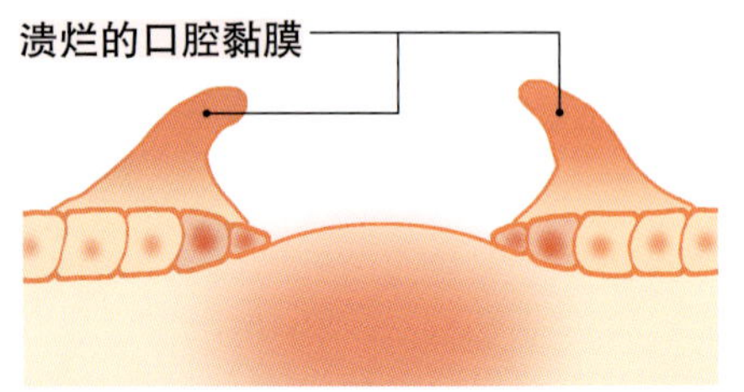


▲发炎部分溃烂，呈糜烂状，会发展成溃疡性口腔炎。

## 口腔干燥综合征 →牙科、口腔外科

口腔发黏、感到疼痛会出现口腔炎、舌头和嘴唇裂开、味觉障碍等症状。多见于更年期女性和老年人，由于唾液的杀菌作用降低，杂菌容易繁殖，蛀牙和牙周病也容易进一步发展。吞咽功能衰退的老年人，病原菌容易进入气管，免疫力也降低，容易引起肺炎（误咽性肺炎）。口腔护理能有效预防肺炎。

**主要症状**

- 口和喉咙干燥，有疼痛感
- 口中发黏
- 口中感到不适、有异物感
- 口臭加重

→可能患有口腔干燥综合征，请去医院检查。

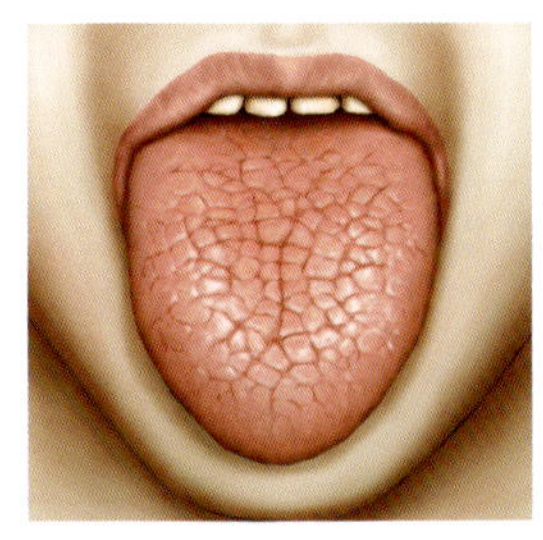

**沟纹舌**

舌头干燥，出现裂沟。沟里污垢积存，引发炎症。

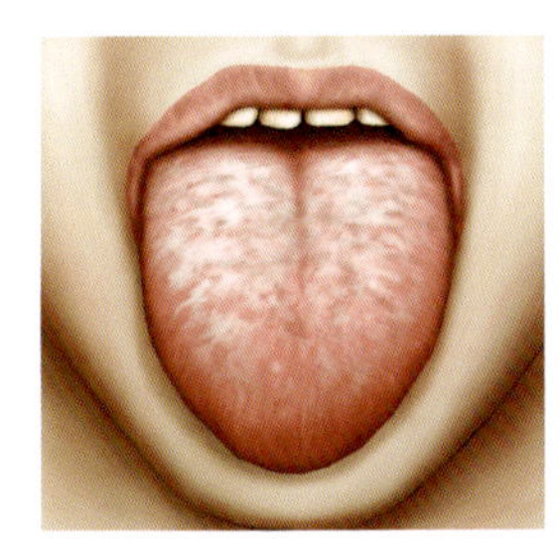

**舌苔附着的状态**

舌头上附着着食物残渣，形成口臭。有时在免疫力降低时发生。

## 颞下颌关节紊乱综合征

→牙科、口腔外科

咬东西时，下颌根和太阳穴疼痛，发出"咯吱"的声音，还伴随头、脖子和肩以及腰疼痛等全身症状。除了啮合异常，还有磨牙、咬紧牙、压力、偏嚼等。虽然会投放可以缓解肌肉紧张的药物，但根本的治疗方法是调整啮合以及下颌的平衡。为了放松咬肌，可以戴护牙套。

**主要症状**

- 吃饭、开口时下颌根和太阳穴疼
- 口不能张大
- 动下巴时有声音
- 啮合时有不适

→可能患有颞下颌关节紊乱综合征。如果妨碍到生活，请到牙科和口腔外科就诊。

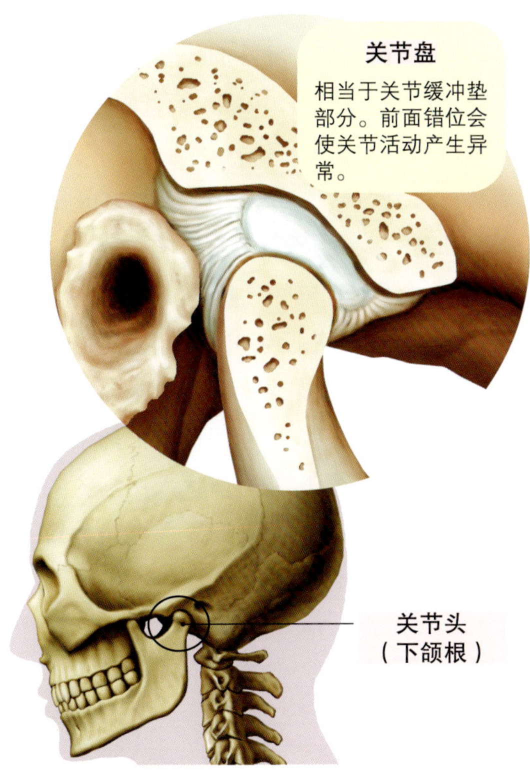

## 地图舌 →牙科、口腔外科、耳鼻咽喉科、皮肤科

地图舌是大人、小孩的常见病，舌头表面出现淡红色不规则的、平坦的斑纹。边界清晰、边缘发灰，看起来就像画着岛屿状的地图。

个数不一，有的长一个大的，有的长好几个，地图形状每天变化，有身体、情绪压力方面的原因，也有的是因为急性热性疾病、营养障碍等。

大多数时无症状表现，有时伴随刺痛。不需特意治疗，症状严重或持续时间长的话就需要采取适当处置。

明确压力原因，控制自主神经，注意均衡饮食，调整口腔和肠道内的常在菌平衡。

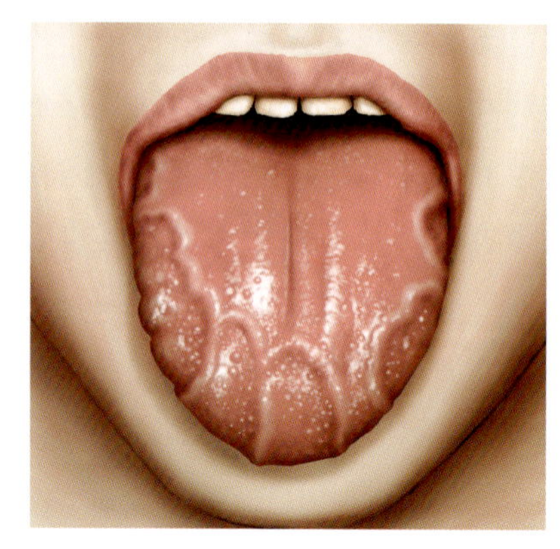

**主要症状**

- 中央处变薄发红，四周有白色斑点
- 无强烈痛感，有轻微的刺痛
- 斑点位置每天变化

→可能患有地图舌。有意识地保持口腔卫生。

## 舌痛症 →牙科、口腔外科、心身医学科

舌头火辣辣的、阵阵的痛，如同烫伤一样，但外表几乎看不出异常。有时疼痛地方会转移。

特点是饮食、打电话、去卡拉 OK 唱歌等活动时嘴却不会感到疼痛。多发于 40~60 岁的女性，有时伴随味觉障碍。

原因方面，有近亲之中有因舌癌去世的精神压力、通过媒体了解到夸张信息引起对舌癌的恐惧。一般是利用抗抑郁药治疗，也有报道通过消除压力的催眠疗法治愈的病例。有的则是因为缺锌。如果通过药物或营养补品补锌几个月，症状也能有所改善。

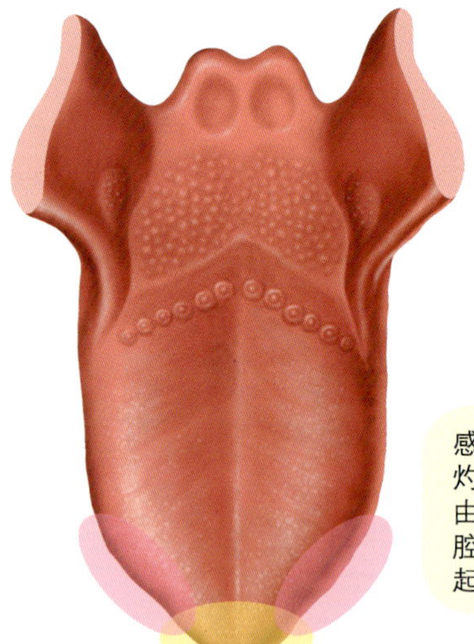

感到舌尖痛，有灼热感。有的是由治疗牙病或口腔干燥综合征引起。

**主要症状**

- 舌尖火辣辣地疼
- 舌头疼，发麻，外表无异常
- 吃饭或注意力集中时无痛感

→可能患有舌痛症。请去医院做一次检查。

## 味觉障碍　→口腔外科、耳鼻咽喉科、内科

感觉食物味道方式变化，几乎尝不出味道。这种情况最近在年轻人中剧增。有的是因药物副作用，有的是因舌炎等口腔疾病、口腔干燥综合征等，也有因压力而导致味觉障碍。最多的患病原因是缺乏人体必需矿物质之一的锌，锌对于感知味觉的味蕾来说是必需的。因缺锌而引起的味觉障碍可通过投放锌制剂来改善。

### 主要症状

- 味觉迟钝，尝不出味道
- 甜的东西感觉苦，产生别的味觉
- 没有吃东西却感到发苦发涩
- 只尝不出特定的味道

→可能患有味觉障碍。如果尽早开始治疗，治愈率很高。

味觉障碍的原因

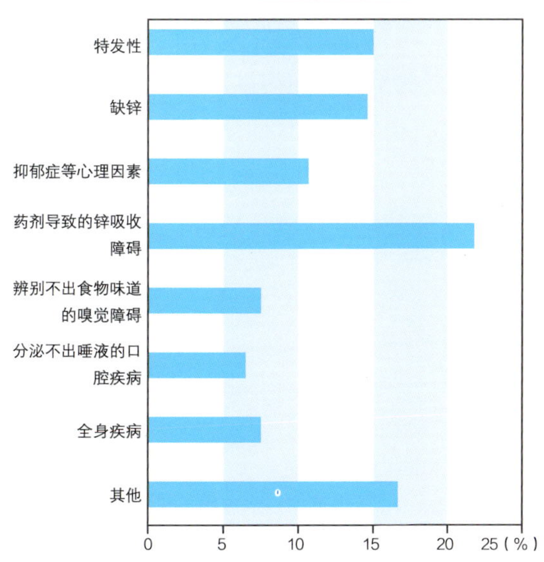


专栏

### 由脑部来综合判断味觉

味觉细胞的表面膜上分布着甜、咸、酸、苦等感知味道的受体。产生各种味道的代表性物质是白糖（蔗糖）、食盐、柠檬酸、奎宁、谷氨酸，5个受体发挥着特异性作用。

味觉细胞接收到的信息从味觉神经到达大脑皮层味觉区，人就能感知到味道的品质和强度。这些信息被传递到扁桃体，进行味道的好恶和学习。同时味道信息被传递到大脑皮层额叶联合区，统合触觉、温度、嗅觉、视觉等信息，综合认知食物。

而且，大脑皮层额叶联合区会接收从扁桃体和食欲中枢丘脑下部传递来的信息，对食物的好恶等喜好或者空腹和饱腹时的喜好变化等都在这里产生。

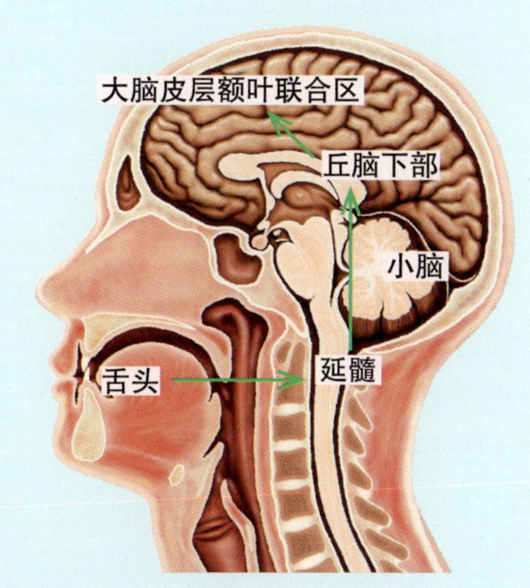


▲美味并不是单纯的味道，它还综合包括外观和气味、温度等信息。所以，品尝食物需要综合动员五感。

## 口腔癌　→口腔外科

口腔癌是口腔内发生的癌的总称，舌癌、牙龈癌、颊癌、上颌窦癌、唇癌等。日本人多见的是舌癌，然后是口底癌、牙龈癌。初期症状容易错认为口腔炎、牙周病，病情进一步发展之后才被发现的病例也不少。

其余还有会癌变的黏膜白斑病。黏膜上出现发白的斑点状和板状东西，特征是无疼痛。据说 5%~10% 的黏膜白斑病会癌变。

**主要症状**

- 口腔内长东西，比口腔炎要硬
- 口腔炎2周以上没痊愈
- 口腔内出血，无疼痛

　→可能患有口腔癌。请立即去医院！

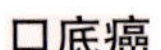

口底癌

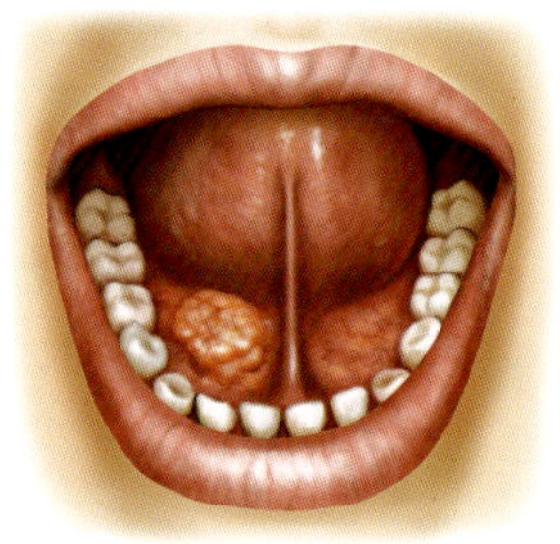

牙龈癌

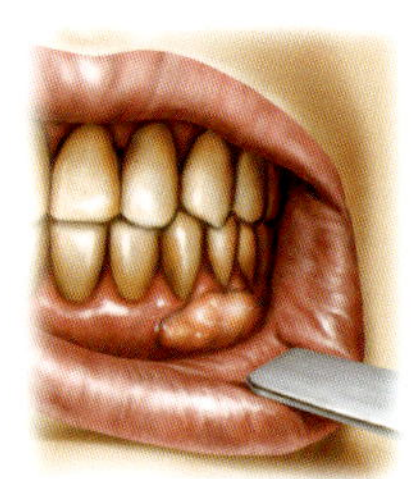

舌癌

**专栏**

### 蛀牙会在内部渐渐变大

蛀牙有时看起来小，但里面却很大。蛀牙进展形态呈圆锥形，所以又把这个圆锥形称作“锥形龋洞”。

在牙釉质上，小窝、裂沟（牙沟）里面呈有底面的锥形龋洞。也就是说，越往里蛀牙越大。在平滑面（牙齿侧面）上呈倒圆锥形。

一方面，在象牙质上，无论哪个地方都是在表面一侧呈有底面的锥形龋洞。

从外观看，牙窝沟要比牙侧面的蛀牙大。牙科医生指出，点状蛀牙里面也会发展成令人吃惊的非常大的龋洞。

而且，象牙质的蛀牙要比牙釉质发展快。蛀牙从牙釉质到达象牙质后，侧面会扩展到很大，需要注意。

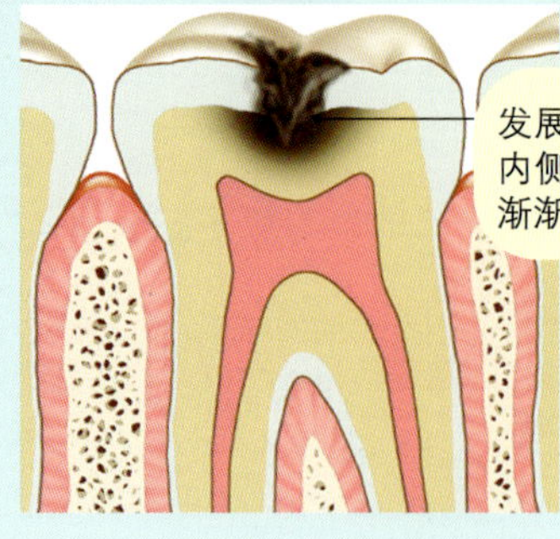


◀有时自认为“不会变大，没关系”“没什么大不了的”，结果却很严重。蛀牙不会自然痊愈，必须进行治疗。

# 牙齿疾病

## 注意这些症状

拔牙的两大原因是龋齿（蛀牙）和牙周病。出现牙疼、吃冰凉的东西牙有刺痛感等症状时，首先怀疑是蛀牙。如果不是蛀牙却出现了这些症状，很有可能是感觉过敏（象牙质感觉过敏症）。感觉过敏的原因有刷牙用力过度或者咀嚼引起牙釉质被剥蚀、露出象牙质。牙周病会出现牙龈肿胀出血，炎症进展的话则会波及牙周组织。磨牙是磨牙症的症状之一，牙磨损有时会引起牙周病恶化或者颞下颌关节紊乱综合征。

### 龋齿（蛀牙） →牙科

原因是链球菌等细菌。因为是蛀牙的原因菌，一般称作“蛀牙菌”。摄取白糖或碳水化合物等糖质时，蛀牙菌与糖结合，产生乳酸这一酸性物质，此物质会使牙齿钙脱落，引起脱灰。牙齿表面的牙釉质和下面的象牙质不耐酸，不予以治疗的话，蛀牙会进一步发展。

**主要症状**

- 不感到疼痛，牙齿表面和牙沟变色
  →可能是初期蛀牙。接受检查诊治，细心刷牙观察恢复。
- 吃冰冷的东西会激牙
- 牙齿有洞
  →可能患有蛀牙。在进一步发展前接受治疗。
- 吃热的东西时激牙
- 有一阵阵儿的慢性疼痛
  →蛀牙可能已到达牙髓。在发展到拔牙前请接受治疗！

**蛀牙进度**

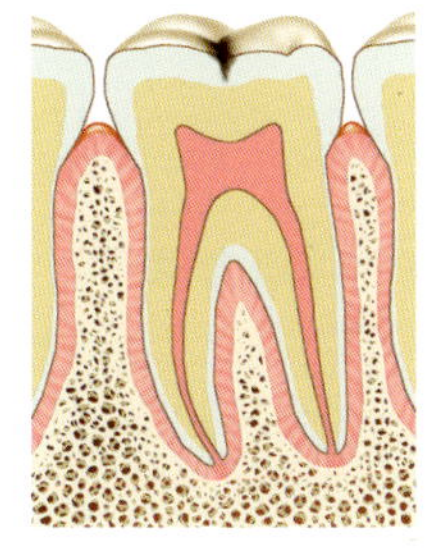
C1. 牙釉质出现龋洞，无疼痛。

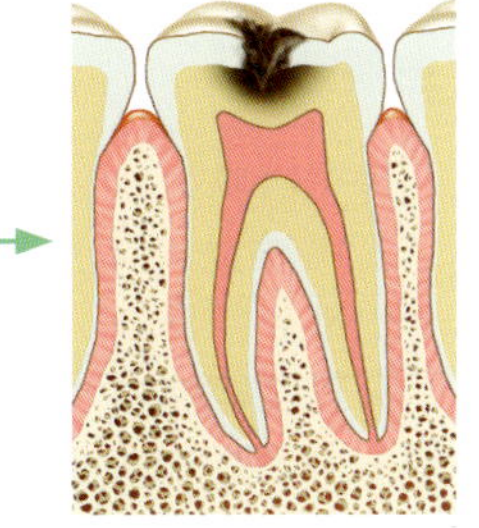
C2. 龋洞进展到象牙质，有时会痛。

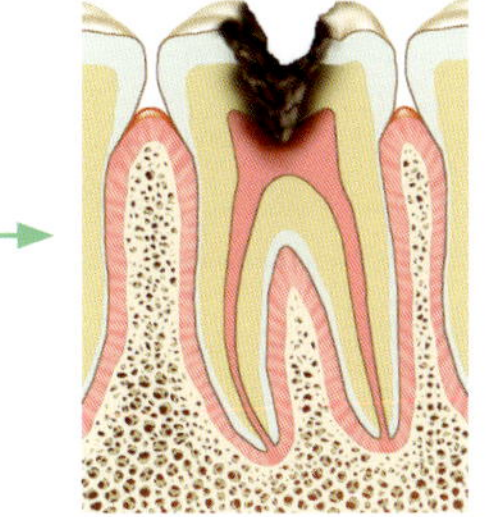
C3. 龋洞到达牙髓（神经），伴随激痛。

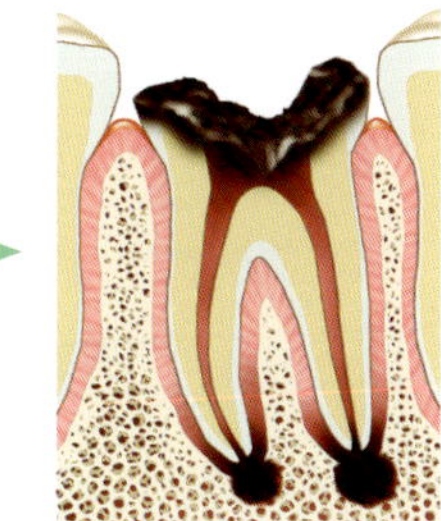
C4. 神经坏死，根部可能化脓。

## 牙周病 →牙科

原因是牙龈卟啉单胞菌等细菌，一般称作“牙周病菌”。牙周病分为牙龈炎和牙周炎。初期牙龈炎会牙龈发炎，出现肿胀、出血等症状。发展成牙周炎后，炎症会波及牙周组织，破坏支撑牙齿的牙槽骨。到这一阶段时，牙龈会流脓，所以以前称作牙槽脓肿。牙周病菌会栖息在牙垢上，治疗中不可或缺的是清除沉积着牙垢的牙石。而且吸烟会恶化牙周病，建议戒烟。

### 主要症状

· 刷牙时牙龈出血
· 牙龈肿胀
→可能患有牙龈炎。接受检查，通过清洁口腔等方法可以改善病症。
· 牙齿松动
· 口臭严重
· 即使不刷牙牙龈也会出血
→可能患有牙周炎。请去医院诊治。

**牙周病的进行**

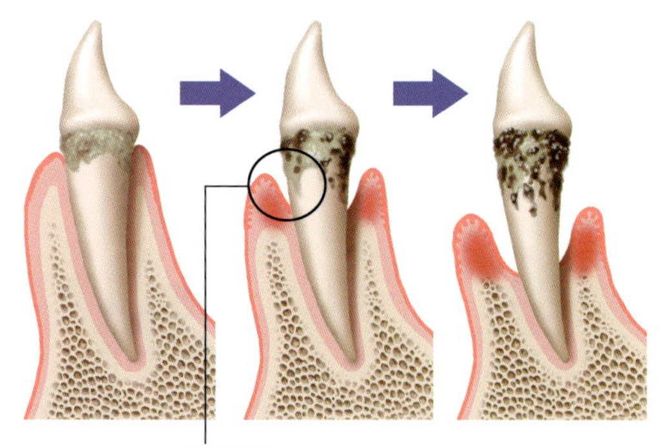


▲附着在牙齿上的牙垢里的细菌引起牙龈炎症，牙周袋变大。如果扩大后的地方也附着上牙垢，牙周袋会越来越深，导致最后拔牙。

## 磨牙症 →牙科、口腔外科

磨牙症是指活动颌的肌肉异常紧张，引起无意识地颌运动，出现磨牙、咬牙、牙齿嘎嘎响的习惯。对磨牙症置之不理的话，牙会磨损，啮合恶化，成为颞下颌关节紊乱综合征。原因尚未明确，据说与精神压力等心理因素大有关系。戴上牙科配置的护牙套可有效防止恶化。

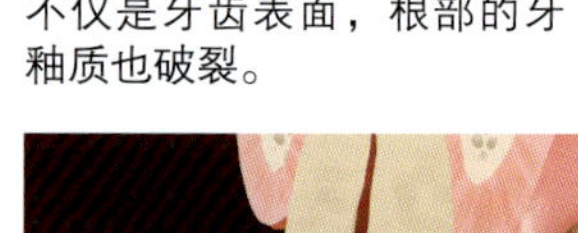


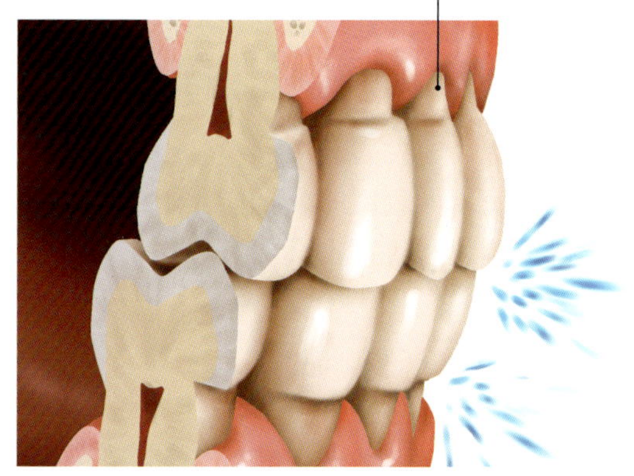

▲导致牙齿磨损破裂。而且给牙齿和牙龈的连接处带来强大负担，造成牙釉质剥蚀，引起感觉过敏等。

### 主要症状

· 睡觉时磨牙
· 看电脑或对某些事物集中注意力时不自觉地咬紧牙
· 牙嘎嘎地响
→磨牙症。在症状出现之前请去牙科、口腔外科检查。
· 有磨牙症，颌根发痛、激牙
→由磨牙症引起牙齿和颌出现异常。请尽早接受治疗！

专栏

## 血液检查和生活习惯病② 血脂异常症和胆固醇、中性脂肪

胆固醇和中性脂肪的数值用于诊断血脂异常症。以前血脂异常症被称作高脂血症，高密度脂蛋白降低也是一种病理数值，所以更改为血脂异常症。

如果对血脂异常症置之不理，动脉硬化就会进展，血管内壁越来越厚，血液通道变窄。血液循环恶化，甚至完全堵塞，容易引发心绞痛、心肌梗死等心脏病或脑梗死。

在健康诊断中会检查高密度脂蛋白、低密度脂蛋白、中性脂肪（甘油三酯）。

一般地，高密度脂蛋白被称作“好的胆固醇”，低密度脂蛋白被称作“坏的胆固醇”。引起动脉硬化的是低密度脂蛋白，高密度脂蛋白具有回收附着在血管上的低密度脂蛋白的作用。因此，高密度脂蛋白数值高较好。而且，中性脂肪增加会减少高密度脂蛋白、增加低密度脂蛋白，所以动脉硬化会进一步发展。

在动脉硬化的诊断标准中，空腹时抽血，低密度脂蛋白为3.64mmol/L以上（低密度脂蛋白偏高）、高密度脂蛋白不足1.04mmol/L（高密度脂蛋白偏低）、中性脂肪为3.9mmol/L以上（甘油三酯偏高）时则诊断为血脂异常症。并且，低密度脂蛋白是3.12~3.61mmol/L时属于边界型低密度脂蛋白偏高血症，建议改善生活习惯。

低密度脂蛋白数值和中性脂肪数值可以通过有意识地摄取低脂肪食物改善。另一方面，高密度脂蛋白数值可通过运动增加。

### 血脂管理目标值

| 治疗方针原则 | 种类 | | 血脂管理目标值（mmol/L） | | |
|---|---|---|---|---|---|
| | | 低密度脂蛋白以外的主要危险因子* | 低密度脂蛋白 | 高密度脂蛋白 | 中性脂肪（甘油三酯） |
| 一次预防<br>首先改善生活习惯，之后考虑适应药物治疗 | Ⅰ（低风险人群） | 0 | <4.16 | ≥1.04 | <3.9 |
| | Ⅱ（中风险人群） | 1~2 | <3.64 | | |
| | Ⅲ（高风险人群） | 3个以上 | <3.12 | | |
| 二次预防<br>改善生活习惯和药物治疗同时进行 | 冠状动脉疾病既往史 | | <2.60 | | |

管理血脂的同时需要改正其他危险因子（吸烟、高血压和糖尿病的治疗等）

*低密度脂蛋白数值以外的主要危险因子

老龄（男性≥45岁，女性≥55岁），高血压、糖尿病（包含糖耐量异常）、吸烟、冠状动脉疾病的家族史

高密度脂蛋白偏低血症（<1.04mmol/L）

糖尿病、脑梗死、闭塞性动脉硬化症合起来就是种类Ⅲ。

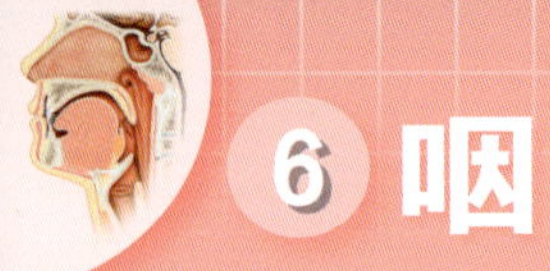

# 咽是如何分辨空气和食物的？

## 吞咽咀嚼后的食物

咽鼓管咽口
调整耳部气压的咽鼓管开口部。
咽扁桃体
位于鼻子深处的淋巴组织块。
软腭
会厌
在吞咽时堵住气管。
上咽头
中咽头
下咽头
咽头
声襞
振动发声。左右各有一个，中间的是声门。
气管
食道

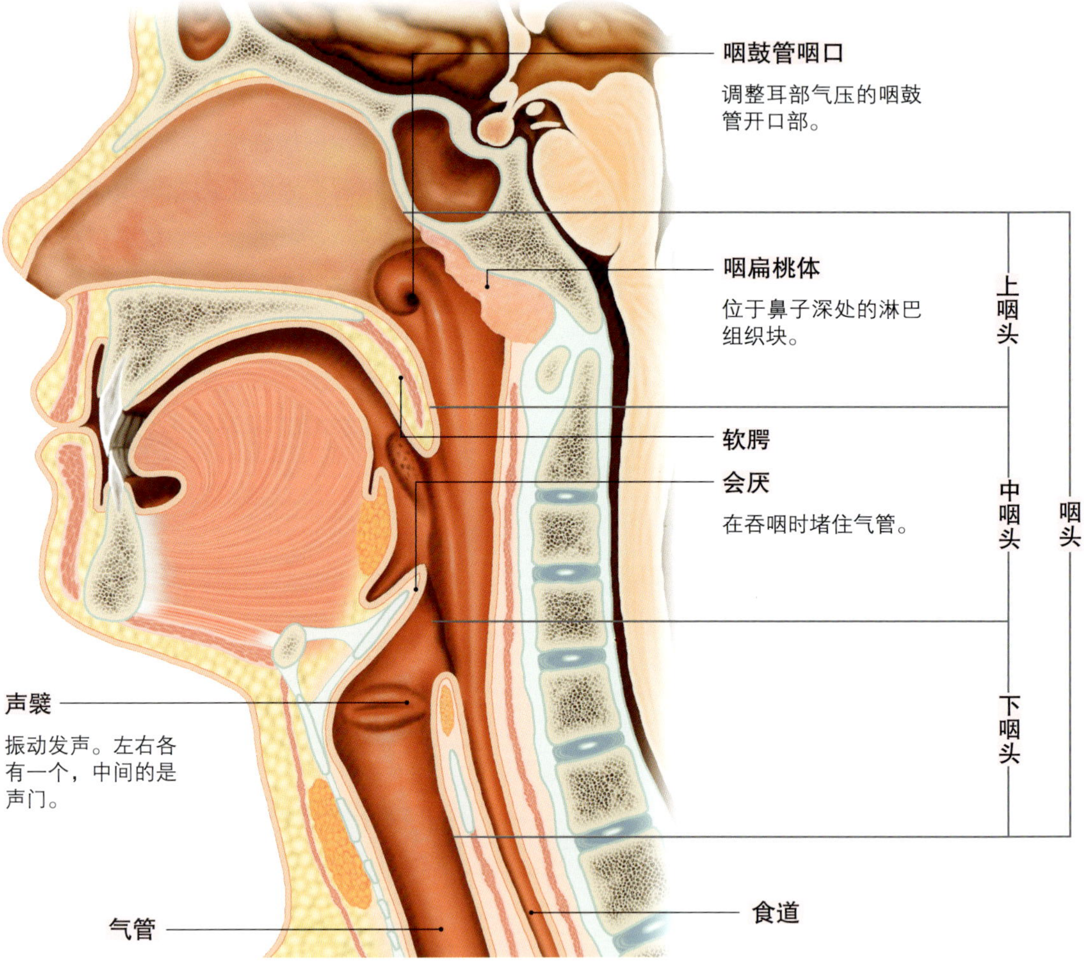

### 呼吸空气，吞咽食物

从鼻腔深处到气管之间的部分叫作“咽”，由咽头和喉头构成。

咽头分为上咽头（咽头鼻部）、中咽头（咽头口部）、下咽头（咽头喉头部）。

上咽头是上腭的后侧靠上部分，连接耳朵和鼻子的咽鼓管咽口在此处打开。咽鼓管咽口的顶部黏膜聚集着咽扁桃体这一淋巴组织，发挥着免疫系统作用，可防止病原菌和病毒等异物侵入体内。中咽头是上腭和会厌之间的部分，此处到食道之间是下咽头。

喉头是连接咽头和气管的部分，外侧被甲状软骨覆盖。

## 将食物送入食道的咽头

咽头是吞咽食物、把食物送入食道的通路，喉头是把空气送入气管的通路。中咽头发挥着交叉点的作用。

吞咽食物时，为了避免食物进入气管，软腭会反射性移动向背侧，确保食道入口同时和会厌一起堵住气道。

呼吸时为了确保气道通畅，软腭和舌头会无意识地堵住口腔出口，会厌移动至下侧。

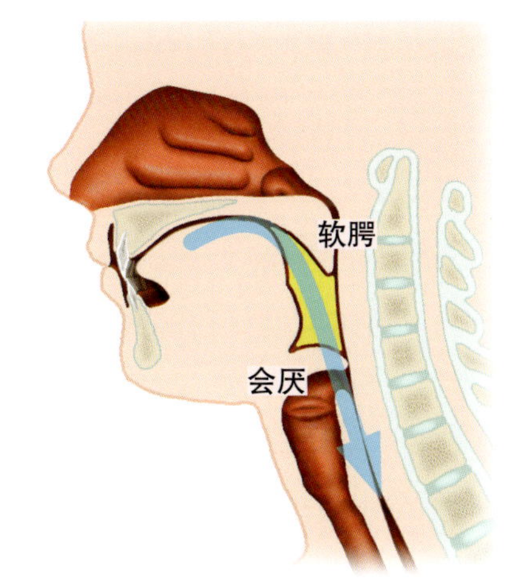


## 进出空气、发声的喉头

喉头是气管的入口，男性下巴下面凸出的部分是“喉结”，就相当于它的位置。

喉头内部有一对从左右侧壁凸出的声襞。声襞上附有软骨，可以通过喉头肌肉的运动打开或闭合声带之间的声门。呼吸时，声门打开，为了说话，声带在发声时变窄。

声带产生声音，声门打开，空气被送入口腔内，互相发生共鸣。而且，改变唇形和舌形、牙齿位置可以发出不同的声波，形成可以听懂的声音。

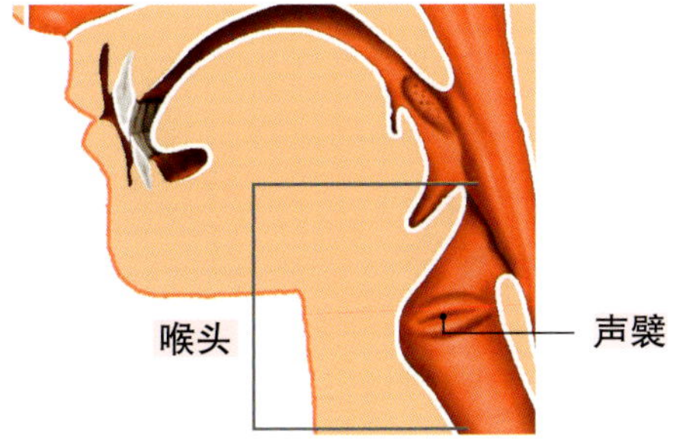


专栏

### 高龄者多发的误咽性肺炎

误咽的食物进入肺部引起的肺炎被称作误咽性肺炎。

误咽的不仅是食物，还包括唾液和痰液。因为唾液和痰液里含有肺炎的原因菌，从而引发误咽性肺炎。

肺炎是高龄者多发疾病，现在在日本人死亡原因中占第三位。而且，90%以上的肺炎死亡者是 65 岁以上的老人，据说 72 岁以上的肺炎患者的死亡率在急剧增加。

高龄者的肺炎多在夜间发病，原因为睡眠中误咽唾液。即使误咽、细菌侵入肺部，免疫力高的人很少致死，但免疫力低下的高龄者就很可能恶化炎症。夜间唾液分泌减少，口腔内容易繁殖细菌也是原因之一。睡前护理口腔可在睡眠中有效防止误咽性肺炎。

# 食物为何不会进入肺部？

## 吞咽食物、送入胃部

口腔和咽是把营养摄入体内的入口。在口腔中会进行细化食物的“咀嚼”动作，咽则进行吞咽食物、并把食物送入胃部的“咽下”动作。

通过视觉、嗅觉、触觉、味觉来认知食物是否为固体，判断该如何吃，进行分泌唾液等咀嚼准备。

食物在口腔中与唾液混合，用牙齿和舌头咀嚼。多咀嚼会促进唾液分泌，刺激味觉。当大脑判断食物的大小可以下咽后，就开始进行咽下动作。

### 咀嚼后的食物由口部进入咽部

吞咽过程分为 3 步，即口腔形态、咽头形态、食道形态。最初的口腔形态是使用舌头，将细化的食物送入咽头。这个动作是依靠自己意志进行的随意运动。

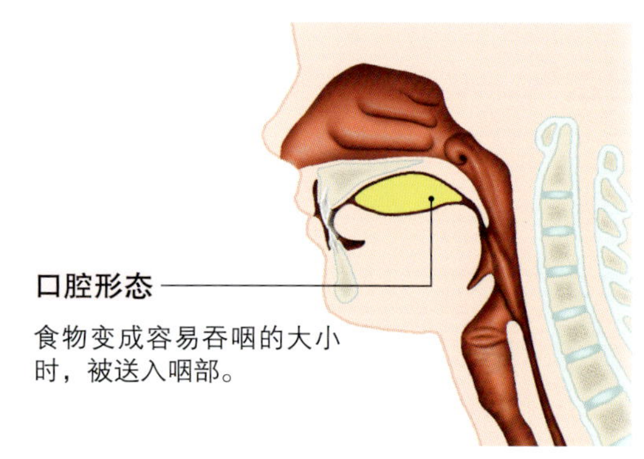


### 从咽部进入食道，避免进入气管

在接下来的咽头形态中，通过反射运动（不随意运动），食物从咽头进入食道。这个过程中，软腭抬高，堵住通往鼻腔的通道，同时会厌堵住喉头入口。由此可避免误吞食物、食物进入气管的“误咽”。

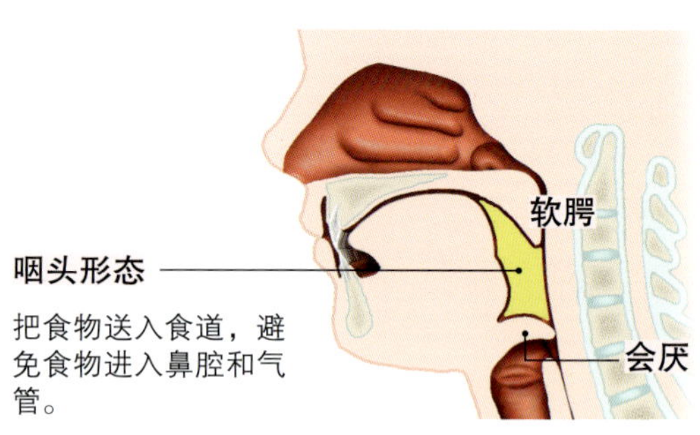


### 被输送来的食物从食道进入胃部

吞咽的最终阶段是食道形态，在此过程中发生食道蠕动运动，把食物送入胃部。蠕动运动是指食道、胃、肠等消化器官一边收缩、一边把食物运送至下部的运动。

食道和胃之间有贲门，为防止胃里的东西逆流，一般处于闭合状态。食物下降至贲门时，贲门会自动打开，把食物输送至胃部。

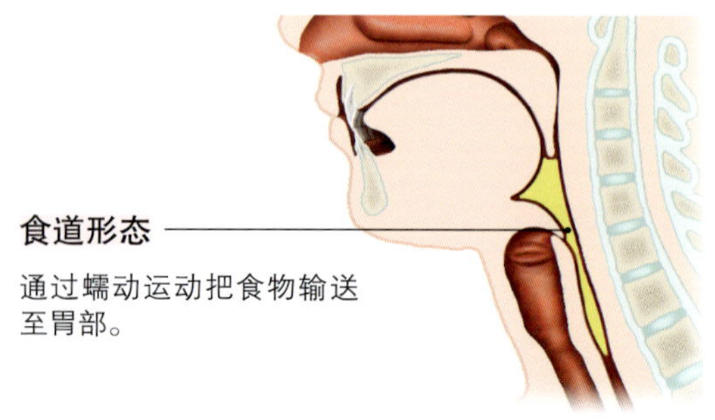

# 如果出现这些症状（咽）

| 症状 | 部位 | 疾病 |
|---|---|---|
| 嗓子疼、肿胀 | 咽（P74） | 喉头炎、扁桃体炎等 |
| 发不出声音 | 咽（P74） | 喉头炎、扁桃体炎等 |
| 咳嗽 | 肺（P85） | 哮喘等 |
| 吞咽时被呛住 | 咽（P74） | 误咽性肺炎 |
| 声音沙哑 | 咽（P74） | 声带息肉、喉癌等 |
| 打呼噜严重、张着嘴睡觉 | 咽（P74） | 睡眠呼吸暂停综合征 |
| 酸水上涌 | 胃和十二指肠（P104） | 反流性食管炎等 |
| 嗓子有堵塞感 | 咽（P74） | 喉癌、咽喉癌等 |
| | 胃和十二指肠（P104） | 反流性食管炎等、功能性胃肠病 |

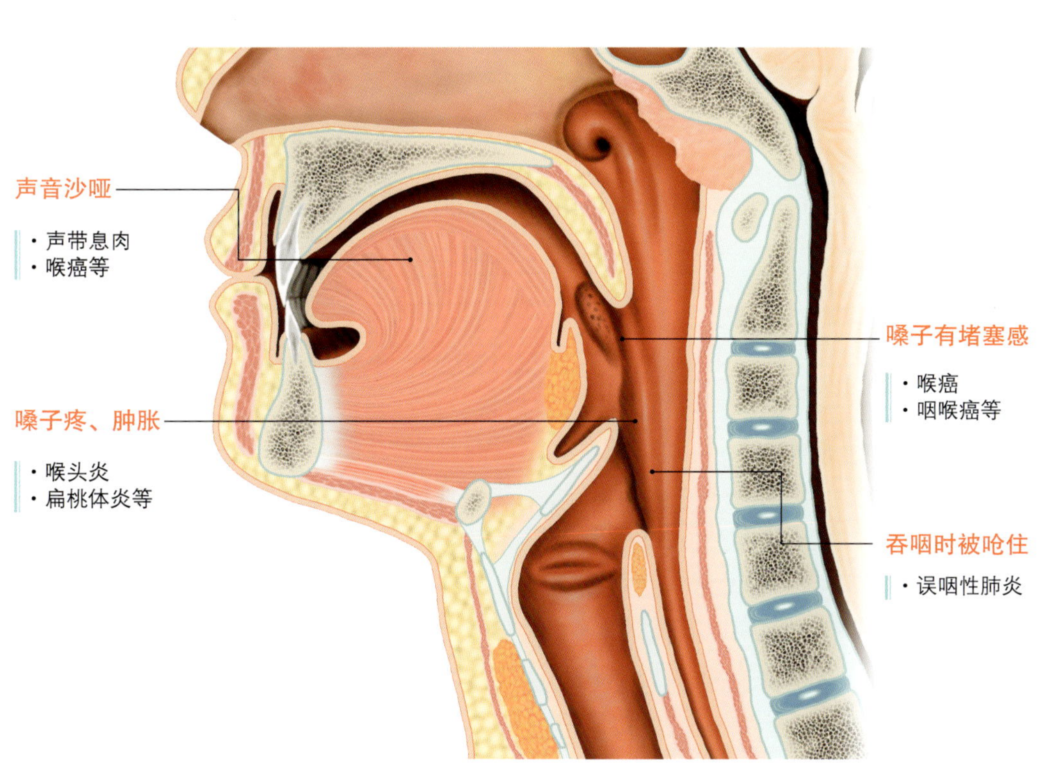

# 咽部疾病

## 注意这些症状

因感冒嗓子红肿发疼是急性咽喉炎。症状波及扁桃体就是急性扁桃体炎，有时伴有发烧。咽部上聚集着排除细菌和病毒的淋巴腺，所以容易引起炎症。明明没有感冒，声音却沙哑，可能患有声带息肉或者喉癌。嗓子感到堵塞，吃东西后有刺痛感，可能患有下咽癌。打呼噜严重、张着嘴睡觉的人如果出现时而呼吸停止的症状，很可能患有睡眠呼吸暂停综合征。

### 咽喉炎、扁桃体炎　→耳鼻咽喉科

一般被称作“咽喉感冒”的是急性咽喉炎。原因是感染细菌或病毒，有时从鼻炎出现病症。炎症发展到扁桃体就是扁桃体炎，扁桃体红肿，有时高烧到39~40℃。要注意补充水分，避免脱水，必要时服用镇痛剂或抗生素，数日到一周基本就会痊愈。因慢性扁桃体炎反复出现炎症的人最好做手术。

**主要症状**

- 吞咽食物时嗓子疼
- 身体疲乏、发高烧
- 扁桃体红肿
- 扁桃体上长有白色苔藓状块体
  →可能患有扁桃体炎。在病情恶化前请去医院。
- 嗓子感到又涩又辣，咳嗽有痰
- 嗓子红肿
- 嗓子干、有异物感
  →可能患有咽喉炎。久治不愈的话，为了不给嗓子增加负担请去医院。

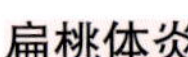


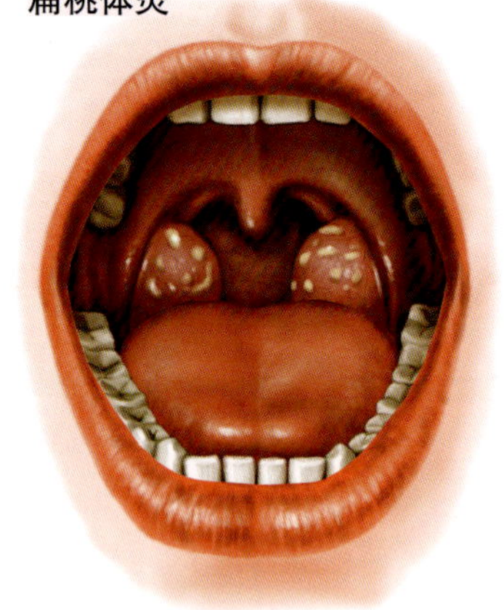

### 误咽性肺炎　→耳鼻咽喉科

食物或唾液误入气管，细菌在肺中繁殖引发肺炎，在高龄者肺炎原因中占据第一位。异物进入气管时会引起吞咽反射，被呛住、挤压出异物，但高龄者反射能力弱，所以容易引起误咽。

**主要症状**

- 发烧
- 剧烈咳嗽、有痰
- 呼吸困难
- 肺部有杂音
  →如果是高龄者很有可能患有误咽性肺炎。不要认为是感冒，请去医院检查。

## 睡眠呼吸暂停综合征（SAS）

→呼吸科、内科、耳鼻咽喉科、SAS 门诊

睡眠中呼吸停止 10 秒以上、反复 5 次以上即睡眠呼吸暂停综合征，也称 SAS。由作为空气通道的上气管闭塞引起，变为用嘴呼吸，所以伴有很大的呼噜声。因睡眠质量低下，白天会犯困、头痛。如果置之不理，患有高血压、脑卒中、心肌梗死等疾病的风险增加。症状轻微的可以戴护牙套，症状严重的则可以使用持续正压通气 CPAP 疗法来改善病症。

**主要症状**

- 打呼噜严重
- 睡眠中呼吸停止
- 白天犯困、打盹
  →可能患有睡眠呼吸暂停综合征。请去检查一次。

**SAS 的原因**

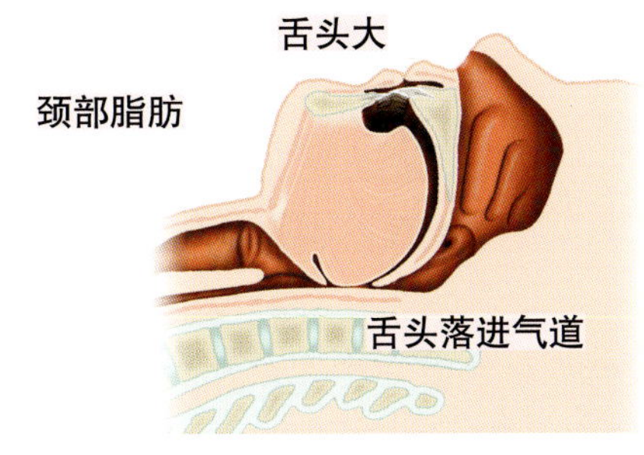


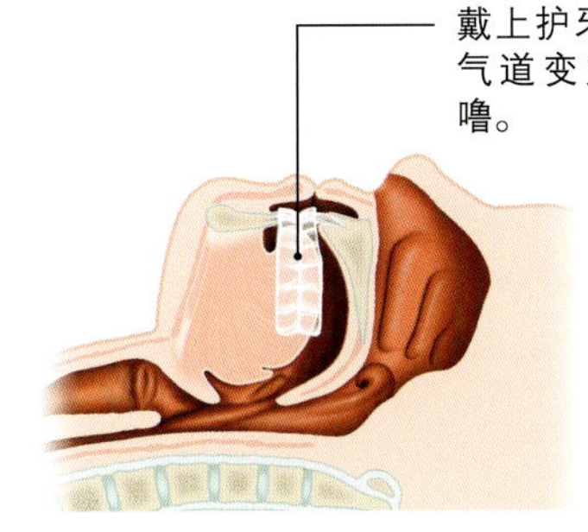


专栏

### 声带的振动次数决定声音高低

声音高低由声带振动次数决定。一般女性声音高，因为女性比男性声带短，声带振动次数变多。

打开声门，向外挤压空气，声带在 1 秒内可振动 100~300 次。伸缩喉肌、改变振动次数就能改变声音高低。

声音大小通过声带振幅变化。发出大的声音时，声门闭合，振幅变大。稍微打开声门，缩小振幅，声音就能变小。

男性随着成长，甲状软骨凸出，即所谓的“喉结”。随之甲状软骨上的声带变长，进入“变声期”。女性也有，但不像男性那样明显。

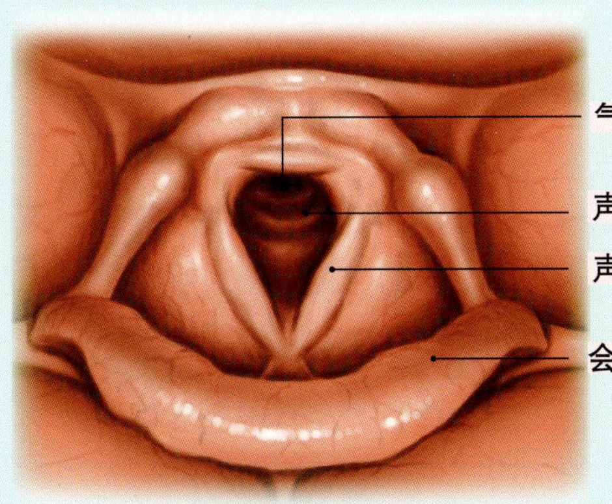


▲成年男性的声带约20mm、女性约16mm。声带短，振动次数变多，声音变高。

## 喉癌、下咽癌 →耳鼻咽喉科、口腔外科

喉癌是指发生在气道入口处的恶性肿瘤，声带有肿瘤后声音会变得沙哑。下咽癌发生在吞咽食物的食道入口前，在吞咽食物时有异物感。吸烟、吃热的东西或者喝酒精度数高的酒的人发病风险很高，需要注意。早期发现可以通过手术和放射线治疗痊愈。如果在声带上做手术，会对发声功能留有后遗症。

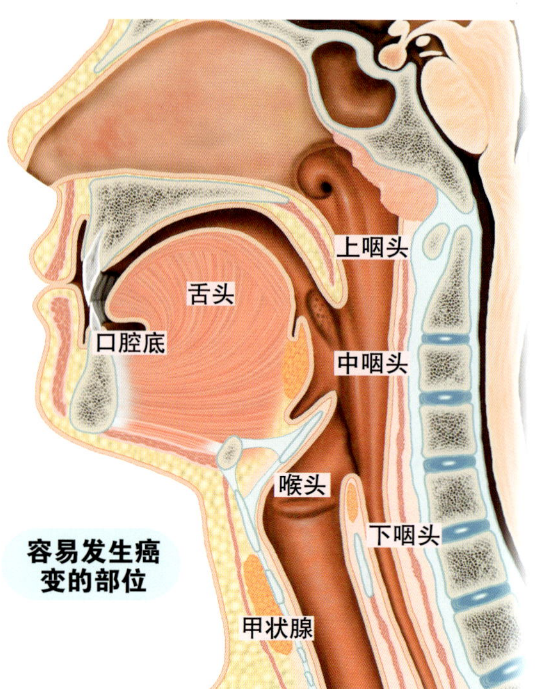


**主要症状**

· 声音嘶哑、吞咽时发疼，持续1个月
· 吞咽食物时有强烈的不适
→可能患有喉癌。请立即检查！
· 吞咽食物时有拉扯感
· 吞咽时耳朵深处有尖锐痛感
→可能患有下咽癌。请立即去医院！

**专栏**

### 打呼噜会破坏夫妻关系！

打呼噜分为各种情况，有的症状较轻，有的则会患上睡眠呼吸暂停综合征（SAS）。如果对打呼噜置之不理，还会引起健康以外的问题。

根据某制药公司的调查结果显示，在158名已婚女性中，九成的人回答“丈夫打呼噜”，其中八成的人回答“想为丈夫的打呼噜做点什么”。据不完全统计，41%的男性、15%的女性会打呼噜。而且，女性对自己的打鼾也十分困扰。打呼噜甚至可能破坏夫妻关系。

打呼噜的原因有仰卧睡、嘴呼吸、肥胖等。嘴呼吸和仰卧会使舌头落入咽部，上气道变窄，所以容易打呼噜。

肥胖会打呼噜则是因为颈部周围的脂肪使上气道变窄。因肥胖而鼾声大的人可能患有SAS，所以在接受治疗的同时还要注意减肥。

侧睡、改善嘴呼吸可以缓解打呼噜。改为侧睡的人使用抱枕、在背部放靠垫都可有效改善病症。

在改善嘴呼吸方面，可以利用创可贴使嘴轻轻闭合的方法。直到习惯用鼻子呼吸后，在睡眠中摘去创可贴，每天坚持即可改善。

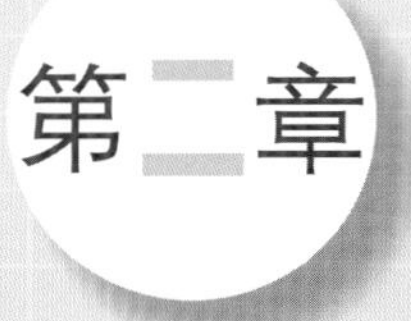

# 第二章 胸部

*the chest*

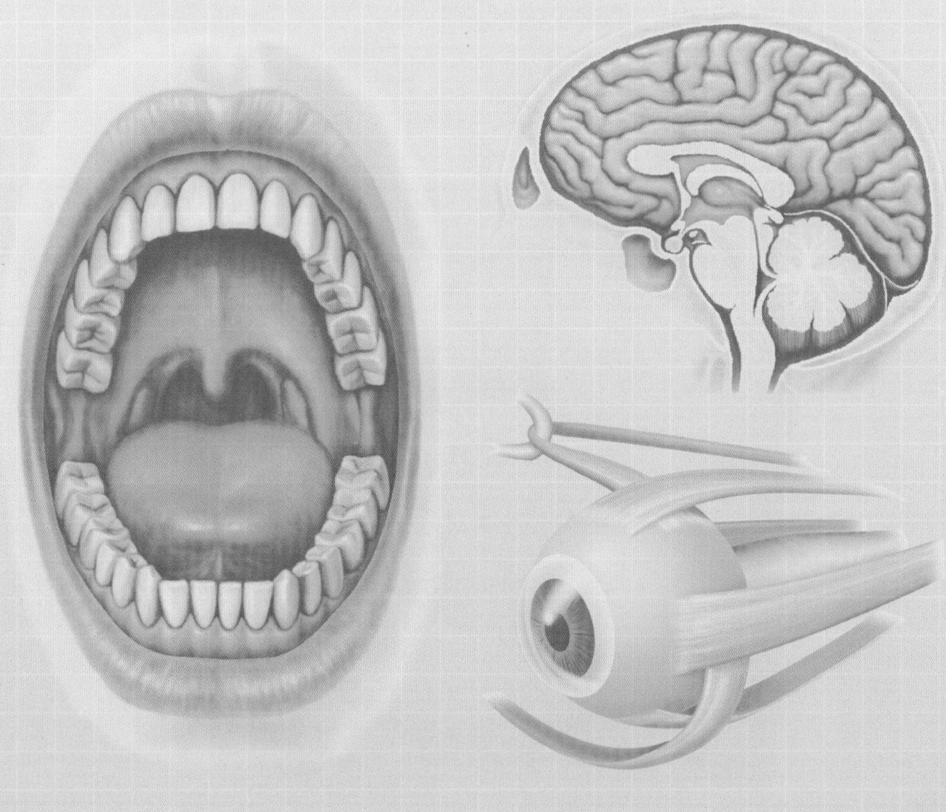

胸部包括用于呼吸的肺部和气管、使血液循环的心脏、把食物输送至消化器官的食道等部分，被肋骨和胸骨保护着。将身体必要的东西输送至全身、对不需要的东西进行回收，可以说胸部是这些器官的中枢。下面我们就来看看胸部的构造以及相关疾病。

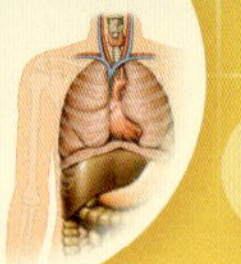

# 1 胸部的内脏

## 肺和心脏都在哪儿?

### 支配呼吸和血流的重要器官

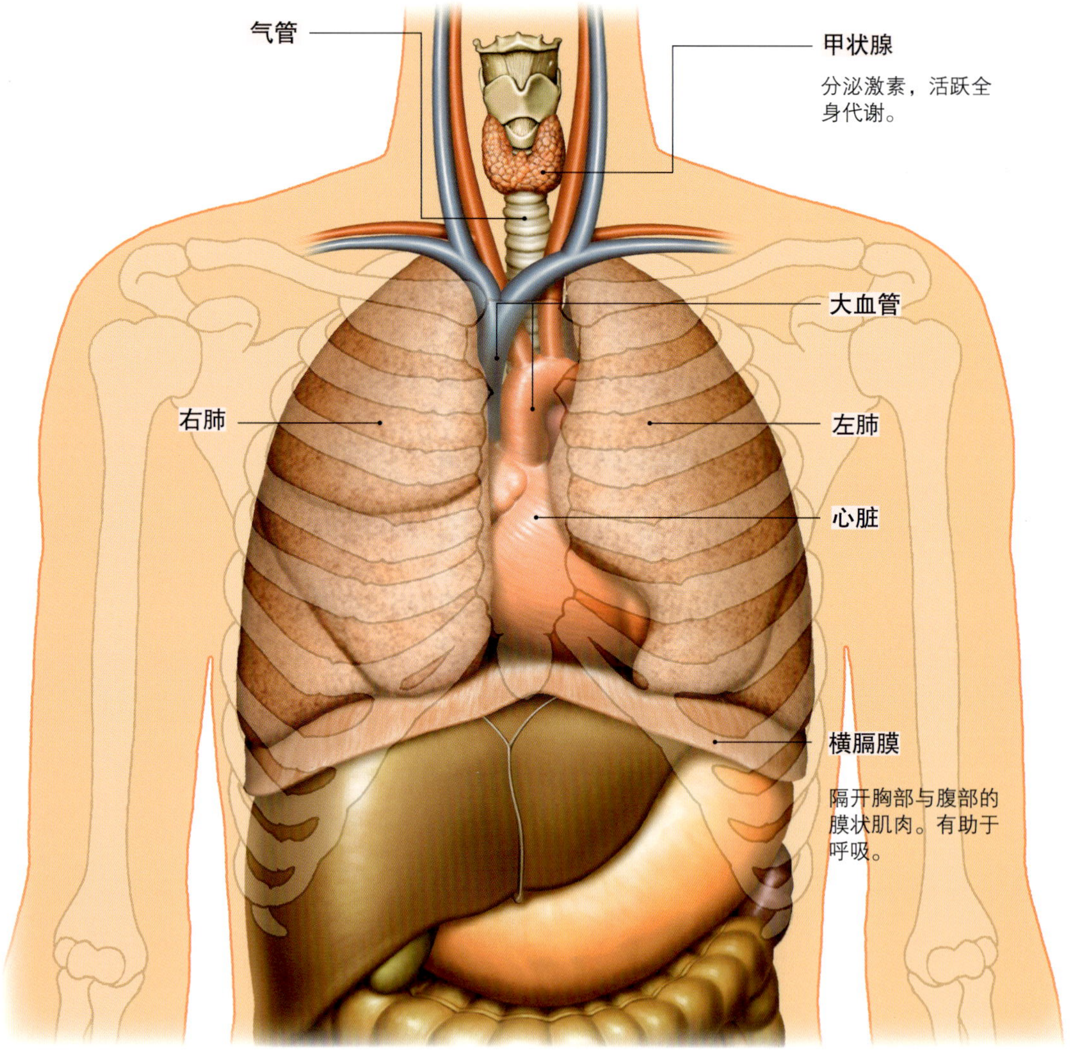

胸部是指从锁骨边缘到最下面的肋骨之间的部分，集聚着呼吸、促进血液循环等维持生命的中枢器官，被 12 个胸椎和 12 对肋骨以及 1 个胸骨包裹着、保护着。

## 把氧输送至血液中的呼吸系统

胸部中的内脏包括呼吸系统中的气管、支气管、肺和循环系统中的心脏、大血管。

呼吸系统的内脏作用是吸入空气，把氧送入血液中。

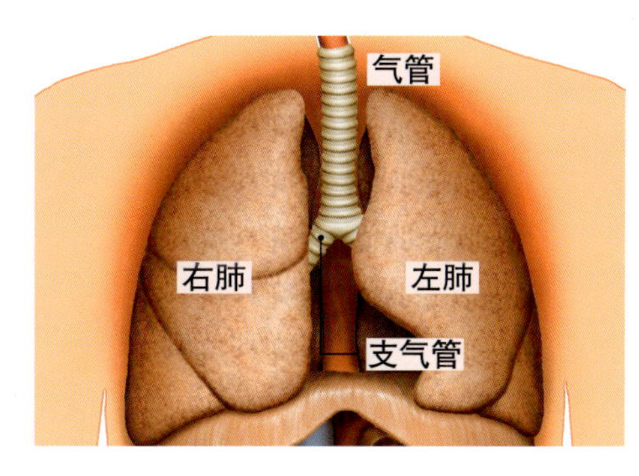


## 促进血液全身循环的循环系统

循环系统的内脏工作是使血液和淋巴液等体液在体内循环。心脏相当于输送血液的泵，与心脏直接相连的粗血管就是大血管。

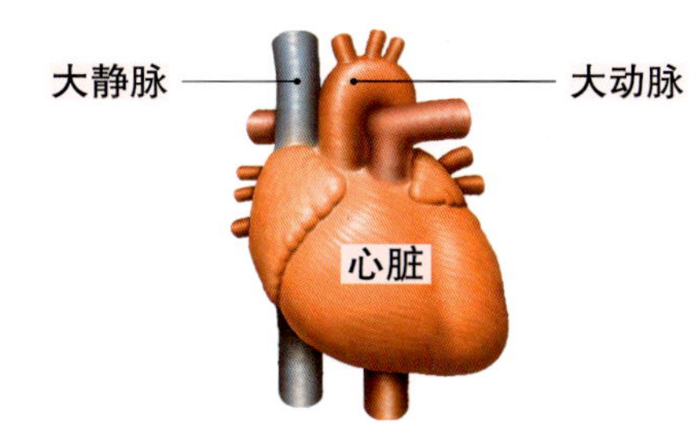


## 容纳内脏的地方

这些脏器被容纳在胸腔中。“腔”即体内空的地方，除去胸部内脏的腔就是胸腔。在肺部等手术中，不用大大地切开胸，只需打开一个小孔，往胸腔内插入可遥控操作的器具，像看镜子一样进行的手术就是胸腔镜手术。

肺部位于胸腔左右两侧，心脏在左右肺之间的纵隔处。

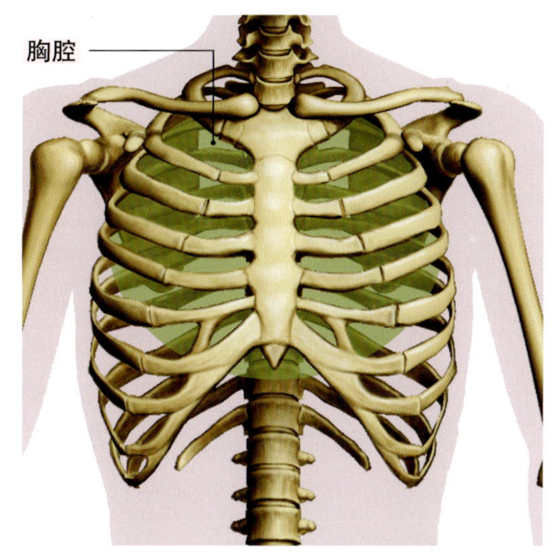


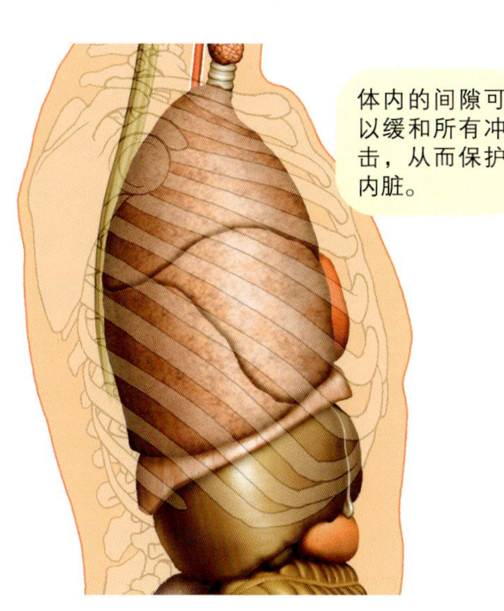


## 肺和心脏漂浮在胸内

肺和心脏被一层薄薄的、光滑的膜包裹着，它就是浆膜，我们把包裹着肺部的浆膜称作胸膜，包裹着心脏的浆膜称作心内膜。

肺部和心脏都被浆膜包裹着，所以在胸腔内呈漂浮状态。也正因于此，肺部可以膨胀收缩，心脏可以反复收缩舒张，从而向全身输送血液。

## 横膈膜使肺伸缩

胸椎（胸部上的脊椎）、肋骨、胸骨以及填补肋骨之间的肋间肌等肌肉覆盖着胸腔。横膈膜相当于胸腔的地板。

横膈膜可以利用腹肌有意识地活动，肺部膨胀，胸腔地板下降，吸入空气；收缩后，胸腔地板上升，吐出气息。

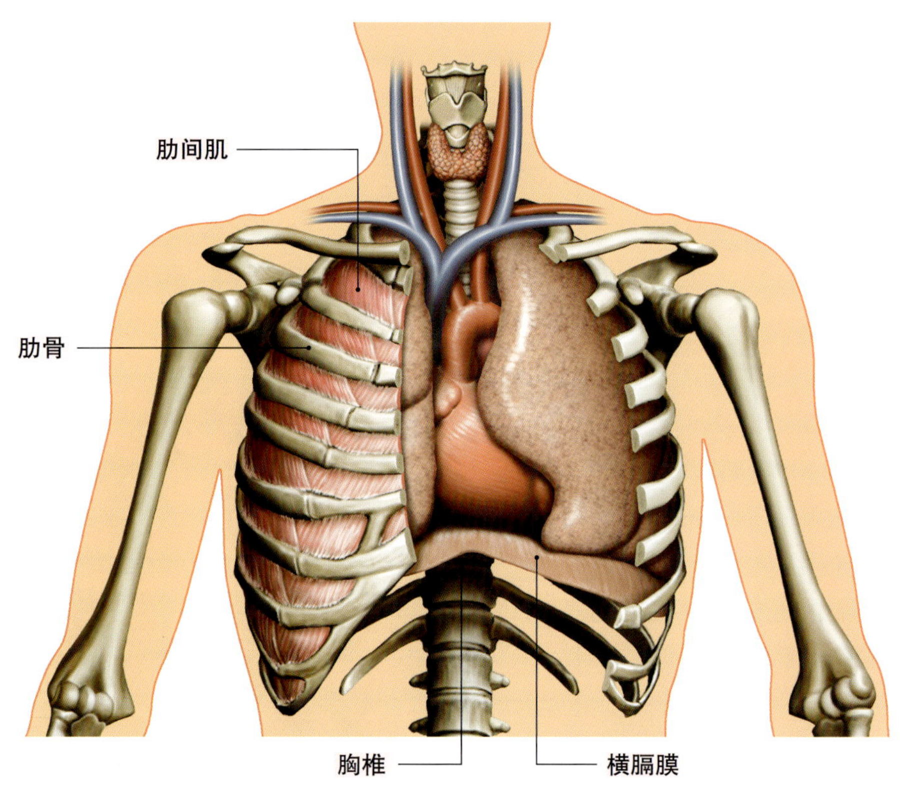


专栏

### 广播体操是腹式呼吸

呼吸有两种。一种是舒张收紧肋间肌的胸式呼吸；另一种是活动腹肌使横膈膜上下移动的腹式呼吸。一般两种方法都使用，安静时以腹式呼吸为主。

在进行激烈运动后，胸式呼吸的比例变高，这是因为运动使身体需要更多的氧。

广播体操中的深呼吸是有意识进行的腹式呼吸。腹式呼吸能抑制血压上升，放松身心，缓解压力。

# 如果出现这些症状（胸部）

| 症状 | 部位 | 疾病 |
| --- | --- | --- |
| 咳嗽、呼吸困难 | 肺（P85） | 支气管炎、哮喘、肺炎、慢性阻塞性肺疾病等 |
|  | 心脏（P92） | 心绞痛、心功能不全等 |
| 血痰 | 肺（P85） | 支气管炎、肺炎、肺结核等 |
| 气喘 | 肺（P85） | 支气管哮喘、慢性阻塞性肺疾病等 |
| 心悸、气喘 | 心脏（P92） | 心绞痛、心功能不全等 |
| 胸痛 | 心脏（P92） | 心绞痛、心肌梗死等 |
|  | 神经（P209） | 肋间神经痛等 |
| 烧心 | 咽部（P74） | 反流性食管炎 |
| 乳房有硬块 | 乳房（P168） | 乳腺癌等 |



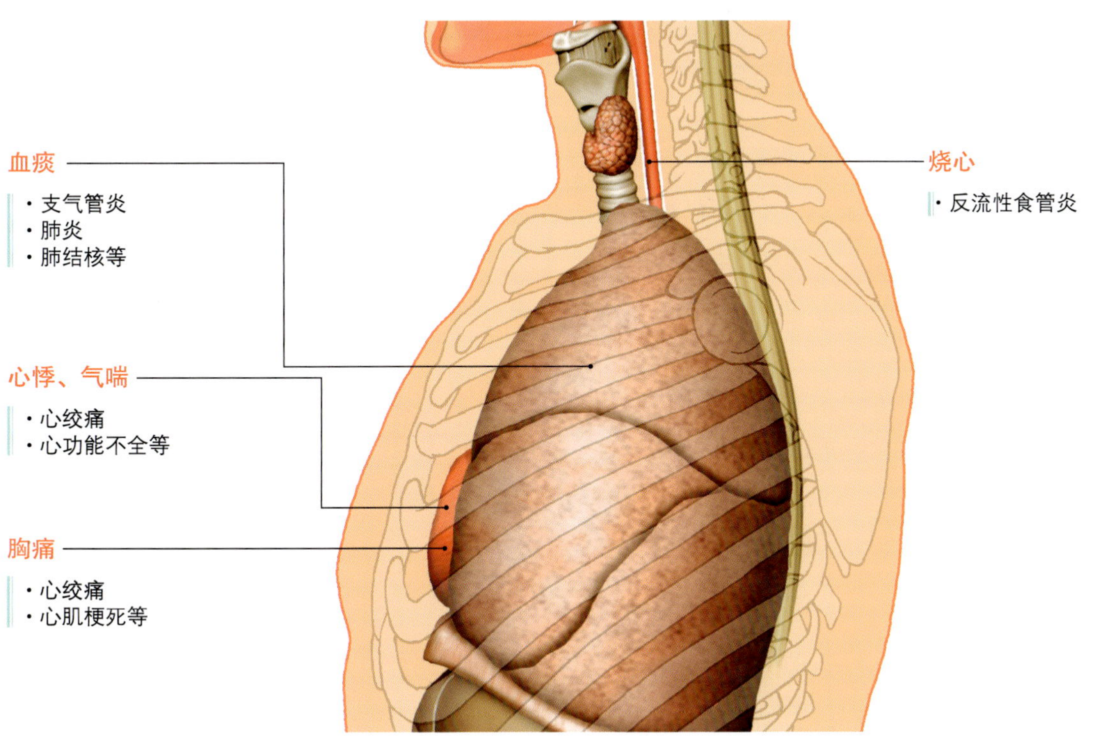

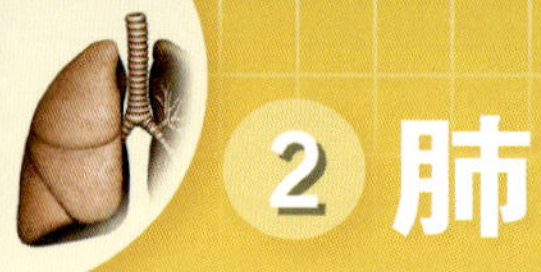

# 2 肺

## 肺的构造是怎样的呢？

### 为血液供给氧

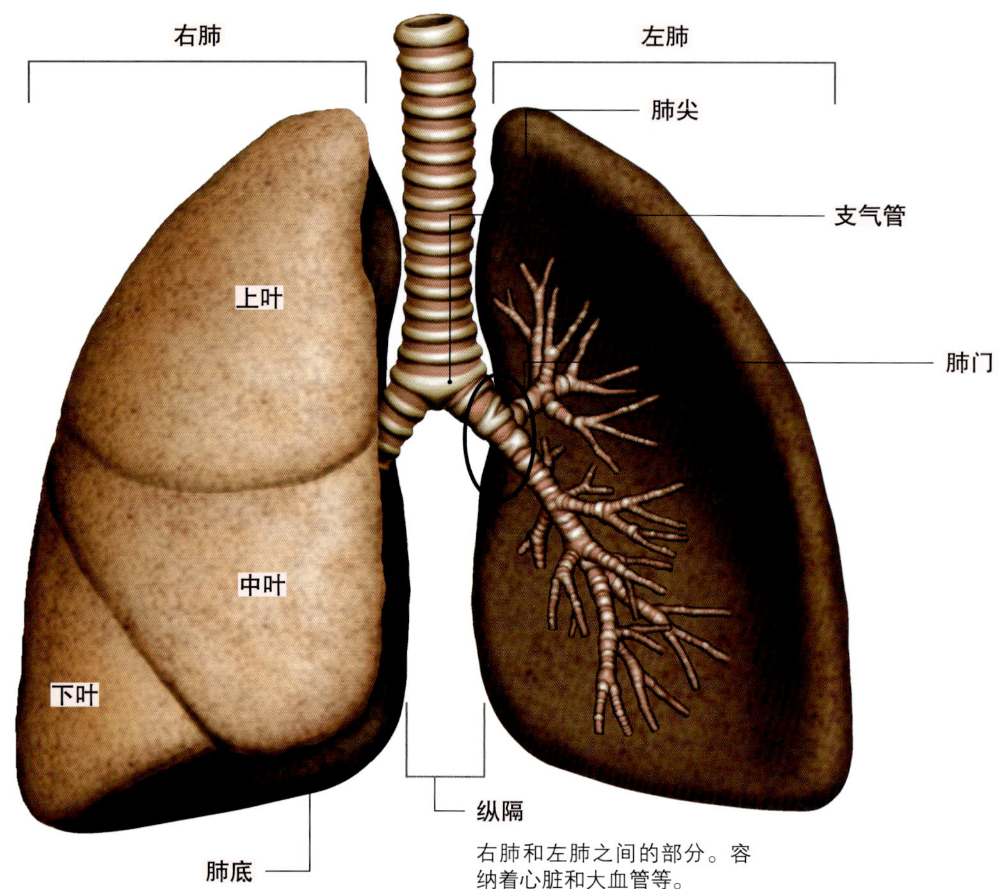


右肺和左肺之间的部分。容纳着心脏和大血管等。

肺部分为左肺和右肺。右肺又分上叶、中叶、下叶3个袋囊，左肺分为上叶和下叶。这是因为心脏在左右肺之间稍稍靠左，右肺也比左肺稍大。

肺部并不像心脏那样自己舒张收缩来进行呼吸。而是依靠活动胸部肌肉肋间肌和心窝边缘的横膈膜进行。肋间肌和横膈膜一般不依靠自己意志活动，但在深呼吸时，能有意识地活动。

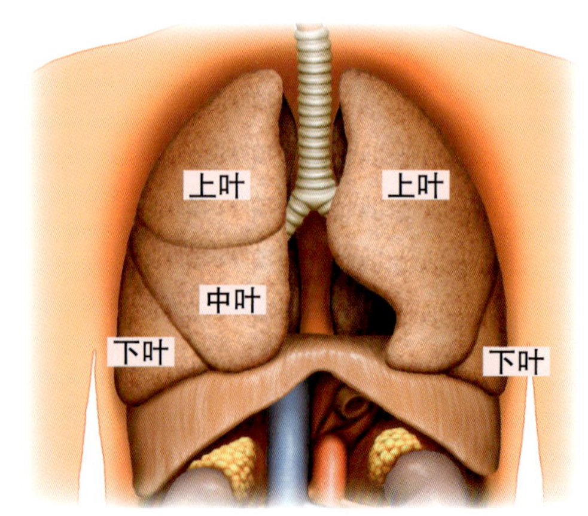

## 支气管和血管进出的肺门

肺部上面尖尖的部分就是肺尖，向下慢慢扩展。最下面最宽的部分是肺底，位于横膈膜上，中央处稍凹陷。肺部内侧的支气管、肺动脉、肺静脉进出的部分是肺门。

从气管分支、从肺门进入肺部的支气管反复分支，前端与肺泡相连，在此处进行“气体交换”。

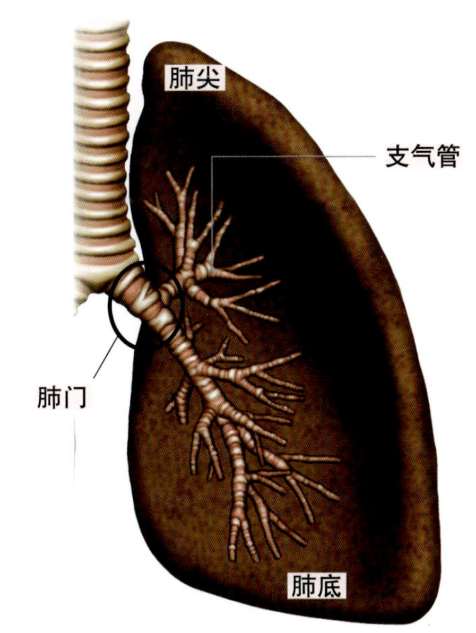


## 气体交换的结构

### 支气管前端、肺泡的作用

支气管从肺门进入肺，反复分支。变细的支气管叫作终末细支气管。从终末细支气管又分为呼吸性细支气管，壁上到处有肺泡。肺泡像葡萄串一样聚集在一起。相邻的肺泡由肺泡孔相连，进出空气。

肺泡从气管输送来的吸气中取出氧，将其放入肺动脉送来的血液中，通过肺静脉为心脏输送新鲜的血液。与此同时，回收血液中的二氧化碳，作为呼气吐出体外。我们把血液中的氧和二氧化碳的交换称作“气体交换”。

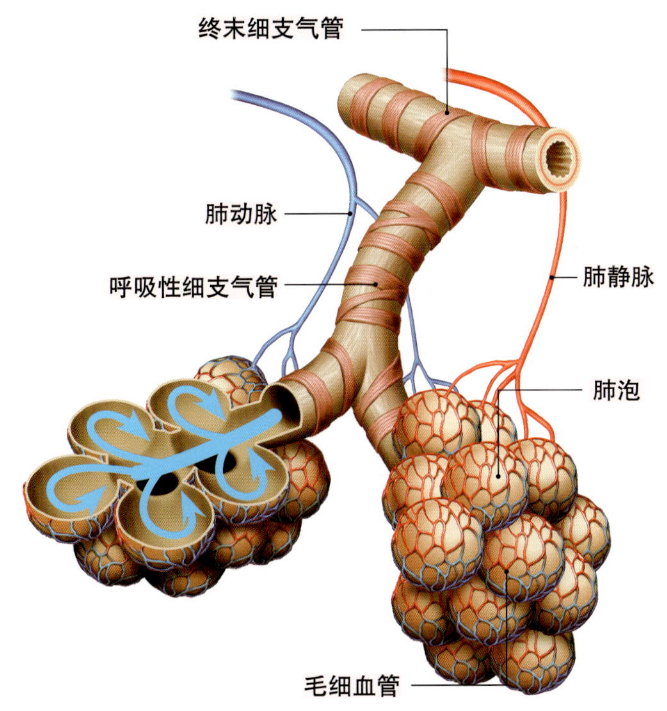

## 把氧输送至缠绕的血管

肺泡壁很薄，周围缠绕着无数毛细血管。因此，氧和二氧化碳可以自由进出。

在体内循环后，含有大量的二氧化碳的血液在肺泡中放出二氧化碳，并将吸收的氧返回到心脏。含有新鲜氧的血液从心脏经由动脉运送至全身各处。

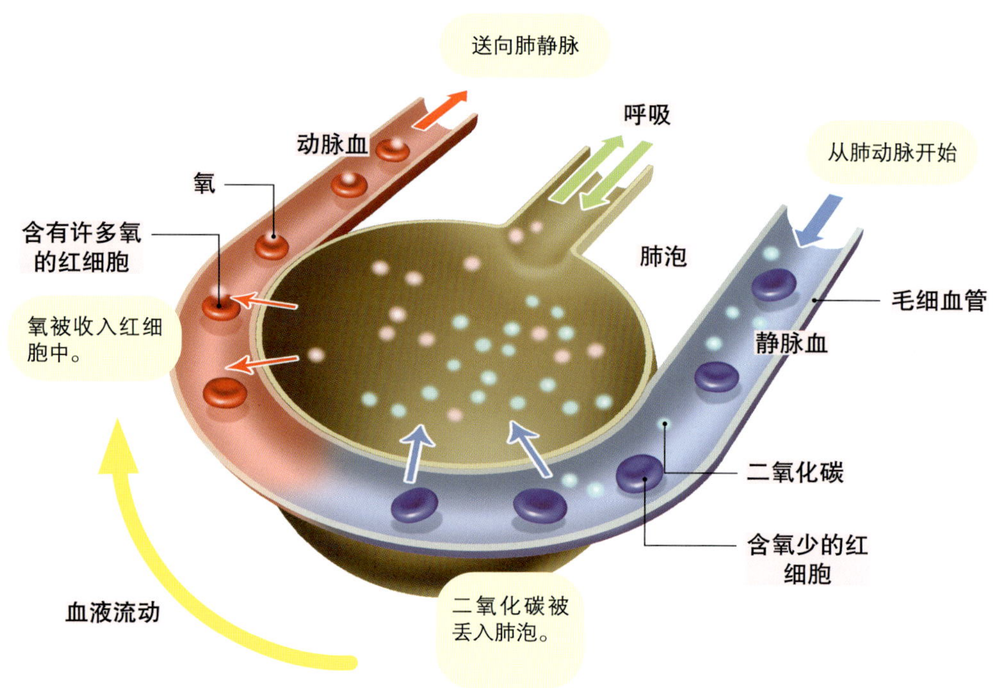


## 在体内输送氧和二氧化碳的血红蛋白

左右肺的肺泡约有 6 亿个，表面积合起来相当于 60~70 ㎡。多亏了这些满满地紧贴在血管上的肺泡，气体才能高效地进行交换。

进行气体交换的是血液成分之一红细胞中含有的血红蛋白。血红蛋白的特点是，在像肺部一般氧浓度高的地方与氧分子结合，在二氧化碳浓度高的地方与二氧化碳结合。

血红蛋白与氧结合后呈鲜艳的红色，与二氧化碳结合后呈红黑色。所以，动脉血液看起来是鲜红色，静脉血液是红黑色。

通常，成年人 1 分钟反复呼吸的次数是 15~20 次，1 次呼吸吸入的空气是 400~500mL，平均每天 1 万 L 以上。

# 肺部疾病

## 注意这些症状

慢性咳嗽、有痰时有可能患有慢性阻塞性肺疾病、肺癌等。血痰则可能是肺炎、肺水肿、肺结核等。咳嗽并伴有高烧则可能是肺炎。嗓子呼呼地响是喘鸣，是哮喘典型症状。如果气喘、心悸、呼吸困难、胸痛等症状是因肺部引起，则可能患有慢性阻塞性肺疾病，有时也可能是心脏疾病。突然气喘、胸痛时，可能患有肺血栓栓塞症或者肺栓塞等紧急疾病，请立即去医疗机构就诊。

### COPD（慢性阻塞性肺疾病） →呼吸科、内科

COPD 是慢性支气管炎和肺气肿等气道长期处于闭塞状态的疾病总称。慢性支气管炎是由于支气管发炎，不断咳嗽、有痰，如果进一步发展，肺泡就会损坏。肺气肿是肺泡细胞壁损坏的疾病，吐息困难，容易气喘。COPD 的最大原因是吸烟，戒烟可有效预防。肺气肿发展的话就需要家庭氧疗。

**主要症状**

- 上下楼梯时气喘
- 咳嗽、有痰
- 呼吸时有“呼哧呼哧”“呼噜呼噜”的声音

→可能患有COPD。吸烟的人要特别注意！请去医院检查。

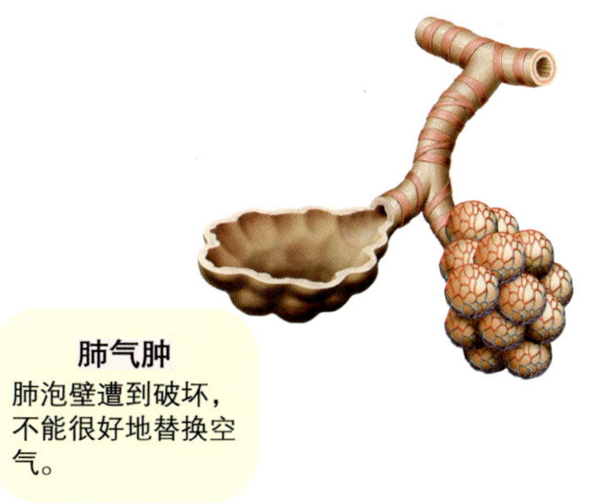

**肺气肿**
肺泡壁遭到破坏，不能很好地替换空气。

**专栏**

#### 如何戒烟?

COPD（慢性阻塞性肺疾病）又称烟病。15%~20% 的吸烟者患有 COPD，比起肺癌，它与香烟之间的因果关系更明确。

香烟中含有的尼古丁像麻药一样有依赖性，据有关研究显示，70% 的吸烟者有尼古丁依赖症。

“戒烟门诊”是治疗尼古丁依赖症的诊疗科。为了减轻戒烟过程中出现的尼古丁戒烟焦躁症状，可以用尼古丁咀嚼胶、尼古丁贴剂等补充尼古丁，逐渐减量，此种方法在治疗方法中占主流。最近还出现了非尼古丁类戒烟药，戒烟成功率也很高。

## 哮喘　→呼吸科、内科

咳喘多与感冒并发发生，咳嗽会持续 1 个月以上。若置之不理，可能会发展成支气管哮喘，需要注意。支气管哮喘伴有嗓子发出“呼噜呼噜”声音的喘鸣。发病剧烈时会呼吸困难。支气管哮喘大多是过敏性疾病，对室内灰尘或特定食品反应出现症状。治疗的同时有必要远离这些物体。

**主要症状**

- 长时间咳嗽
- 感到呼吸困难、半夜或黎明时醒来
- 突然剧烈咳嗽
- 呼吸时喘鸣，发出“呼噜呼噜”“呼哧呼哧”的声音

→可能患有哮喘。请在慢性化前检查治疗。

**正常的支气管**

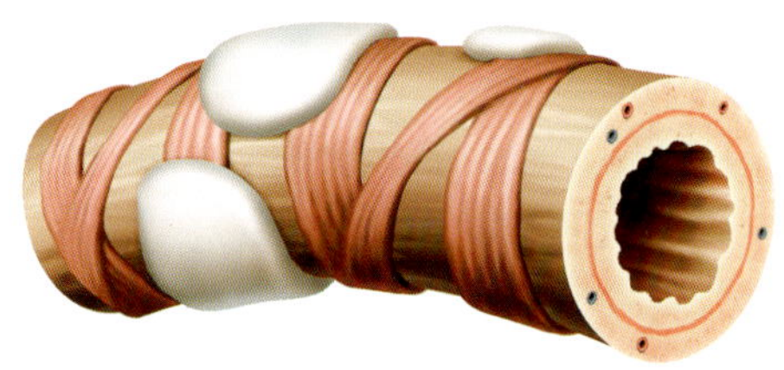

**哮喘的支气管**

炎症造成黏膜肿胀，痰液使空气通道变窄。

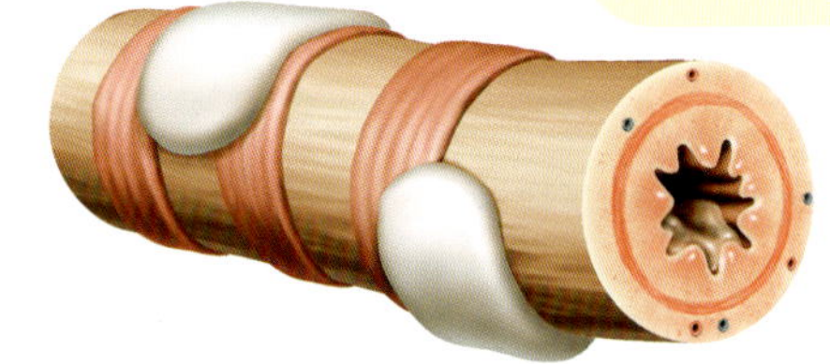

## 肺炎　→呼吸科、内科

肺炎是指肺部感染细菌或病毒引发炎症的疾病。肺炎仅次于癌、心脏病，在人类死亡原因中排名靠前。特别是高龄者，排除细菌和病毒的免疫力低下，死亡率变高。出现剧烈咳嗽、有痰等症状，高烧 38℃以上需要注意。不过，高龄者的肺炎有时不发烧，而且几乎都是误咽性肺炎（74 页）。

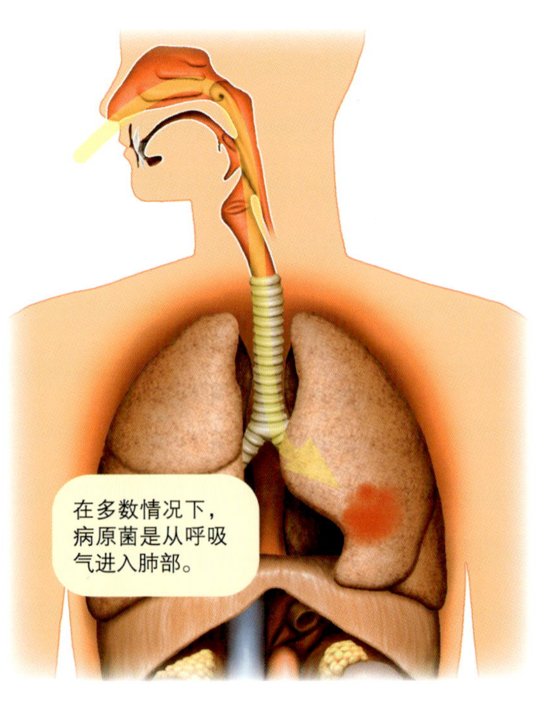


**主要症状**

- 发抖、恶寒、高烧38℃以上
- 咳嗽有痰、血痰

→可能患有肺炎。请在恶化前去医院诊治！

## 心脏是什么形状?

### 血液循环的中心地



心脏位于胸腔左右肺之间，长有心肌肌肉，被心内膜包裹。心肌一边有规律地反复收缩，一边把血液输送至全身各处。作用是像泵一样进行血液循环。

大动脉
从左心室把血液输送至全身。
右肺动脉
上腔静脉
收集上半身的静脉血，回流入右心房。
左肺动脉
血液向左肺流动。
左肺静脉
血液从左肺向心脏流动。
右肺静脉
右心房
左心房
腱索
连接房室瓣膜前端与心室内乳头肌的结合组织的纤维束。
右心室
乳头肌
随心室肌一同收缩，拉扯被腱索相连的房室瓣膜的前端向下，帮助瓣膜关闭。
左心室
下腔静脉
收集下半身的静脉血，回流入右心房。

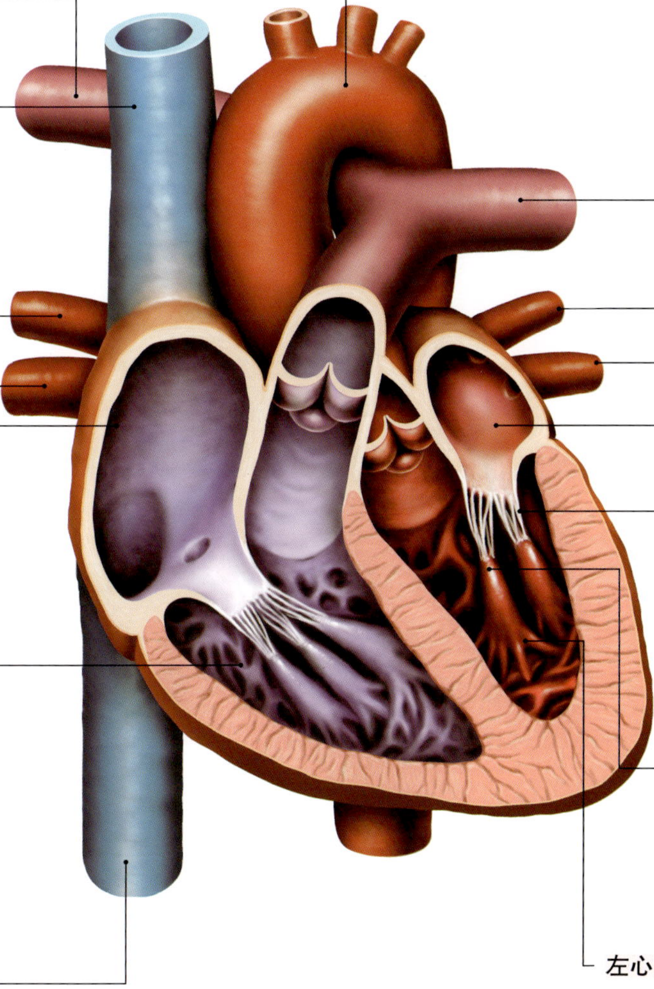

## 4个房间和4个分隔

泵左右各有 2 个，分别是挤压血液的心室和收集血液的心房。心脏内部分为右心房、右心室、左心房、左心室 4 个房间。

为了避免 4 个房间的血液逆流，有 4 个瓣。右心房和右心室之间的瓣是三尖瓣，左心房和左心室之间的瓣是二尖瓣。

瓣位于心室出口，左心室的瓣叫作主动脉瓣，右心室的瓣是肺动脉瓣。各自的瓣分别与向全身输送血液的大动脉和把回流到心脏的血液送入肺部的肺动脉相连。

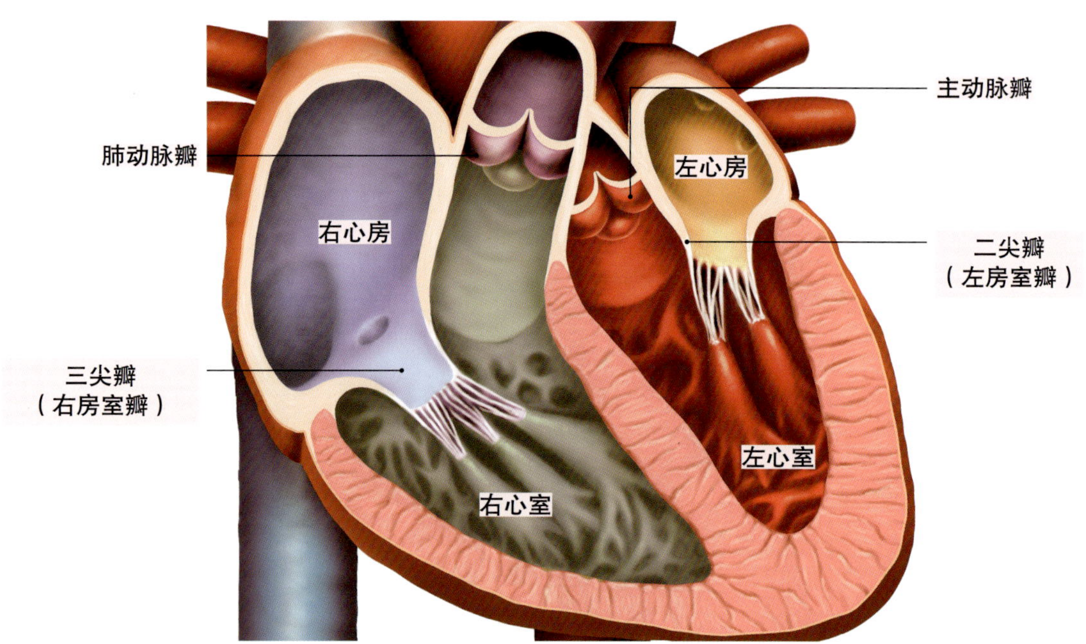


## 连接心脏的大血管

右心房连接着上腔静脉和下腔静脉，循环了全身的血液回流到此处。回流的血液被送入右心室，在泵的作用下，挤压到肺动脉，再送入肺部。在肺部进行氧和二氧化碳的气体交换。

左心房连接着左右肺各 2 条（共计 4 条）肺静脉。经由肺静脉、结束气体交换从肺部回流的血液被送入左心室，还是在泵的作用下被挤压至大动脉，然后被输送至全身血管。

血液向脏器等细胞供给氧和营养素，回收二氧化碳和代谢物，变成静脉血再次回流到心脏的右心房。

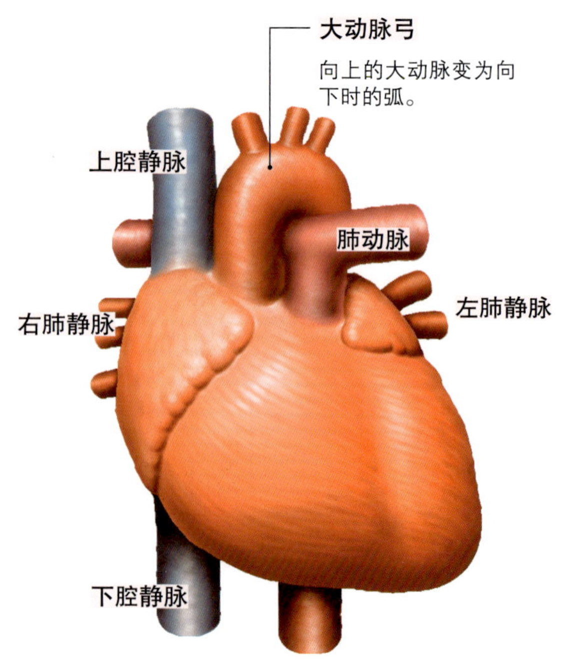

## 泵是如何活动的?

### 从心室流向肺部和全身

通过心肌反复收缩舒张，把血液输送至全身，这就是心脏的搏动。

心肌收缩的同时，连接右心房和右心室的三尖瓣、连接左心房和左心室的二尖瓣闭合，肺动脉瓣（右心室）和主动脉瓣（左心室）打开。由此，右心室的血液被挤压至肺部，左心室的血液被挤压至大动脉。

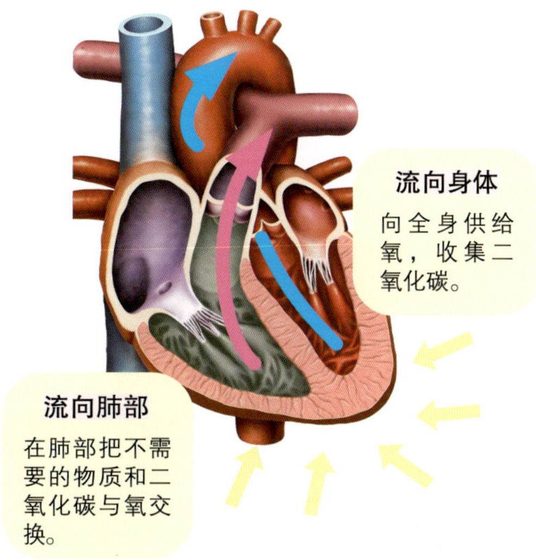




### 从肺部和全身流向心房

接下来心肌开始舒张，肺动脉瓣和主动脉瓣闭合，防止血液逆流的同时打开左右三尖瓣和二尖瓣。自大静脉回流的血液从右心房流向右心室，自肺静脉回流的血液从左心房流向左心室。

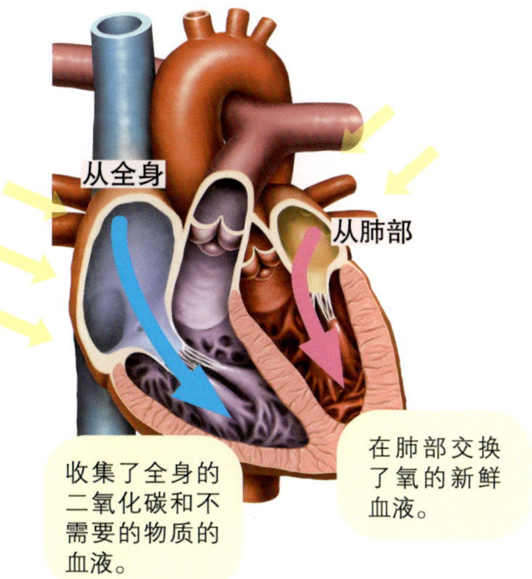


专栏

### 管理搏动速度的自主神经

心脏搏动次数叫作心跳数。健康的成年男性安静时 1 分钟的平均心跳数为 62~72 次，成年女性为 70~80 次。

心跳数由自主神经控制。自主神经分为交感神经和副交感神经，活动时以交感神经为主，休息时以副交感神经为主。以交感神经为主时，心跳数上升，以副交感神经为主时，心跳数下降。运动时以交感神经为主，所以心跳数变多。

即使不运动，兴奋、恐惧、愤怒、紧张、悲伤等感到压力时，以交感神经为主，心跳数也会增多。

## 控制心脏的地方

控制心脏内血液流动的是窦房结，位于右心房。窦房结发出电信号，传递给心肌，使心脏持续搏动。

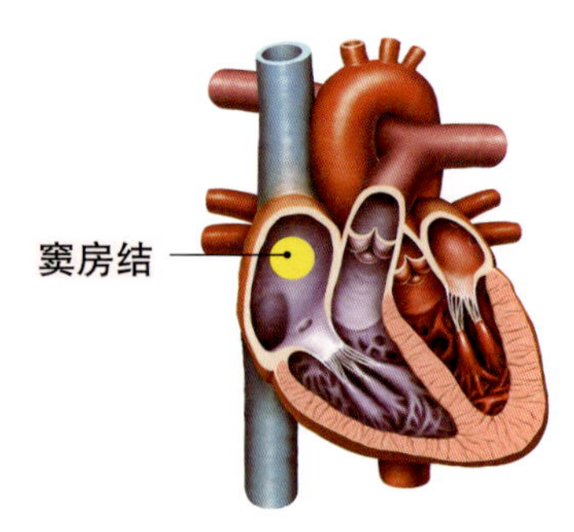


## 向心脏输送血液的血管

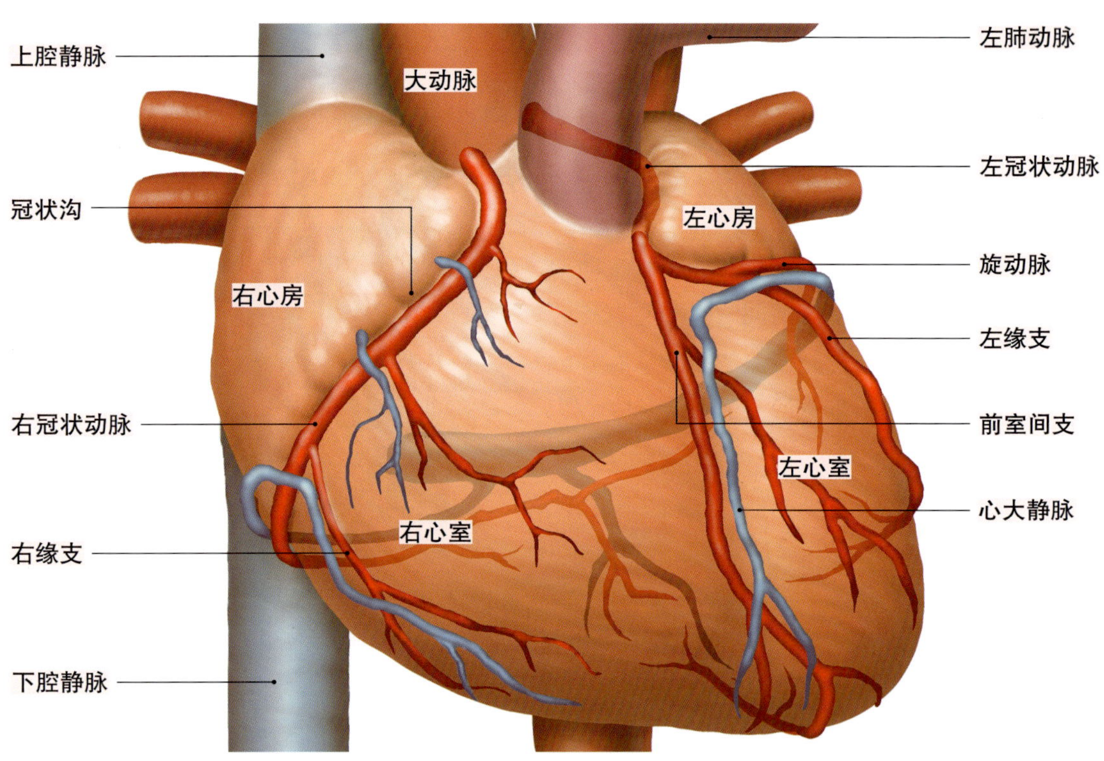


## 支撑持续工作的心脏的冠状动脉

心肌是心脏的肌肉，片刻不停地持续搏动。因此，心肌要消耗大量的能量。而支撑它们的就是为心肌供给血液的冠状动脉这一粗血管。

心房和心室交界处的沟是冠状沟，从冠状沟的上面分出左右冠状动脉，即左冠状动脉和右冠状动脉。

左冠状动脉和右冠状动脉有各自分支，分别为左右心室各部分供给血液。左心室的心肌比右心室稍厚，所以左冠状动脉供给血液的领域更宽，而且冠状动脉分支方法左右各异。

## 心脏收集的静脉血流向右心房

冠状动脉供给给心脏的血液回收二氧化碳等物质后，最终在心脏后方的冠状窦聚集，流向右心房。冠状窦位于冠状沟的中间。

聚集在冠状窦的静脉有心大静脉、左心室后静脉、心中静脉、心小静脉等。一部分静脉不经过冠状窦，直接把血液流入右心房。



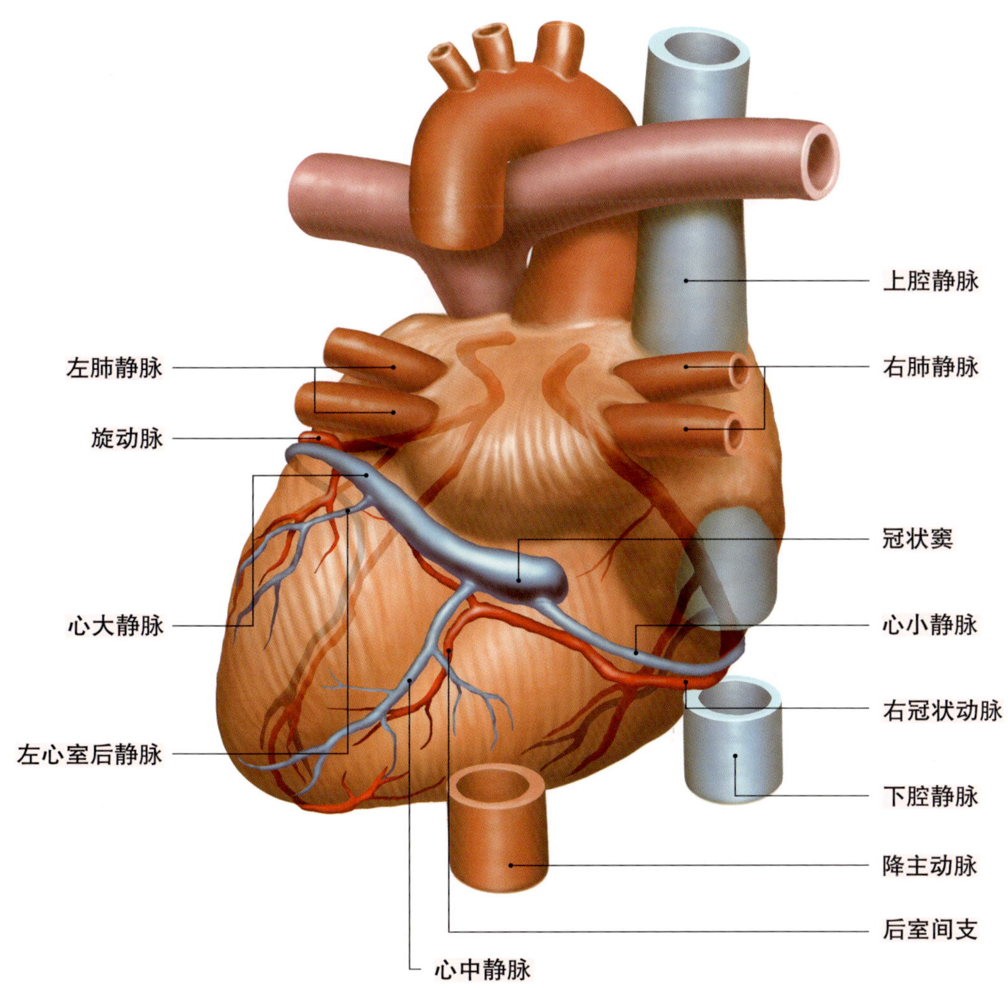


心脏要不断地反复搏动，因此需要大量的氧。供给氧的是冠状动脉，但如果因动脉硬化引起血管变窄，血液循环变差，就不能供给充足的氧，这就是心绞痛。

冠状动脉完全堵塞的话，就不能供给血液，心肌就会坏死，这就是心肌梗死。在堵塞的血管前端连接上别的血管，制作迂回路线使血液恢复畅通的手术就是心脏搭桥手术。

# 心脏疾病

## 要注意这些症状

出现气喘、心悸等症状，如果不是肺部疾病，那么很可能是心力衰竭或心肌病等心脏疾病。心力衰竭因心脏能力低下引起，除了气喘，有时还会咳嗽。心脏跳动节奏异常是心律不齐，有时会有危险，所以需要注意。胸痛、胸闷等症状突然发作有可能是心绞痛。心绞痛慢性化后，多次反复发作就有可能引发心肌梗死。心肌梗死发作时，胸口会像被勒住一样感到疼痛，大量出汗，有时会失去意识。

### 心律不齐、心房纤维性颤动 →内科、循环内科、心外科

心律不齐分为脉搏迟缓的迟脉、脉搏过快的数脉、脉搏异常的期外收缩几种。随着年龄增长，每个人都可能发生期外收缩。当迟脉患者发生昏迷等症状时，需要起搏器治疗。如果心动过速是由心房引起，就容易引起心房纤维性颤动，会引发心源性脑栓塞（21页），需要引起注意。心动过速和心房纤维性颤动可以用药物疗法预防。

**主要症状**

- 气喘、四肢无力、头晕
- 突然心跳得厉害
- 脉搏异常、喘不上气
- 胸痛

→可能患有心律不齐或心房纤维性颤动。如果自身感觉症状加重，建议去医院做检查。

**心律不齐的分类**

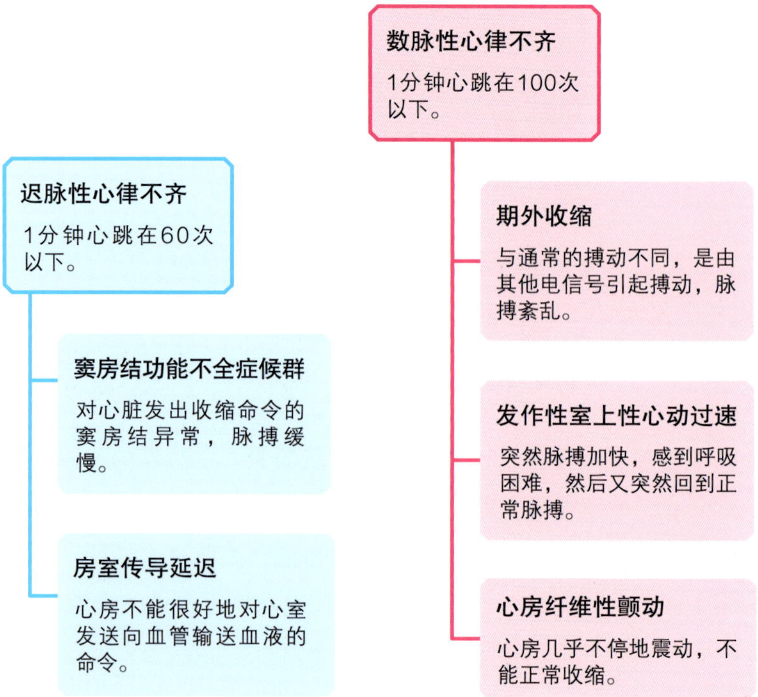

**迟脉性心律不齐**

1分钟心跳在60次以下。

- **窦房结功能不全症候群**

  对心脏发出收缩命令的窦房结异常，脉搏缓慢。

- **房室传导延迟**

  心房不能很好地对心室发送向血管输送血液的命令。

**数脉性心律不齐**

1分钟心跳在100次以下。

- **期外收缩**

  与通常的搏动不同，是由其他电信号引起搏动，脉搏紊乱。

- **发作性室上性心动过速**

  突然脉搏加快，感到呼吸困难，然后又突然回到正常脉搏。

- **心房纤维性颤动**

  心房几乎不停地震动，不能正常收缩。

## 心力衰竭 →内科、循环内科

心力衰竭是指输送心脏血液的泵功能衰竭。分为由压力等引发的急性心力衰竭和心脏能力渐渐降低的慢性心力衰竭。原因复杂多样，高血压常年对心脏施加压力就会变成慢性心力衰竭，也是引发心绞痛、心肌梗死的原因之一。心力衰竭的诊断和治疗在循环内科进行。改善症状的药也多种多样。

**主要症状**

- 气喘、咳嗽、呼吸困难
- 感到疲劳
- 脚部水肿
- 尿频（特别是在夜间）

→可能患有心力衰竭。如果在日常生活或轻度运动中就有这些症状出现，请立即去医院检查！

**正常**　**收缩期功能不全**　**扩张期功能不全**

**扩张期**

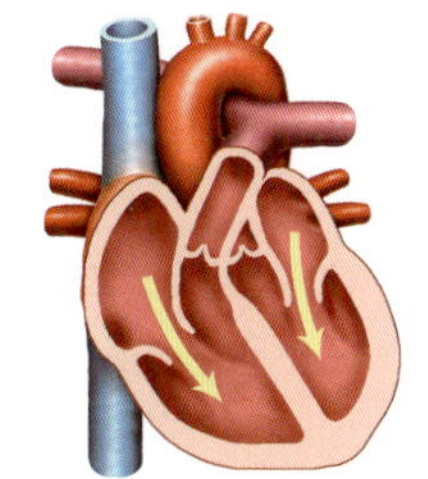

正常量的血液流入。

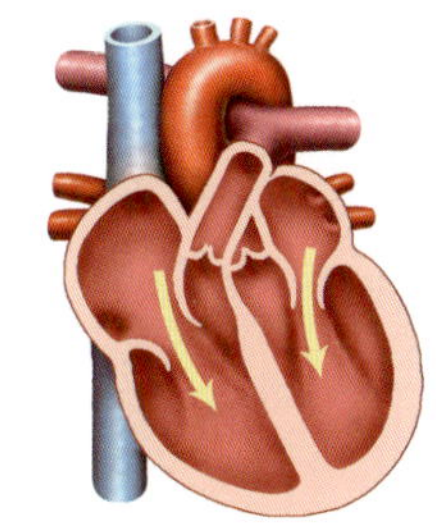

血液流入肥大的心脏。

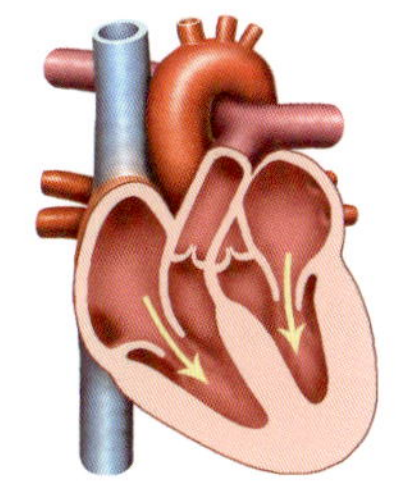

少量血液流入僵硬的心脏。

**收缩期**

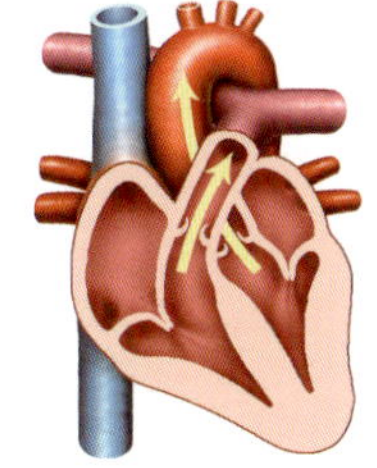

约60%的血液被送出。

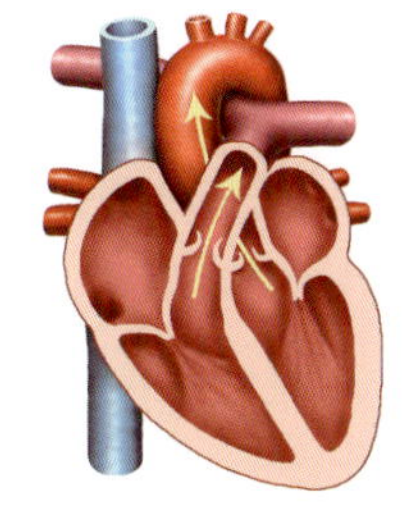

只有50%以下的血液被送出。

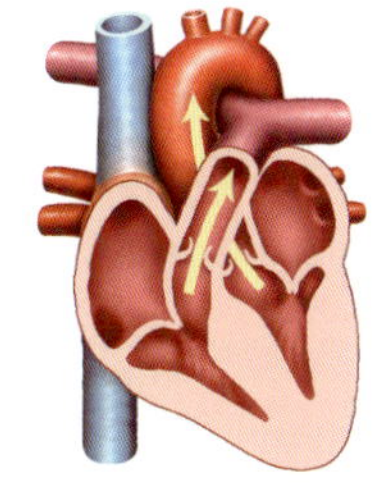

约60%的血液被送出，比正常时少。

## 心绞痛、心肌梗死 →内科、循环内科

心绞痛是冠状动脉内壁变厚，血液很难流入心脏的疾病。心脏无法得到充足的氧，出现呼吸困难等症状。硝酸甘油等药物有助于治疗心绞痛的发作。

冠状动脉完全堵塞就是心肌梗死，血液无法流通到心脏，某个部分的心肌坏死。有用导管把堵塞的血管扩张开的气球疗法，但如果没有改善，就需要讨论是否做搭桥手术了。

**主要症状**

- 胸口感到像被勒住一样
- 胸口感到灼热
- 胸口感到钝痛

→可能患有心绞痛。请立即去医院检查！

- 伴随着恐惧，胸口长时间疼痛。
- 胸痛的同时冒冷汗、恶心

→可能患有心肌梗死。请呼叫救护车！

## 心肌病 →内科、循环内科

使心脏活动的心肌疾病，一部分原因明确，如遗传或感染病毒等，但大多原因不明，没有确立治疗方法。有扩张型、肥厚型、限制型等，药物不能维持心肌功能时会填充起搏器。而且，对于扩张型心肌病，切除一部分左心室，使其再次形成的左心室减容术等较为有名。重症的根治疗法有心脏移植等。

**心肌病的类型**

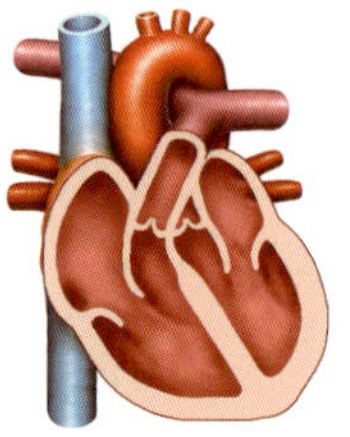

正常的心脏

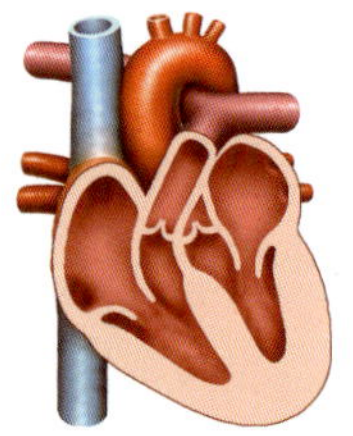

肥大型心肌病

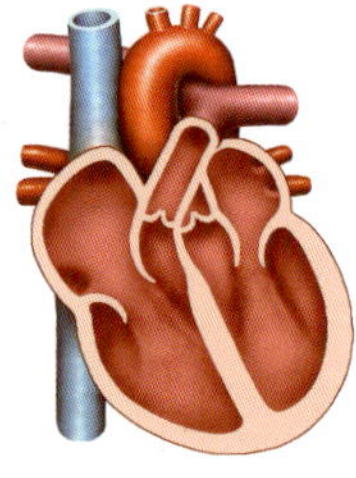

扩张型心肌病

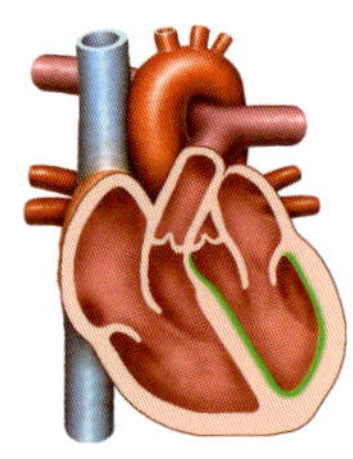

限制型心肌病

**主要症状**

- 气喘、双脚肿胀等类似于心力衰竭的症状
- 心悸

  →可能患有心肌病。自己几乎察觉不出症状，注意到时请去检查一次。

## 动脉瘤 →内科、循环内科、心脏血管外科

动脉上长瘤，容易长在离心脏近的大动脉上，属心脏病之一。按照动脉瘤发生部位、形态、形状分类。形状上分为囊状动脉瘤和纺锤状动脉瘤。恶化后瘤会破裂，危及生命。可以进行从脚跟插入导管，在患部设置支架，阻挡流向瘤的血流，替换人工血管的手术。

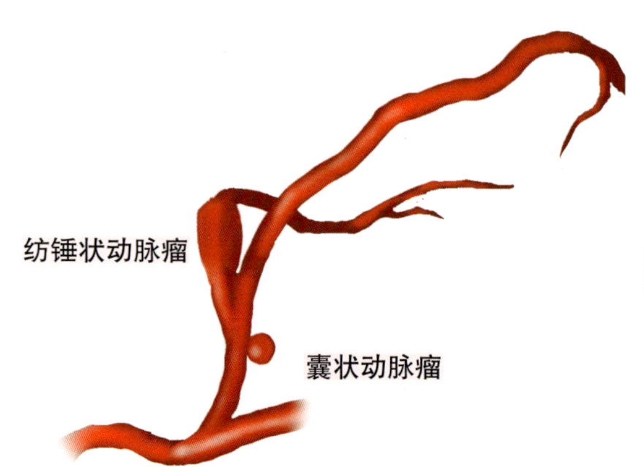


**主要症状**

- 声音嘶哑
- 难以呼吸
- 难以吞咽东西

  →可能患有胸部动脉瘤。请在恶化前去检查。

## 心脏瓣膜病 →循环内科、内科

心脏瓣膜不能正常工作。心脏有强大负担，并发心功能不全，容易出现血栓，上升至脑部的话会出现脑梗死。出现心功能不全时，毛地黄药剂和利尿剂都可有效治疗。在外科治疗方面，开胸调整瓣膜形状的瓣膜形成术、替换人工瓣膜手术等都可恢复心脏机能。

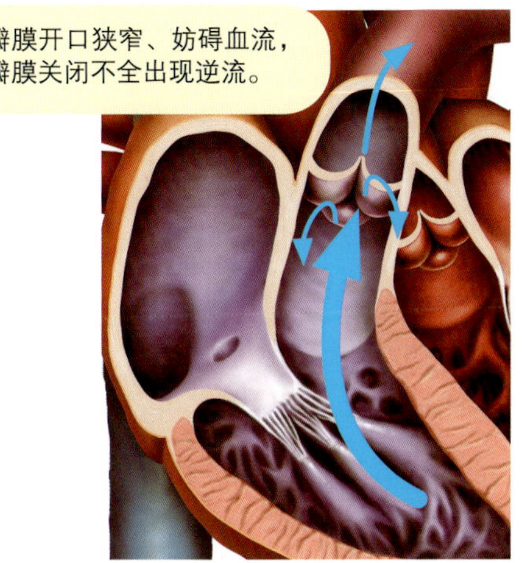


**主要症状**

- 心悸、气喘
- 容易疲劳
- 呼吸困难
- 身体水肿，症状在1天后不减轻

→可能患有心脏瓣膜病。请在症状恶化前去医院检查！

## 心脏肥大 →内科、循环内科

输送进心脏的血液量增大，心脏肥大，心脏负荷变大。主要原因是高血压，肥大发展后心肌处于贫血状态，出现心肌缺血，心律不齐。严重的话甚至发展成心肌梗死和心力衰竭。治疗高血压可改善症状。心脏瓣膜病会并发心脏肥大，可以进行瓣膜病手术改善心脏肥大。

**主要症状**

- 运动后呼吸困难
- 容易疲劳
- 胸部周围疼痛

→没有许多自觉症状。血压变化，有不适时请去医院检查。

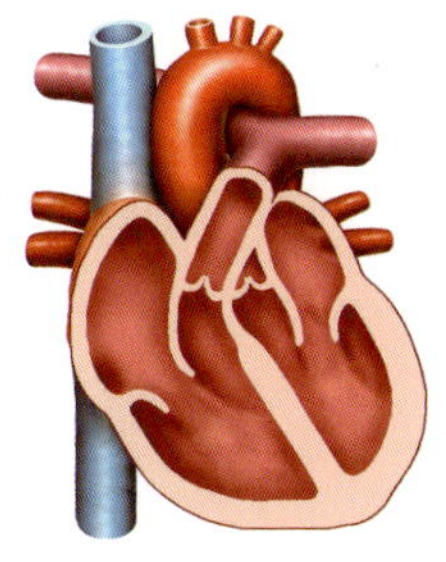
正常的心脏

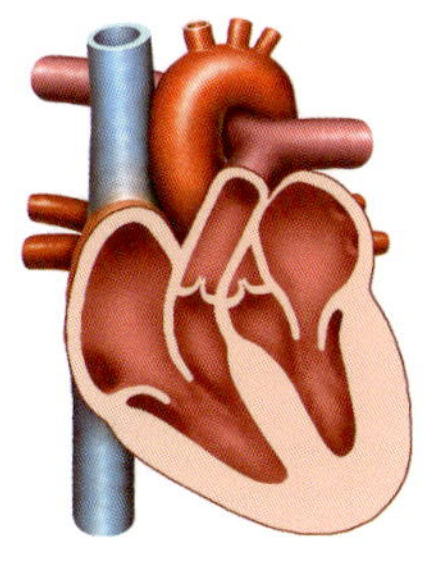
心脏肥大

与收缩力良好的肥大型心肌病不同，伴有高血压，所以输送血液能力变弱。

专栏

## 血液检查和生活习惯病③ 尿酸值和痛风

“吹风后感到疼”的痛风实际上是尿酸值变高的疾病。尿酸结晶沉积在关节内的滑膜上，在关节处引发炎症，感到剧烈疼痛就是痛风发作。最容易发作的是大脚拇趾的趾根。一般疼痛会持续 1 周，置之不理的话，1 年后大多会再次发作。反复发作期间，疼痛会转移到脚腕、膝盖，而且发作周期变短。严重的话甚至会侵入到肾脏等内脏。

尿酸代谢嘌呤后会留下的残渣一样的物质。避开含嘌呤多的食物可避免尿酸值上升。

尿酸值的基准男女各异，女性因激素的关系设定较低。男性为 178~416 μmol/L，女性为 154~386 μmol/L，尿酸值超过 416 μmol/L 就容易引起痛风发作。

大部分尿酸会被血液运到肾脏，剩余部分会随同胆汁经过肠管排泄出去。健康的人尿酸的产生量和排泄量会保持平衡。尿酸的产生和排泄的平衡遭到破坏后，不仅会痛风，还可能引发尿路结石或肾功能障碍。

高尿酸血症的食疗法中，要避开含嘌呤多的食品。啤酒就是含嘌呤较多的食物，但为了那些想喝啤酒的人群，最近开发出了不含嘌呤的无酒精发泡酒。

但是，酒精不仅会促进尿酸分泌，还会阻碍尿酸排泄，所以关键还是控制酒精。

饮食是提高尿酸值的一大要素，进行激烈运动也会提高尿酸值。因此，进行田径运动等激烈运动的人群容易患高尿酸血症或痛风。

不过，对身体无压力的有氧运动（步行等）会整体提高体内代谢机能，所以利于尿酸代谢，有降低尿酸值的效果。

**尿酸值基准（正常数值范围）**

| 数值范围 | 男性（μmol/L） | 女性（μmol/L） |
|---|---|---|
| 有并发症的危险 | 535 以上 | 511 以上 |
| 高数值 | 422 以上 | 392 以上 |
| 基准值 | 178~416 | 154~386 |
| 低数值 | 172 以下 | 148 以下 |

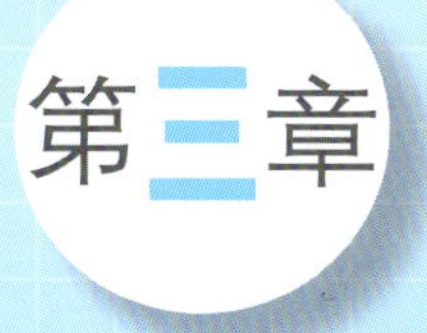


# 腹部

*the abdomen*

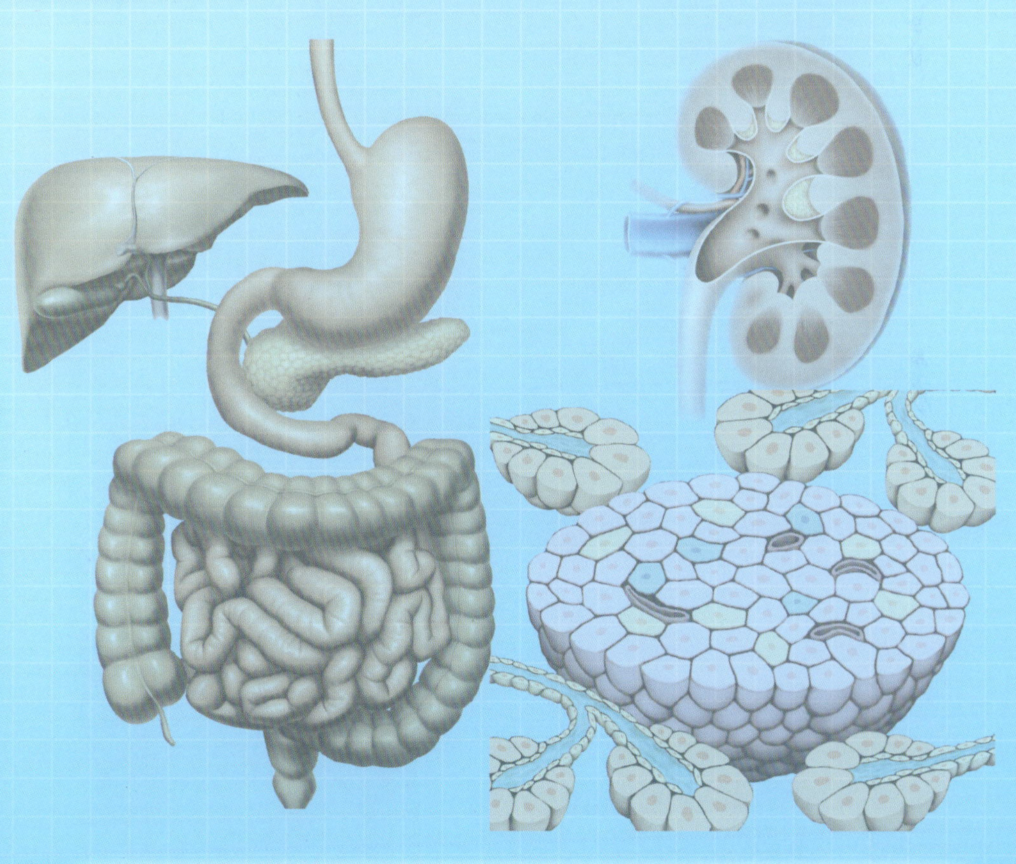

腹部内脏由骨盆支撑。有胃、小肠、大肠等消化食物的器官，有膀胱和肾脏等泌尿器官，还容纳着肝脏、胰脏等器官，负责消化排泄，调整身体状况。下面对腹部结构和作用进行解说。

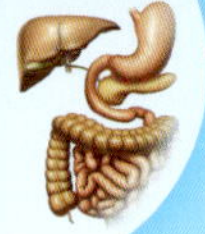

# 1 腹部的内脏

## 腹中都有什么?

### 吸收身体需要的营养

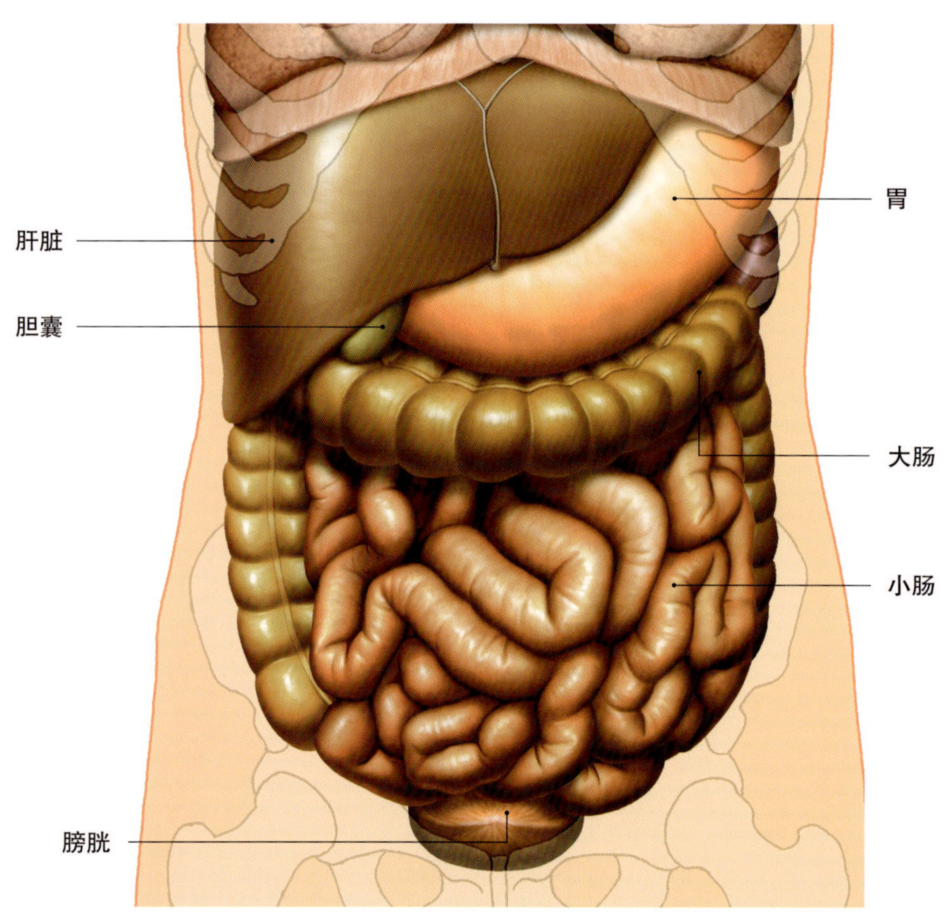


腹部是指肋骨下面到腿根上面之间的部分。以肚脐周围为界，分为上腹和下腹。包含从食物中摄取营养的消化系统和把代谢物与不需要的物质排出体外的泌尿系统。

消化系统和泌尿系统的脏器都容纳在腹腔中。与上一章提到的胸腔相同，腹腔是指除去腹部内脏以外的腔。腹腔内有腹膜，包裹着腹部脏器，部分相连。

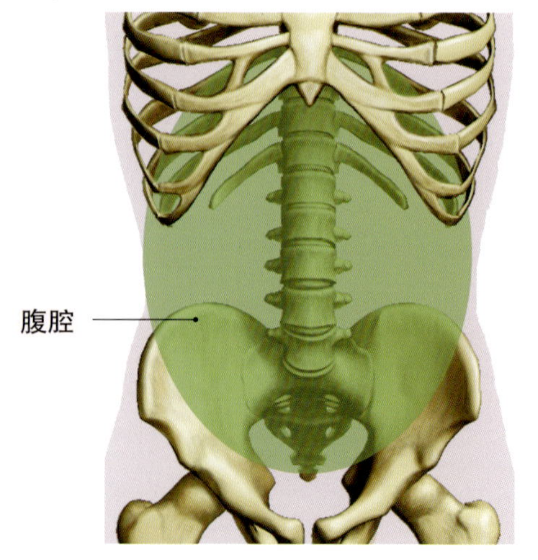

## 从食物中提取身体必需物质

食物通过食道被送入胃部，在胃和小肠中被分解成营养物质。在大肠处，从食物残渣中吸收水分，结成粪便从肛门排泄出去。

小肠分为十二指肠、空肠、回肠，大肠分为盲肠、结肠、直肠。

胰脏负责把消化酶等物质送入十二指肠。胰脏会分泌控制血糖值的激素胰岛素。因为某些原因，胰岛素的分泌或者作用遭到破坏的话就会患上糖尿病。

“代谢”是指把吸收的营养物质变换成身体能够利用的物质，肝脏里进行着糖、脂质等各种代谢。而且，肝脏可以消除酒精和药剂毒性，还会分泌有助于消化酶发挥作用的胆汁。胆汁通过胆管被储存在胆囊中。

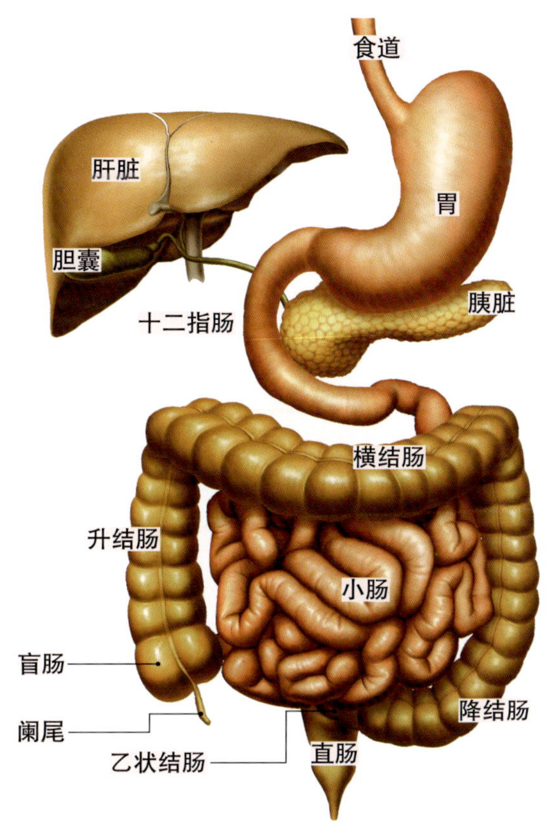


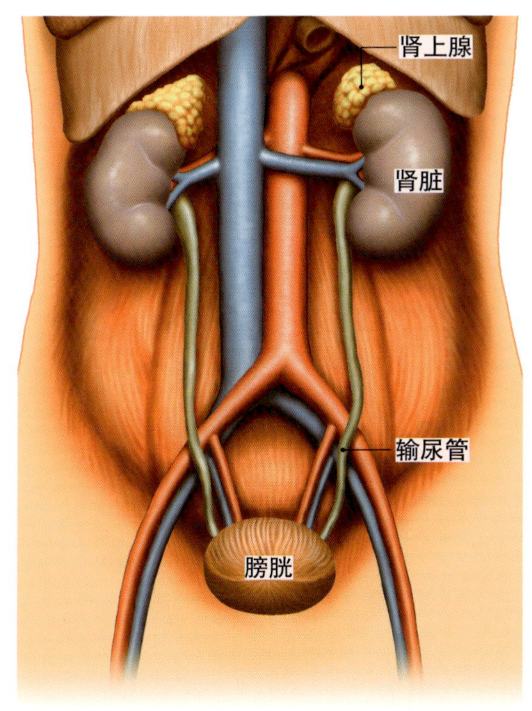


## 把不需要的物质排出体外

肾脏和膀胱等泌尿系统的脏器位于腹膜下面，肾脏分泌尿液，通过输尿管送入膀胱。尿液积存在膀胱里，向大脑传递尿意，从而排尿。从肾脏到膀胱、尿道之间的尿的通道叫作尿路。

肾上腺连接在肾脏上部，肾上腺皮质会分泌各种激素。虽然与消化排泄不直接相关，但它们发挥着重要作用，可以调节水分和盐分含量，在一定程度上维持身体环境。

而且，腹部的脏器还包括男性生殖器和女性生殖器，这些将在第四章讲述。

# 如何消化食物？

## 消化场所不同，吸收的营养物质也不同

### 利用胃酸溶解食道送来的食物

食道连接着嘴和胃，虽不是腹部的脏器，但却属于消化器官。食道长约 25cm，是管状脏器，作用是把口中的食物输送至胃部。

食物通过食道的蠕动运动被运至胃部。蠕动运动是指通过管道等物质的收缩使物体移动的运动。即使是躺着，我们也能把食物输送至胃部就是这个原因。

连接着食道的胃部会分泌具有强酸性的胃液。胃是袋状脏器，分为贲门、胃底部、胃主体、幽门。贲门是连接食道和胃的部分，幽门是连接胃和十二指肠的部分，胃底部是胃的上方膨胀的部分，胃主体是胃的本体部分。

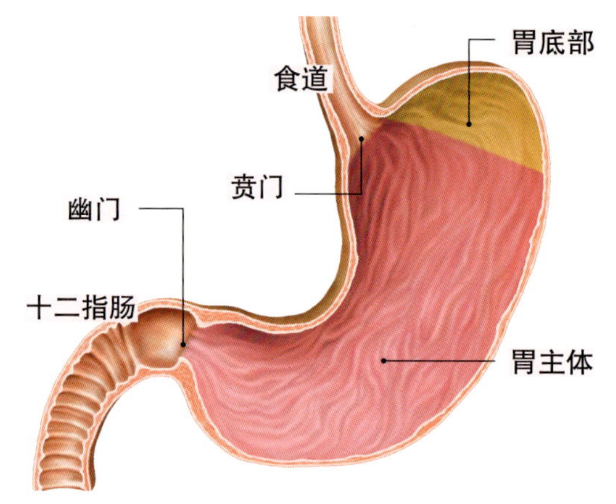


### 分隔食道和胃的贲门

贲门是胃的入口，在食物通过时，通过贲门括约肌打开，没有食物通过则闭合。如果贲门括约肌不能很好地开合，胃液就会逆流至食道，即反流性食管炎。具有强酸性的胃液进入食道后，会在黏膜上发炎，引起烧心等症状。

### 甚至能溶解金属的强酸性胃液

胃壁由黏膜、肌层、浆膜 3 层组成，胃通过肌层的平滑肌收缩。胃的作用就是把食物变成粥状，送入十二指肠。

胃黏膜分泌的强酸性胃液（pH1~2）甚至能溶解金属，在对食物杀菌的同时防止其腐烂。而且，胃液会消化一定程度的蛋白质和脂质，送入十二指肠。

食物通过胃的时间分别是：液体数分钟、固体 1~2 小时、脂肪 3~4 小时。

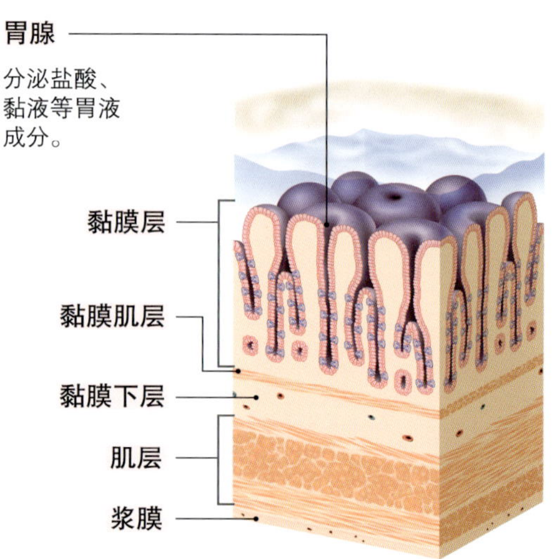

## 十二指肠中和在胃中变成强酸性的食物

十二指肠是小肠最初的一部分，是长度约 25cm 的消化管。左侧壁上有隆起部分，即十二指肠大乳头，胆总管和胰管在此处合流。胆总管是肝脏分泌的胆汁流经的管道，胰管是胰脏分泌的胰液流经的管道。

经胃部送来的食物具有强酸性，所以十二指肠会利用碱性分泌物中和，保护黏膜。再加上胆汁和胰液，开始真正的消化。

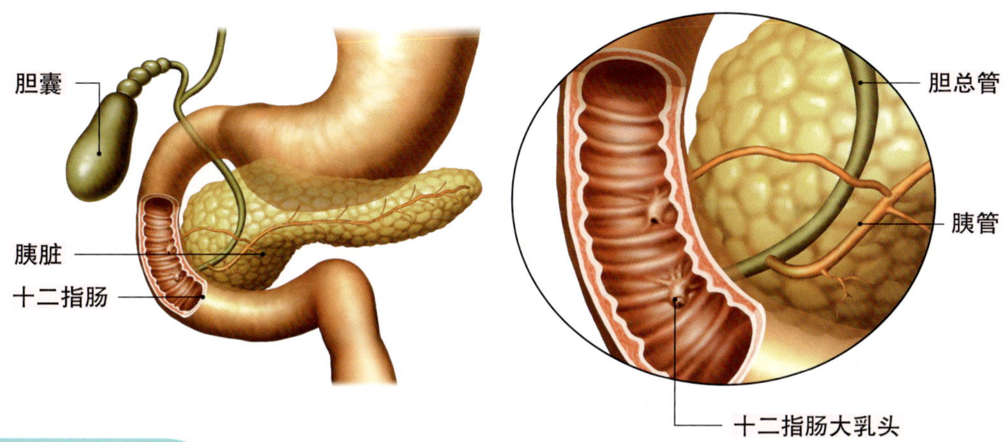




**专栏**

### “焦虑不利于消化”是真的吗?

食物由胃内壁分泌的胃液进行消化。胃液的主要成分是盐酸、胃蛋白酶原、黏液。

盐酸（pH1.0~2.5）具有强酸性，对送入胃部的食物进行杀菌，防止其腐坏发酵。pH 是表示酸碱性程度的单位，以 pH7.0 表示中性，比它低就是酸性，高则是碱性。

胃蛋白酶原被盐酸分解，变成胃蛋白酶这种蛋白质分解酶。胃蛋白酶把蛋白质分解到一定程度，有助于小肠处的消化吸收。

为了避免胃黏膜被强酸性盐酸消化，黏液覆盖着整个胃壁，可以说黏液是胃黏膜的屏障。

胃液的分泌与自主神经相关。通过视觉嗅觉感觉“好像很好吃”，或者实际品尝后，感到“好吃”，这一信息会传递到自主神经的副交感神经，促进胃液分泌。反过来，在焦虑、悲伤、担心等压力下吃饭，交感神经会占主导地位，妨碍胃液分泌。

自主神经失去平衡后，胃液和胃黏液的分泌平衡也会遭到破坏。这时再分泌盐酸，黏液屏障会被破坏，胃黏膜会被盐酸损伤，导致胃炎或胃溃疡。

专栏

## 幽门螺杆菌和胃部疾病

过去认为胃部环境呈强酸性，不像肠道一样有细菌存在。但在 1982 年，人们从胃中发现了螺旋形的细菌。

发现人是澳大利亚的罗宾 · 沃伦和巴里 · 马歇尔，细菌被命名为幽门螺杆菌。日本一般称作幽门菌。两名发现者因此功绩得到 2005 年度诺贝尔生理学和医学奖。

幽门菌能在强烈胃酸中生存是因为拥有尿素酶。尿素酶把胃中的尿素变成氨，中和胃酸，使幽门菌周边的 pH 值发生变化。也就是说，幽门菌可以在自身周围张开屏障。

感染幽门菌后，容易患上胃、十二指肠溃疡。在日本，消化性溃疡患者约有 80 万人，其中胃溃疡幽门菌感染者约 70%，十二指肠溃疡约 90%。而且，95% 的胃癌是由于幽门菌感染所致的。

幽门菌是通过何种路径感染的原因尚不明确，与井水、泉水、食物等相关。卫生状态不好的地区，感染率越高，现在卫生状态良好，年轻人的感染率下降。

而且，在幽门菌感染者中，患上胃、十二指肠溃疡的仅有 2%~3%。虽说如此，但慢性反复胃、十二指肠溃疡的人很有可能感染上幽门菌。

幽门菌可以用药物除菌。之前幽门菌除菌治疗只适用于胃溃疡和十二指肠溃疡，自 2013 年 2 月起，也适用于慢性胃炎。

除菌治疗合起来有 3 种药，抑制胃酸分泌的质子泵抑制剂（PPI）和 2 种抗生物质。据报告显示，服用这 3 种药 1 周后，约八成人除菌成功。

服药完毕的 1 个月后的进行复查，没有除菌成功的话，再使用别的药再次除菌。包含再次除菌在内，据说有九成以上的人除菌成功。

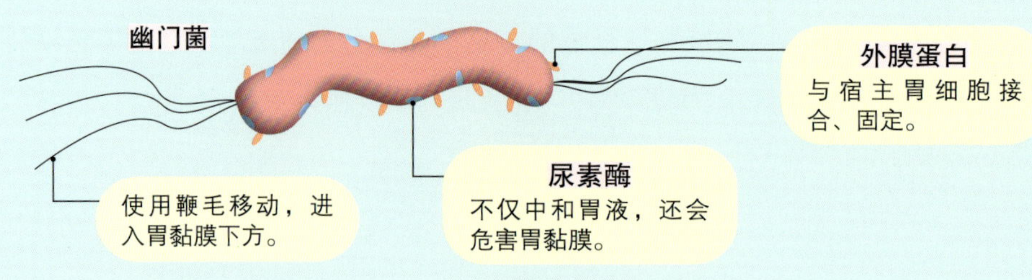

# 如果出现这些症状（上腹部）

| 症状 | 部位 | 可能疾病 |
| --- | --- | --- |
| 烧心 | 胃和十二指肠（P104） | 反流性食管炎、胃和十二指肠溃疡等 |
| 口臭、打嗝涌酸水 | 胃和十二指肠（P104） | 反流性食管炎、胃和十二指肠溃疡、胃癌等 |
| 没食欲 | 胃和十二指肠（P104） | 胃炎、胃下垂、胃癌等 |
| 恶心 | 胆囊和胰脏（P126） | 急性胰腺炎、胆结石等 |
| 吐黑血 | 胃和十二指肠（P104） | 胃癌、胃和十二指肠溃疡等 |
| 胃痛、胃胀 | 胃和十二指肠（P104） | 胃炎、胃下垂、胃和十二指肠溃疡等 |
| 心窝或上腹疼 | 胃和十二指肠（P104） | 胃炎、胃癌、胃和十二指肠溃疡等 |
| | 胆囊和胰脏（P126） | 急性和慢性胰腺炎、胰脏癌、胆结石等 |
| 背疼 | 胆囊和胰脏（P126） | 胰脏癌、胆囊炎等 |



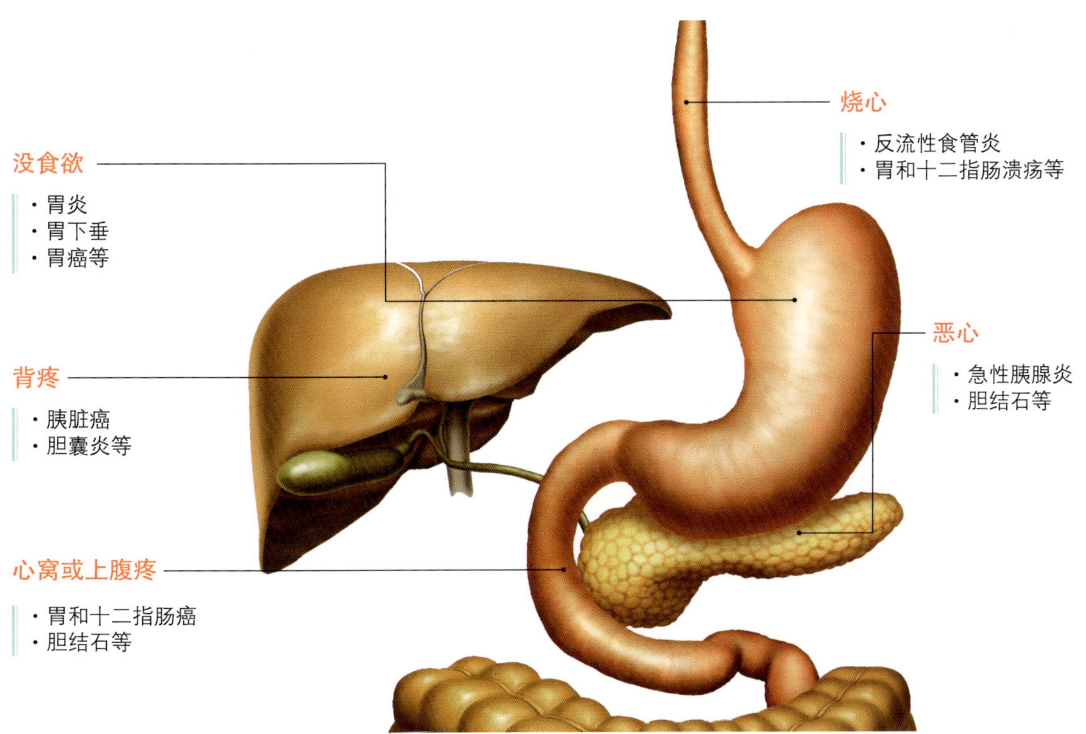

# 胃和十二指肠疾病

## 注意这些症状

胃病症状多是胃痛、胃胀、恶心、食欲不振等。心窝疼得厉害可能是胃溃疡或十二指肠溃疡。吐黑血、便血也可能是胃和十二指肠溃疡导致。烧心、口臭、口中发酸等是因为胃酸过多，引起反流性食管炎（胃食道逆流症）、胃和十二指肠溃疡。没食欲、恶心等症状可能是胃炎、胃下垂、前胃弛缓等，也是胃癌症状。而急性严重恶心可能是食物中毒等感染症引起。

### 反流性食管炎 →内科、消化科、胃肠科

食道出现症状，原因是胃酸逆流。食道黏膜因强酸性胃液发炎，出现烧心、胸痛等症状。不治疗会发展成食道黏膜变性成胃黏膜的巴雷特食管或食道癌疾病，需要注意。摄取脂质蛋白质含量多的饮食会增加胃酸，改善饮食十分重要。治疗主要使用抑制胃酸分泌过剩的质子泵抑制剂。

**主要症状**

- 烧心、反胃
- 嗓子发堵，有压迫感
- 食道部和胃部痛
- 上涌酸水

→置之不理的话炎症会恶化。请去医院检查。

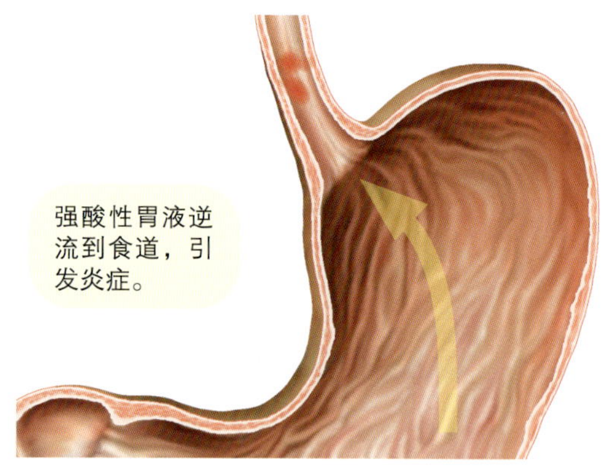


### 慢性胃炎 →内科、消化科、胃肠科

胃黏膜持续发炎，大多没有自觉症状，几乎都是通过健康诊查的胃透视（钡餐造影）或内视镜（胃镜）发现。自觉症状有胃部不适、胃胀、食欲不振等。原因多种多样，饮食、药物、酒精等，与幽门菌也相关。会发展成胃溃疡或胃癌，有必要定期做内镜检查，观察发展。

**主要症状**

- 上腹部不适
- 没食欲、饭后烧心
- 恶心呕吐

→虽说没有自觉症状时不需特意治疗，但为避免恶化要定期检查。

## 胃和十二指肠溃疡 →内科、消化科、胃肠科

胃溃疡和十二指肠溃疡是因为保护黏膜不受强酸性胃酸损坏的黏液屏障被破坏，黏膜受损。溃疡即“溃烂”，进展的话会引起出血，吐血、便血、胃和十二指肠穿孔。抑制胃酸分泌的质子泵抑制剂可有效治疗。而且，胃和十二指肠溃疡多与幽门菌相关，建议发现幽门菌时应及时进行除菌。

容易溃疡的地方
十二指肠
胃主体
幽门附近

**主要症状**

- 心窝周围痛
- 食欲下降
- 打酸嗝儿
- 烧心

→在症状恶化前接受检查，也能尽早痊愈。

## 巴雷特食管 →消化科、内科

食道黏膜被类似于皮肤的扁平上皮所覆盖。如果长期患有反流性食管炎，食道黏膜会替换成类似于胃黏膜的圆柱上皮，这就是巴雷特食管，置之不理的话有可能发展成食道癌。烧心、上涌酸水等有反流性食管炎的人要定期接受内视镜检查，观察其发展。即使癌化，也能趁早期发现用内视镜切除。

为对抗逆流的胃酸，组织发生变化，比正常的食道看起来发红。

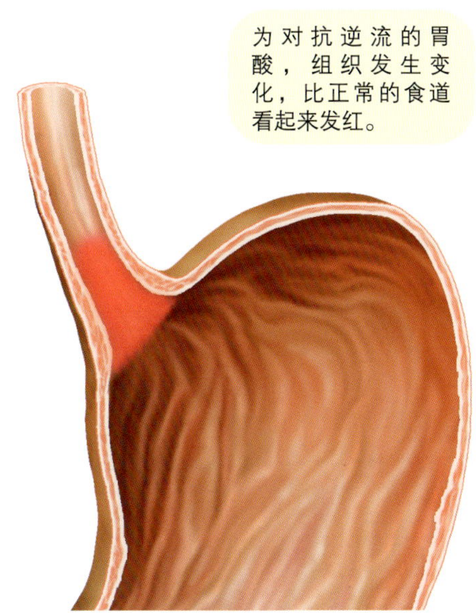

**主要症状**

- 烧心、反胃
- 食道部和胃部痛
- 上涌酸水

→巴雷特化的食道不会恢复原样。如果发现反流性食管炎症状请立即去医院！

## 胃下垂 →内科、消化科

胃下垂至肚脐、下腹部周围，多见于个高瘦弱型的人。大多因暴饮暴食、过度劳累、不安、压力大、腹肌低下等原因。胃严重下垂的话会慢性消化不良，营养失调，还会并发慢性胃炎和胃溃疡。胃酸过多或胃胀时可以药物治疗，也可通过锻炼腹肌改善。

**主要症状**

- 胃痛、胃胀
- 下腹部膨胀
- 没食欲、恶心
- 身体发冷、肩酸严重
  →没有感到疼痛时，不需去医院治疗。可通过改善饮食和锻炼适度肌力有效治疗。

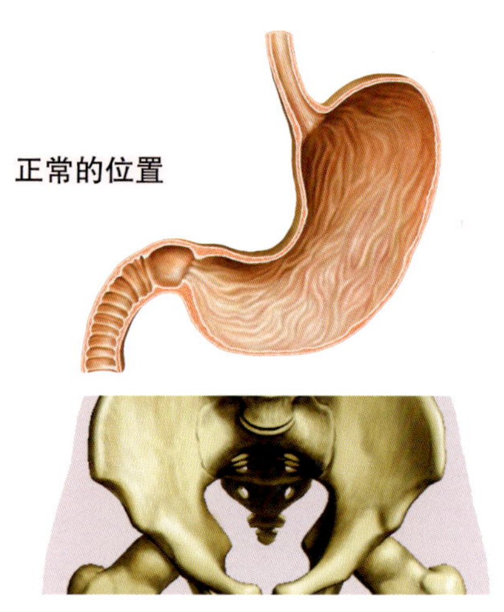


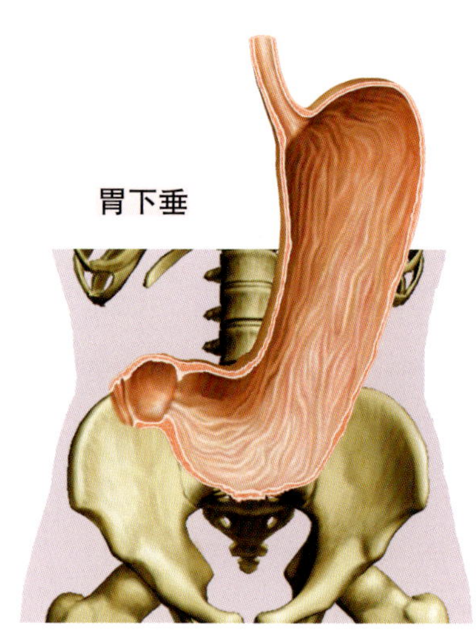


## 胃癌 →消化科、胃肠科

胃癌是胃黏膜发生恶性肿瘤，癌停留在胃黏膜下组织是早期胃癌，癌扩散到肌肉就是中期胃癌，最恶性的是晚期胃癌。由于从胃壁开始进展，所以早期难以发现，而且特征是进展快。中期胃癌会转移到其他脏器，难以治疗。治疗的第一选择是做手术，早期胃癌可用内视镜切除。

**主要症状**

- 出现类似于胃溃疡的症状
- 频繁打嗝儿
- 持续恶心
- 体重莫名减轻
  →请立即去医院检查！

**进展度分类**

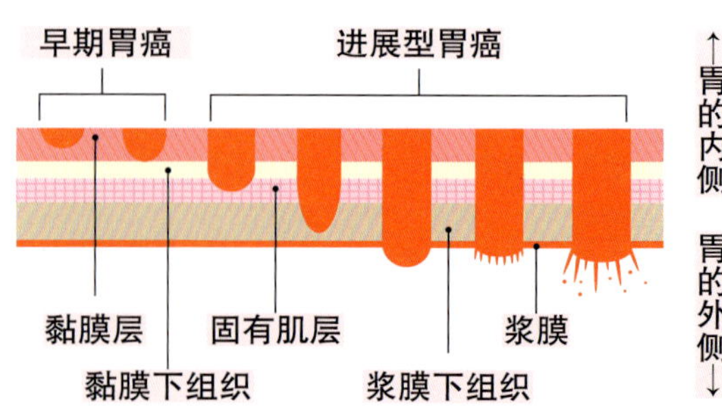

## 功能性胃肠病（功能性消化不良）

→内科、消化科、心理疗法

内镜检查没发现异常，但出现胃痛、胃不适等症状。而且，包括胃酸过多、神经性胃炎、前胃弛缓等疾病。

因精神压力或过度劳累等原因，自主神经失去平衡，胃功能变差。在感到有压力时可以去心理科或精神科。虽然也有抗焦虑药等处方，但首先重要的是改善日常生活。

**主要症状**

- 烧心、反胃
- 胃痛、不适
- 很容易饱腹吃不下去
- 感觉腹部膨胀

→症状持续数月，但大便未见异常，可能是功能性胃肠病。请找医生商量一下，改善饮食。



## 胃息肉

→内科、消化科

胃息肉是长在胃黏膜表面的瘤状物质。检查呈良性就是息肉，恶性则是胃癌。几乎没有自觉症状，大多是在短期综合体检等检查中发现，而且会出现腹部不适、疼痛、感到恶心等。

通过除去胃中的幽门菌，多数息肉会自然消失。根据大小和症状也可以切除。

**主要症状**

- 上腹部不适、感到疼痛
- 食欲下降
- 恶心

→息肉会妨碍到消化等。也可能是别的疾病，请尽早去医院检查。

## 食物中毒

→内科、消化科

因吃了含有沙门氏菌、葡萄球菌等细菌或病毒的食品引起。原因物质不同症状各异，在几小时到几天的潜伏期过后，出现腹泻、呕吐、腹痛、发烧等症状。

基本几天就能痊愈，容易出现脱水，要注意多补充水分。高龄者、幼儿等抵抗力弱的人或者症状严重的话，就需要医生治疗。

**主要症状**

- 1天10次以上腹泻、恶心
- 腹痛强烈、腹泻
- 便血

→可能是食物中毒。有死亡病例，请去医院治疗！

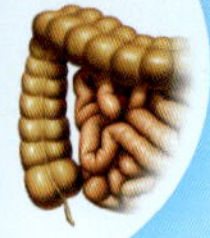



# 经胃消化后如何形成大便?

## 小肠吸收大部分营养物质

### 在长长的管道中慢慢吸收营养

小肠分为十二指肠、空肠、回肠 3 部分，大部分是空肠和回肠，长度为 6m。空肠和回肠没有明确的边界线，约 2/5 是空肠，剩下的 3/5 是回肠。与回肠相比，空肠肠壁更厚，构造基本相同，没太大差别。

十二指肠吸收镁、铁等无机物。空肠则吸收一部分葡萄糖、氨基酸、脂肪酸、维生素。回肠则吸收没有被十二指肠和回肠吸收的营养物质，并把食物残渣送向大肠。

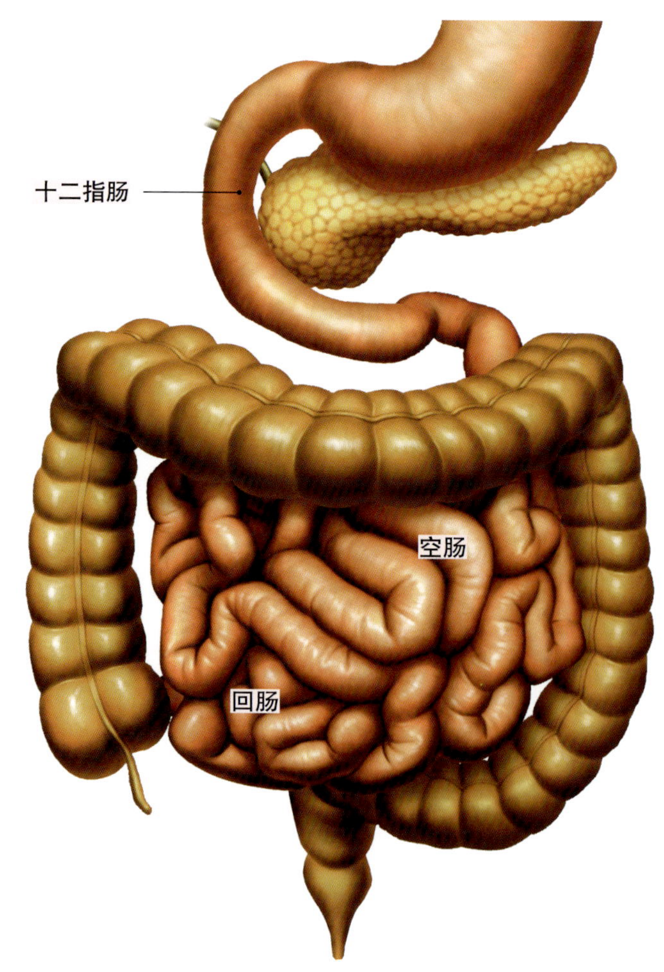

## 把食物分解成营养物质

小肠黏膜上长有无数像天鹅绒一样的细小凸起，叫作肠绒毛。食物经胃消化后呈粥状，在小肠进一步消化，被分解成葡萄糖等营养物质。那些营养物质在流经肠绒毛时，被毛细血管吸收，通过门静脉被运往肝脏。

小肠黏膜中聚集着叫作淋巴小结的小淋巴组织。特别是回肠，聚集着许多淋巴组织，被称为集合淋巴小结。

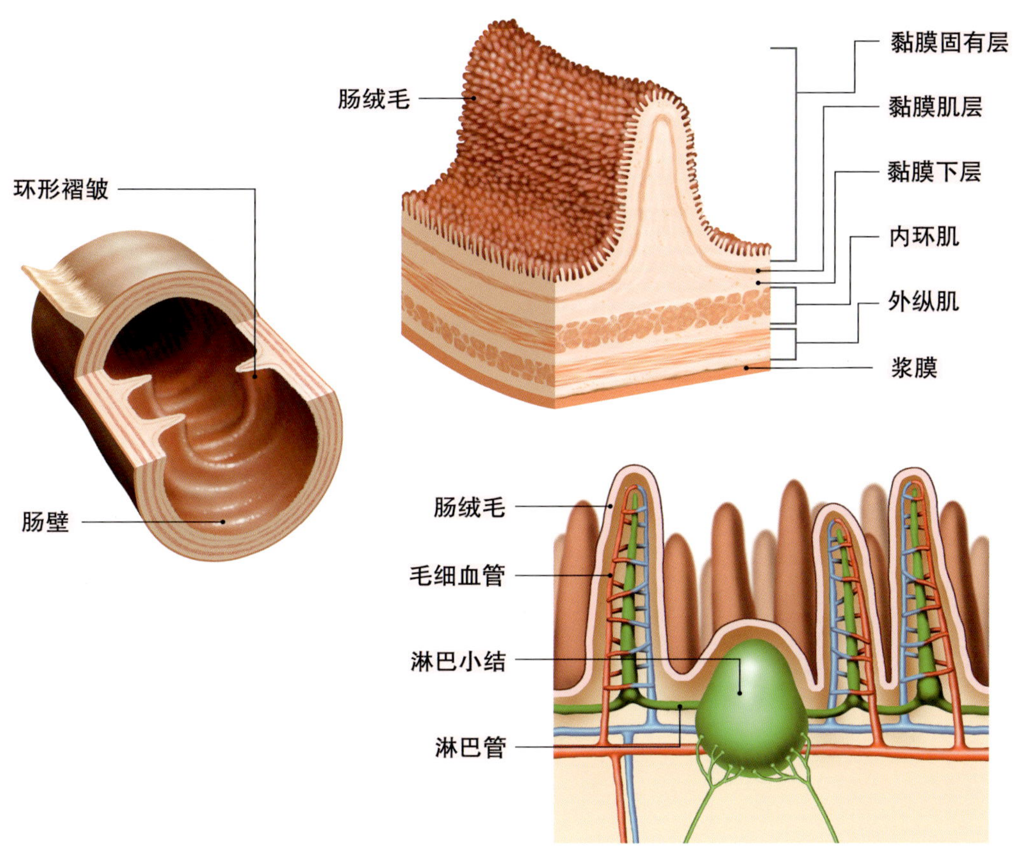




## 小肠进行双重消化

在小肠的消化分为两种，分别是在消化管内进行的管内消化和膜消化。被管内消化的营养物质接触到肠绒毛表面的极小凸起、微绒毛后，会从细胞膜分泌消化酶，进行膜消化。膜消化会把营养物质变成身体能够吸收的形态。

米饭和面包等碳水化合物（糖质）经管内消化被分解成麦芽糖，经膜消化被分解成葡萄糖等单糖。蛋白质经管内消化变成 2~10 个氨基酸连接在一起的寡肽，经膜消化被分解成氨基酸。

脂质（中性脂肪）经管内消化被分解成脂肪酸和甘油酸酯，经膜消化再次合成中性脂肪，再次变形后进入淋巴管，被送入肝脏。

## 液状消化物一点点形成固体便

大肠分为盲肠、结肠、直肠 3 部分，成年人的大肠长度约为 1.5m。

盲肠是大肠的起始部分，没有消化等特定的作用。盲肠的一端上有长度为 6~8cm 的阑尾。阑尾发炎就是阑尾炎。

结肠从盲肠一侧开始，分为升结肠、横结肠、降结肠、乙状结肠，约绕腹部一周。乙状结肠接着就是直肠。直肠长度是 20cm，连接着消化管出口即肛门。

结肠会从被小肠吸收了营养物质的食物纤维和消化物残渣中吸收水分。

从小肠被送入结肠的这些消化物呈液体状。这些水分被大肠黏膜一点点吸收，在乙状结肠变成固体，被送入直肠。

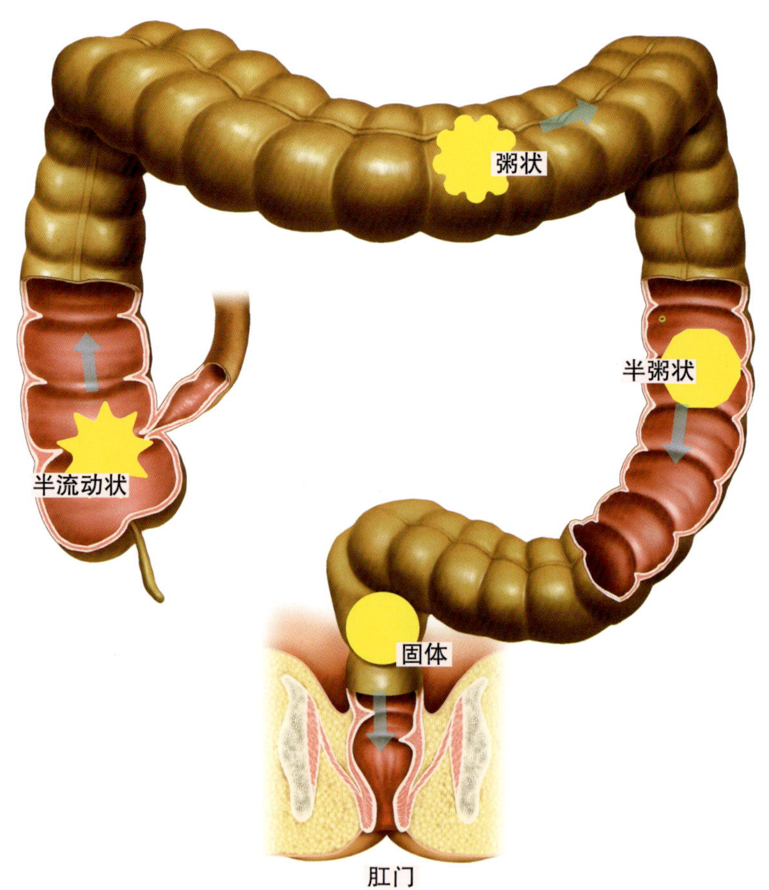


肛门是排泄沉积在直肠的大便的器官，肛门出口处有两种肌肉，与意志无关的内肛门括约肌和能意识控制的外肛门括约肌。

通过小肠的蠕动运动把消化物送入大肠，大肠整体反射性地开始蠕动运动，把物质挤压入直肠。

大便在直肠沉积，直肠内压上升，这一信息经过骨盆神经、脊髓神经传递到大脑，产生便意。于是从大脑发出指令，内肛门括约肌松弛。然后靠自己的意志松弛外肛门括约肌，运气向腹部使劲，腹压增加，肛门打开，得以排便。

## 如果出现这些症状（下腹部）

| 症状 | 部位 | 疾病 |
| --- | --- | --- |
| 下腹痛 | 小肠、大肠、肛门（P112） | 阑尾炎、大肠癌等 |
| | 肾脏（P138） | 肾盂肾炎、肾结石等 |
| | 膀胱（P141） | 膀胱炎、结石等 |
| | 女性生殖器（P160） | 痛经等 |
| 便秘或腹泻 | 小肠、大肠、肛门（P112） | 过敏性肠道综合征等 |
| 放屁 | 小肠、大肠、肛门（P112） | 过敏性肠道综合征等 |
| 下腹水肿 | 肝脏（P120） | 肝硬变等 |
| 便血 | 胃和十二指肠（P104） | 胃和十二指肠溃疡、克罗恩病等 |
| | 小肠、大肠、肛门（P112） | 溃疡性大肠炎、大肠癌、痔疮等 |

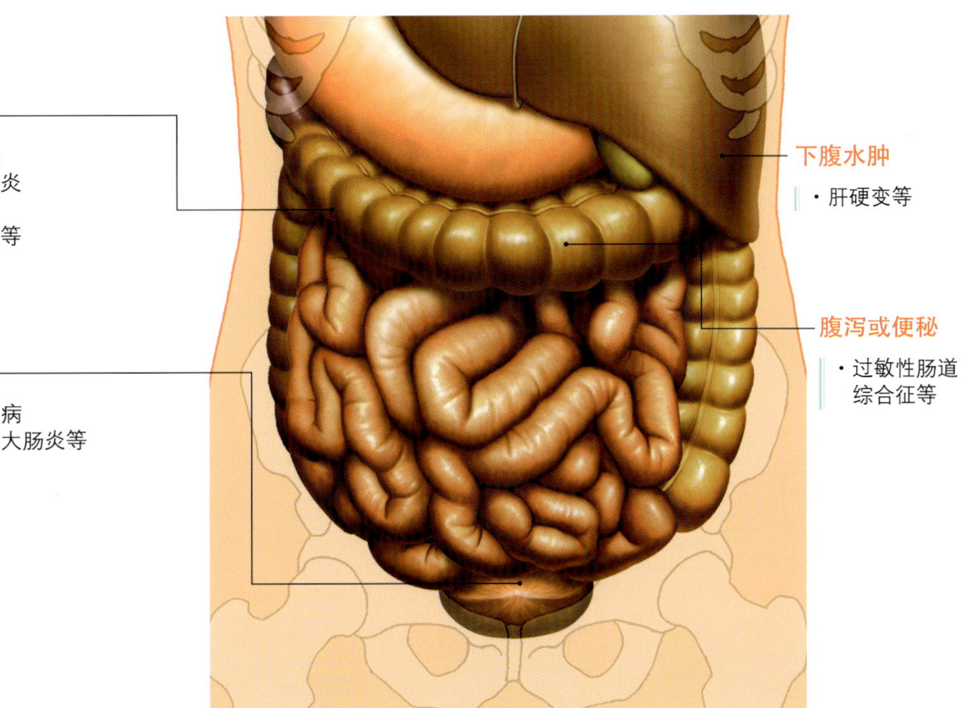

# 小肠、大肠、肛门疾病

## 注意这些症状

一时性的便秘或腹泻不必担心，但长时间持续或便秘和腹泻交替反复、放屁次数增加时就需要注意了，可能患有过敏性肠道综合征。而且，食物中毒或者感染病毒也会引起严重腹泻。急性腹痛可能患有阑尾炎，阑尾炎可以用抗生素治疗。痔疮是便血原因之一，溃疡性大肠炎、克罗恩病、大肠癌也会引起便血。一般小肠不会癌变，但也会罕见地出现小肠癌，症状表现为腹痛和痉挛。

### 过敏性肠道综合征 →内科、消化科、心理疗法

过敏性肠道综合征的症状是明明肠道没有异常，却慢性、反复地出现腹痛、便秘、腹泻等。据说是因压力引起，近年来患者急剧增加，多见于20~50岁人群，其中有患者伴有眩晕、头疼、焦躁等精神症状。会影响学业和工作，所以问题很严重。

当大脑感到压力时，会把这个信号传递到肠道，引起通便异常。特征是在通勤途中或马上要开会议时产生便意。有时还会下腹疼痛、感到不适，排便后症状缓解。改善生活习惯、注重减压等十分重要，通过药物抑制血清素作用的治疗方法引人注目。

**主要症状**

- 腹部疼痛、感到不适
- 通便异常
- 腹部感到饱胀
- 腹部“咕噜咕噜”响
  →内科发现不了异常时请去心理科。

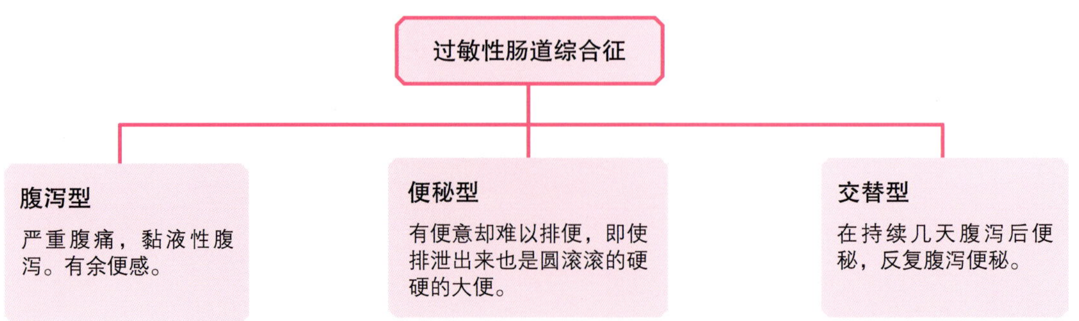

## 大肠癌 →内科、消化科

现在大肠癌已经呈增加趋势，如果按照脏器分类，发病率已是排名第二的癌。有便秘、腹泻、便血等自觉症状，早期发现的话，通过大便潜血做癌诊查或内镜检查可有效治疗。早期可用内镜切除，严重的话就需要做开腹手术或腹腔镜手术。有时会转移到肺、肝脏、腹膜等地方，需要并用抗癌剂或放射性疗法。

**主要症状**

- 通便异常、便血
- 腹部有胀感
- 腹部发硬、有痛感
  →请立即去医院！

容易发生大肠癌的地方

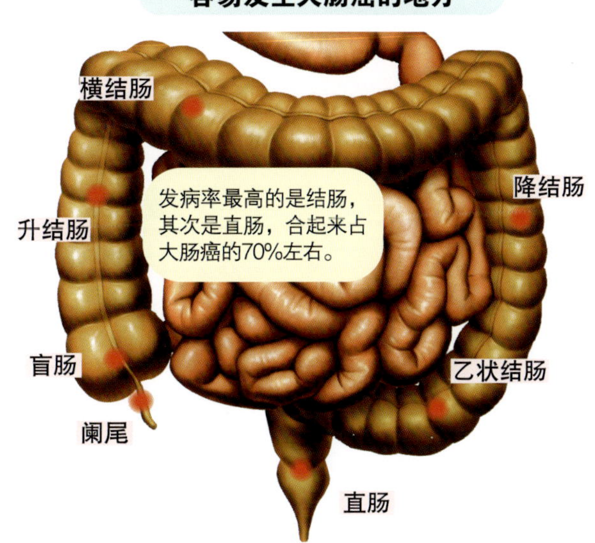


## 痔疮 →外科、肛门科

痔疮属于肛门疾病，分为痔核、肛裂、肛瘘 3 种。痔核分为肛门外侧肿胀的外痔核和肛门内的静脉瘀血的内痔核 2 种。肛瘘是由于感染大肠菌等导致肛门腺积脓。痔核和肛裂症状较轻，多自然痊愈，也可以用软膏或栓剂等治愈，反复再发的痔核、肛裂、肛瘘，建议手术治疗。

**主要症状**

- 排便时出血
- 肛门处有小凸起
- 肛门发痒
- 排便时有凸起从肛门出来
  →利用市面上的药有时不会痊愈，症状持续的话请去医院治疗。

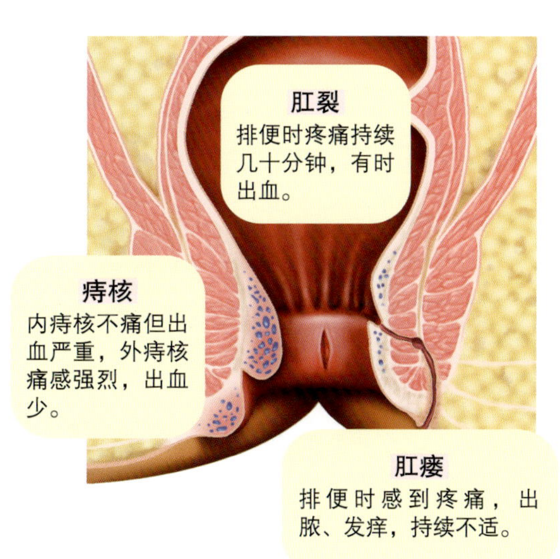

## 溃疡性大肠炎 →内科、消化科

大肠黏膜发炎，出现溃烂溃疡，现今患者急剧增加。出现黏性便血、腹泻、腹痛等症状，恶化后发烧、体重减轻。原因不明，通过治疗药剂可好转，过上正常的社会生活。因为会反复好转、恶化（缓解和复发），需要注意。在日本被指定为国家特定疾病，有医疗费补助。

**主要症状**

- 发生腹泻的次数增加
- 便血
- 严重腹痛，持续低烧

→发烧时疾病大都会进展很快。察觉到腹泻等通便异常时请做一次检查。

**直肠炎的进展程度**

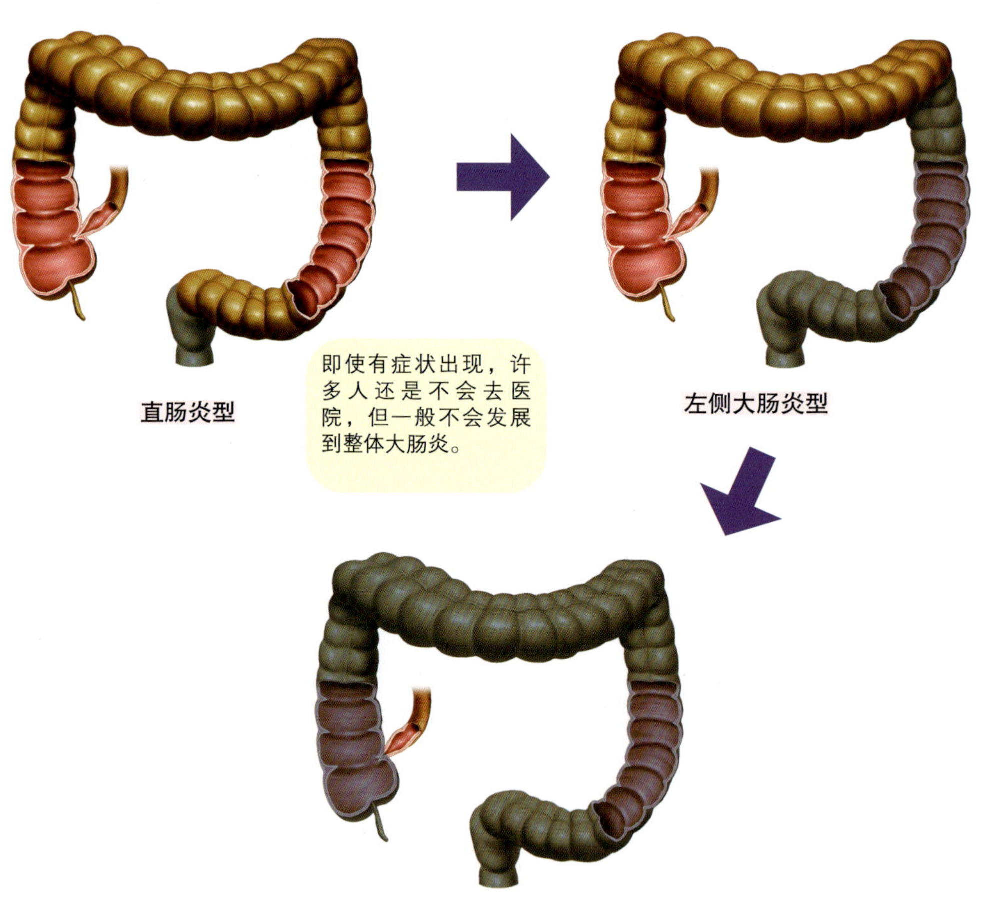

## 肠梗阻 →外科、消化科

肠道无法把食物送入肛门，伴有恶心、呕吐、腹痛。原因是肠道被外侧压迫、发生拧曲，也有大肠癌等肠道内侧的原因。有时引起溃疡性大肠炎、克罗恩病，高龄者因便秘也会出现肠梗阻。多数通过绝食、使胃休息改善病症。但如果压迫的不只是肠道，发展成压迫肠系膜的绞窄性肠梗阻就需要做手术。

**主要症状**

- 腹部饱胀、剧烈疼痛
- 恶心、呕吐

→病症进展会引起脱水，甚至危及生命。感到异常时请去医院！

## 克罗恩病 →内科、消化科

肠黏膜慢性发炎的疾病之一，多发生在回肠。症状有腹痛腹泻、便血、体重减轻等，特点是较年轻的人群发病率高。恶化时，需要使肠管保持平静、去除饮食刺激，所以通过经肠营养、中心静脉营养等营养疗法、抑制炎症的药物疗法进行治疗，肠梗阻或大量出血就要进行手术。原因不明，属于特定疾病。

**主要症状**

- 持续腹泻、有时混杂着血
- 腹痛
- 没有感冒却发烧
- 食欲下降，体重下降

→有时几天症状就能痊愈，但并不是完全变好，一定要去医院认真治疗。

## 小肠癌 →内科、消化科

非常少见的癌，1万个人也不见得有1个。患有克罗恩病的人发病率较高。初期几乎没有自觉症状，病情进展时出现腹痛、痉挛，便血等。癌扩散后，引起肠梗阻，发生剧烈腹痛、呕吐。早期癌可用内视镜切除，进展后进行切除小肠的外科手术。

**主要症状**

- 腹痛
- 腹部痉挛
- 下腹饱胀，激烈疼痛

→初期症状较少，腹部状况异常时请在检查胃和大肠时一起检查小肠。

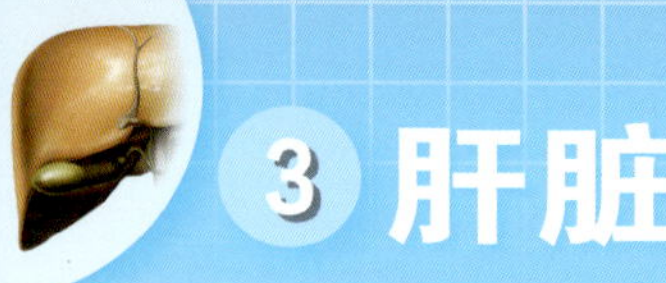

# 3 肝脏

## 肝脏的构造是什么样子?

### 制造身体必需的能量

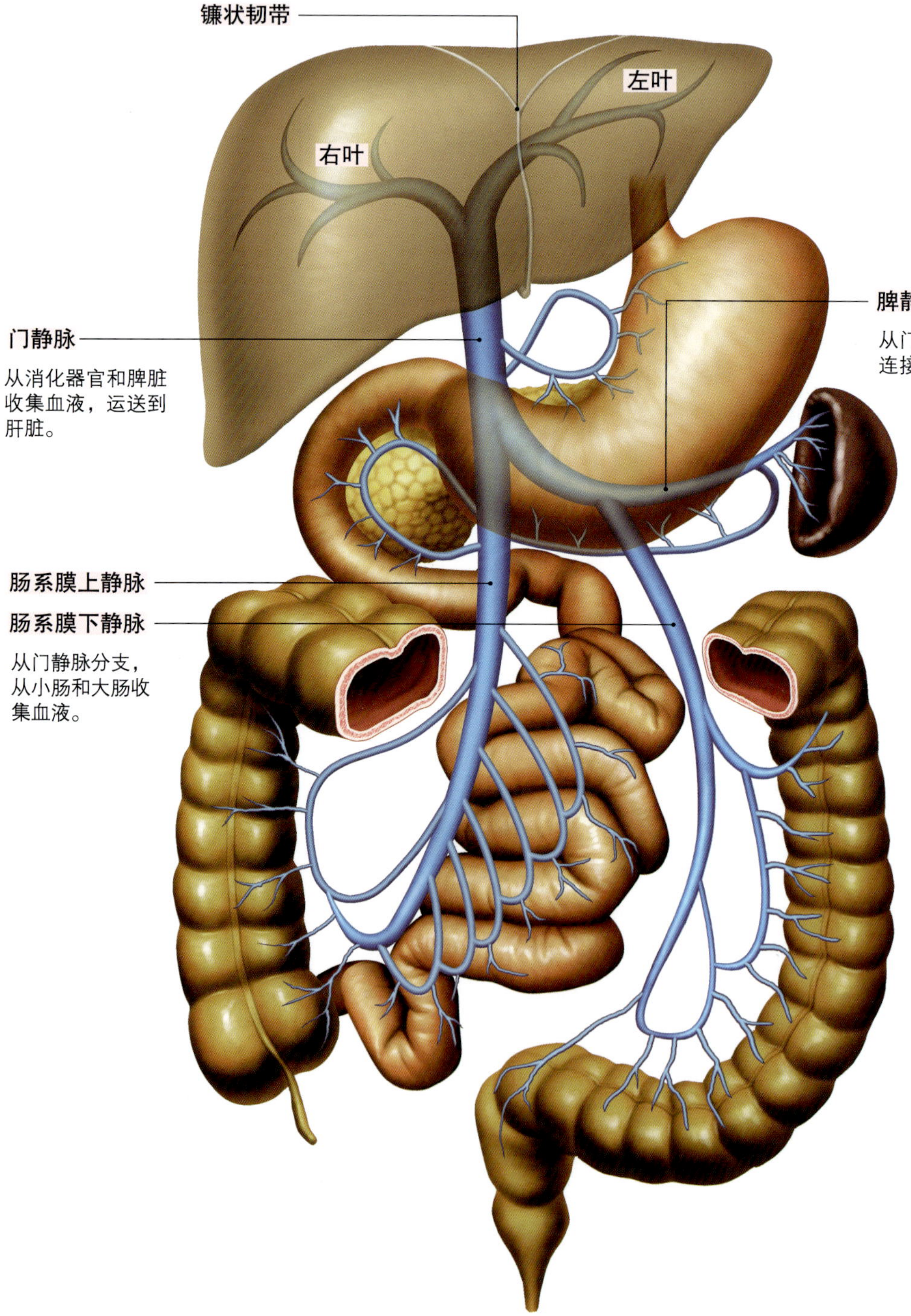

镰状韧带

左叶

右叶

**脾静脉**

从门静脉分支，连接着脾脏。

**门静脉**

从消化器官和脾脏收集血液，运送到肝脏。

**肠系膜上静脉**

**肠系膜下静脉**

从门静脉分支，从小肠和大肠收集血液。

## 最大、最活跃的脏器

肝脏是人体最大的脏器，成年人的肝脏重量约 1kg。几乎全部隐藏在右胸肋骨中，按压胸骨下部边缘就能触摸到一部分肝脏。

营养物质被胃和小肠吸收后，通过门静脉被运送至肝脏。而且，门静脉从胃、肠、胰脏、脾脏收集静脉血，运送至肝脏。人类的肝脏和猪、牛的肝脏一样呈暗紫色，这是因为它含有大量的静脉血。

从前面看肝脏，以镰状韧带为分界，分为右叶和左叶，从底部看，右叶和左叶之间有尾状叶和方形叶，共有 4 部分。肝门夹杂在 4 个叶之间，固有肝动脉和门静脉、总胆管在此进出。



肝脏底面

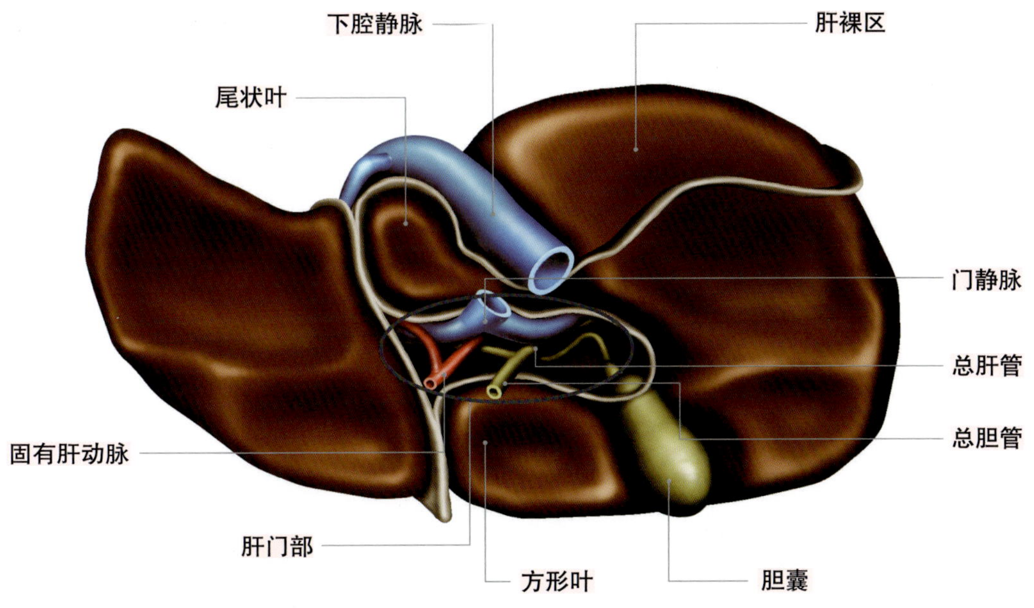


## 强大至无限再生

肝脏内部被血管或胆管分支分为 8 个区域，做肝脏手术时，可以个体切除这些区域。与其他脏器相比，肝脏具有高度再生能力，即使切除 3/4 的肝脏，肝细胞增殖，大约 4 个月就能再生成原来的大小。而且，肝脏的再生不是仅有 1 次，而是无限次。

肝脏的区域

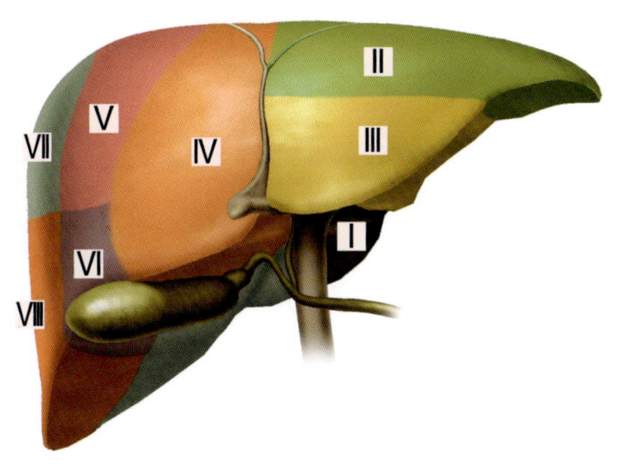

# 肝脏如何进行代谢?

## 六角形的联盟产生能量

肝脏被比喻为聚集着化学工厂的一个大联合企业。被运送至肝脏的营养物质通过各种化学反应分解，再次合成身体必需的其他物质。正如之前所述，这种在体内的化学反应就叫作“代谢”。

肝脏能产生500种以上的物质，这些物质通过血管被运送至身体各部分。肝脏如果不能正常工作，食物中的营养物质就不能活用到体内。

构成肝脏的基本单位是六角形的肝小叶，大小约1mm。肝小叶上聚集着约50万个肝细胞。

肝小叶的周边聚集着从固有肝动脉、门静脉、胆管分支来的血管。肝小叶的中心有从肝静脉分支的中心静脉通过。

**肝小叶**

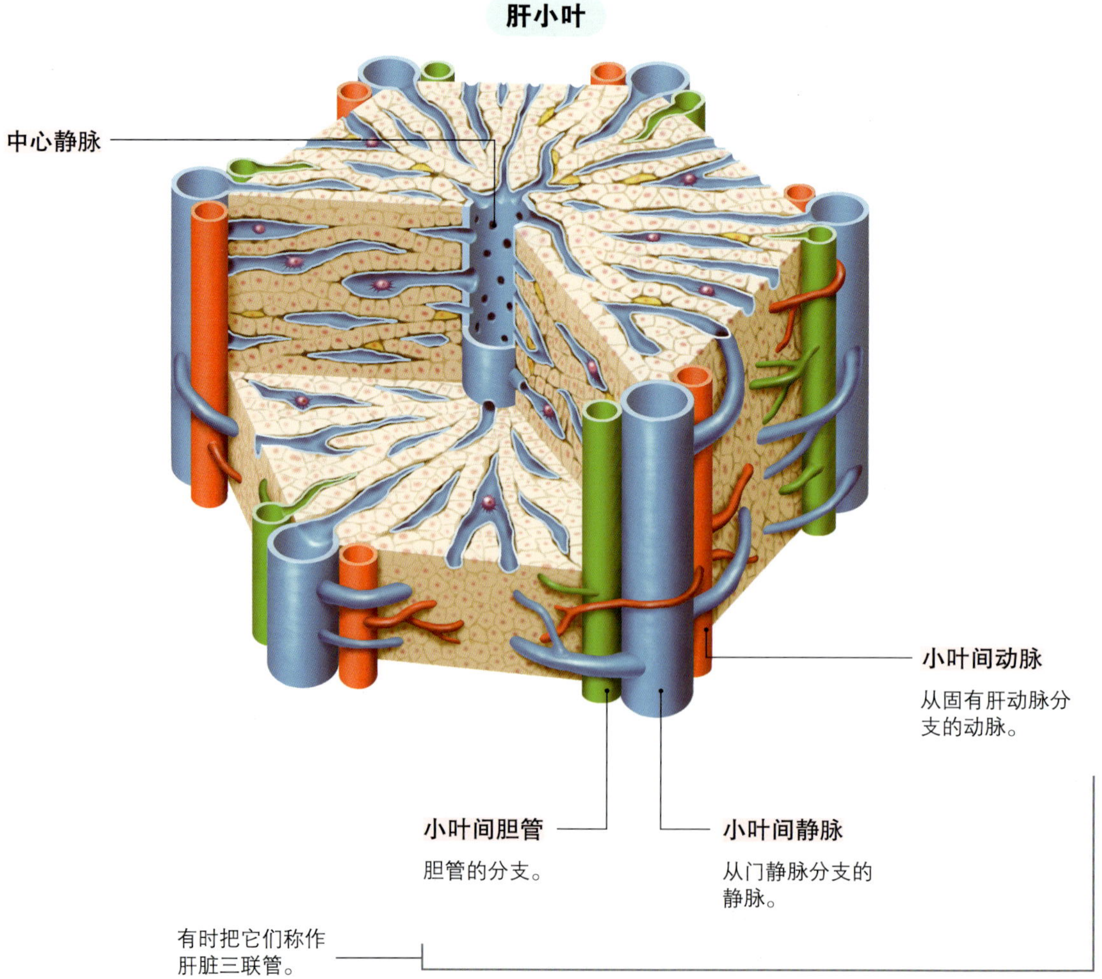

## 一边处理异物一边分泌胆汁

血窦是通往中心静脉的不规则的毛细血管，里面有枯否细胞，属于一种巨噬细胞。巨噬细胞又被称作贪食细胞，是免疫细胞之一，当异物侵入体内时，巨噬细胞会像贪吃异物一样把它们摄入细胞内处理。枯否细胞也同样处理肝脏内的异物。

在肝细胞之间的缝隙处由连接在小叶间胆管上的毛细胆管打开，负责肝脏内胆汁的排泄。

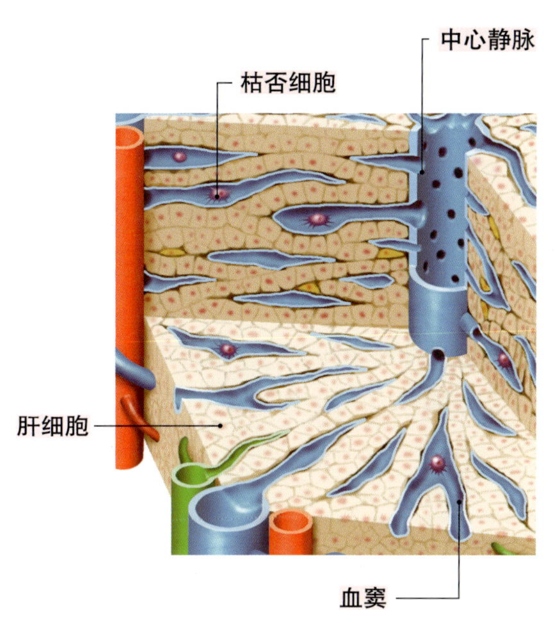




## 供给糖质和蛋白质

肝小叶负责糖质、脂质、蛋白质三大营养物质的代谢和维生素、无机物的代谢。

被分解成单糖的糖质在肝脏内全部变成葡萄糖，根据需要供给给血液，剩余部分合成糖原，储存在肝脏内。蛋白质在小肠被分解成氨基酸运送至肝脏，在肝脏内再次合成构成身体所需的蛋白质。

肝脏的糖原枯竭、血液中的葡萄糖不足时，氨基酸会合成葡萄糖。被运送到肝脏的脂质会合成甘油三酯（中性脂肪）、胆固醇、磷脂、胆汁酸。

**肝脏进行的代谢**

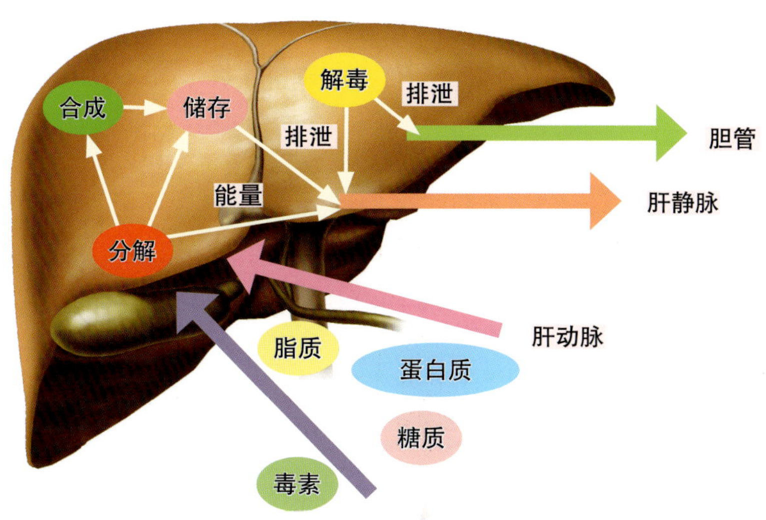

# 肝脏疾病

## 注意这些症状

肝脏被称作“沉默的脏器”，没有患部自觉症状。虽然肝硬变会积存腹水，腹部肿胀，但那是相当进展后的情况。而且，慢性肝炎会出现食欲不振、全身乏力等症状。慢性肝炎会进展成肝硬变、肝癌，所以在健康检查中需要检查肝功能。喝酒的人多会患有脂肪肝，若置之不理会发展成肝炎、肝硬变、肝癌。不喝酒的人也会出现类似症状，但那是非酒精性脂肪肝（NASH），特点是多见于女性。

### 慢性肝炎 →内科、消化科

引起肝炎的原因多种多样，大部分是B型肝炎或者C型肝炎等病毒性肝炎。而且，也有人因酒精过度由脂肪肝转移成慢性肝炎。为了不转变成肝硬变和肝癌，需要一边持续药物疗法保护肝脏，一边定期检查肝功能。病毒性肝炎可通过干扰素疗法去除病毒。

**主要症状**

- 出现发烧等感冒症状
- 即使睡觉也有疲乏酸疼感
- 上腹不适
- 仅仅闻到食物味道就恶心
  →可能患有肝炎。请在慢性化前接受治疗。

### 肝硬变 →内科、消化科

慢性肝炎进展后，一部分肝细胞会变成纤维状的硬硬的组织，不能恢复原样，这就是肝硬变。肝硬变后正常的肝细胞渐渐减少，肝功能下降，且转变成肝癌的风险很高。肝硬变进展后，会出现黄疸、腹水等症状，引起肝功能不全。肝硬变不能恢复原样，重要的是通过药物疗法和改善生活习惯，维持剩下的肝功能。

**主要症状**

- 没有食欲、体重下降
- 眼白发黄
- 皮肤变浅黑
- 右侧腹部疼
  →请立即去医院检查！

## 肝癌 →内科、消化科

一般情况下，肝硬变再恶化会转变成肝癌。当然，也有不变成肝硬变，直接从慢性肝炎变成肝癌的病例。初期自觉症状很少，出现腹部饱胀、腹水、吐血、疲乏、黄疸等症状后，可能已进展严重。除了手术治疗，还有针刺肝脏，把酒精注入癌细胞，用微波或放射波燃烧癌细胞等治疗方法。

**主要症状**

→初期没有自觉症状。定期做血液检查。

- 出现类似肝炎或者肝硬变的症状
- 吐血
- 腹胀

→请立即去医院！



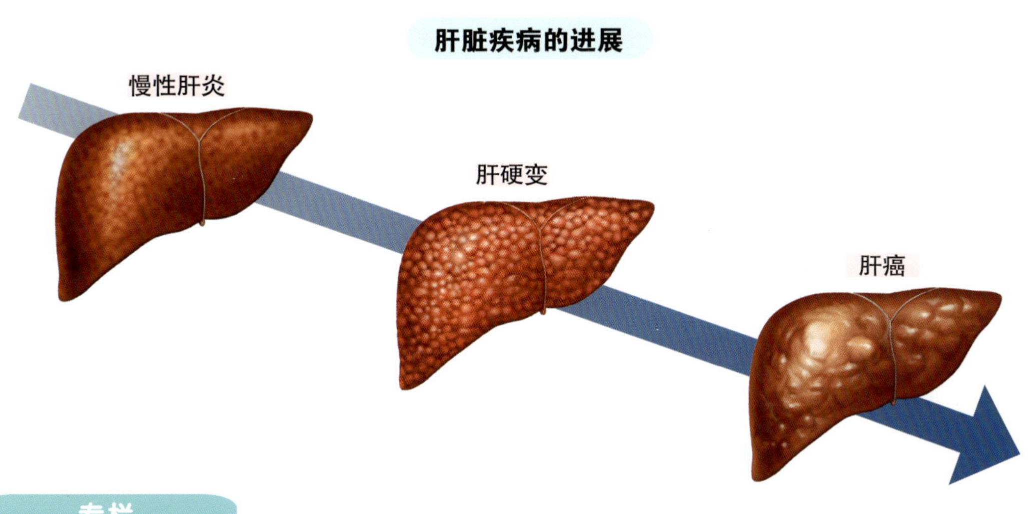


**专栏**

### 肝脏肥胖化的脂肪肝

长期大量喝酒，脂肪在肝脏积存，引起脂肪肝。脂肪肝会给肝功能增加负担，渐渐地出现食欲不振、恶心、黄疸、发烧等症状，引起酒精性肝病。继续喝酒可能出现肝硬变，感染 C 型肝炎病毒的患者继续喝酒会使肝病严重。最大的预防方法是饮酒适量。酒精健康医学协会规定，1 天 50g 以内程度的白酒即适量。

几乎不喝酒，但肝脏也会积存脂肪，这就是 NASH（非酒精性脂肪肝）。可通过超声波或者 CT 诊断是否为脂肪肝。NASH 的最大原因是肥胖，若对脂肪肝置之不理，肝脏会出现炎症。脂肪型肝炎会进展成肝硬变或者肝癌，需要治疗。基本是食疗和运动治疗，减轻体重后肝功能有所改善。报告显示，药物中的胆烷酸可有效治疗。

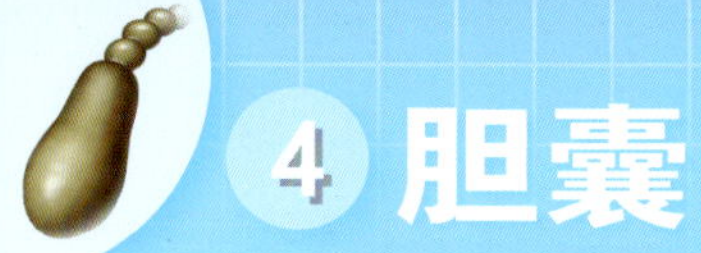

# 4 胆囊

## 胆囊是什么？

### 胆汁的保管场所

胆囊是位于肝脏下面形状如同茄子的袋状脏器，负责储存肝脏分泌的胆汁。

肝小叶分泌的胆汁被运送至小叶间胆管。肝管聚集着小叶间胆管，左右肝管合并后形成总肝管，流出肝脏。

肝总管与连接着胆囊的胆囊管合并，形成胆总管。胆总管和胰脏的主胰管合并，朝向十二指肠内壁上的十二指肠大乳头开口。运送胆汁的管总称胆道。

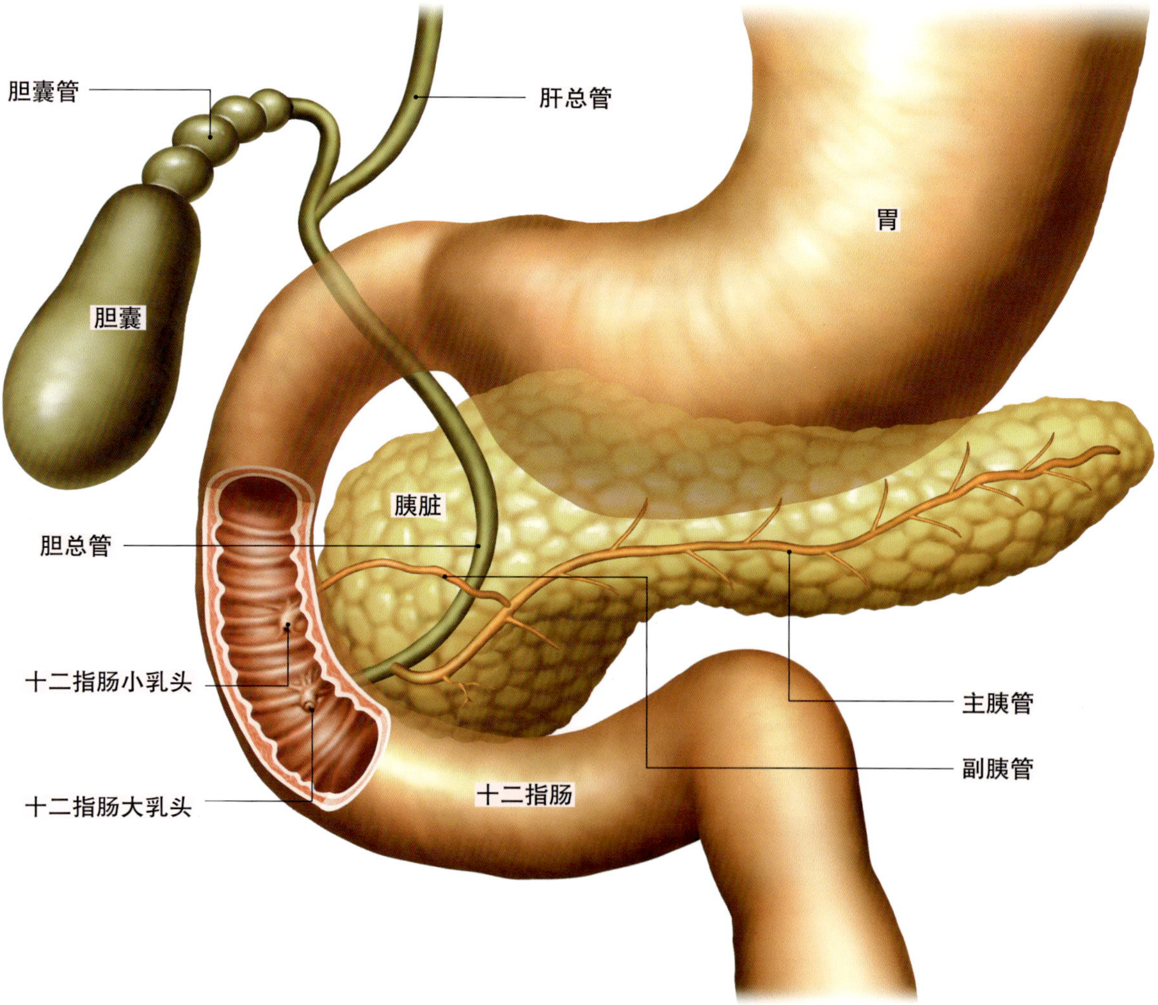

胆囊管
肝总管
胃
胆囊
胰脏
胆总管
十二指肠小乳头
主胰管
副胰管
十二指肠大乳头
十二指肠

## 浓缩肝脏分泌的胆汁

胆汁被暂时储存在胆囊内，摄入食物时被运往十二指肠。而且，胆囊的作用是从胆汁中吸收水分，浓缩胆汁。肝脏分泌的胆汁 90% 以上是水分，呈黄色，经胆囊 5~10 倍浓缩后，变成暗褐色。

吃饭后，小肠会分泌激素肠促胰酶素（胆囊收缩素），此激素使胆囊肌肉收缩，把胆汁运送至胆总管。同时，胰脏分泌胰液。在此刺激下，位于十二指肠大乳头的 Oddi 括约肌打开，胆汁和胰液被运送至十二指肠。

胆汁的分泌约在饭后 1 小时后增加，2 小时后达到顶峰，之后一点点减少。

胆汁中含有的胆汁酸和胆固醇过剩，经浓缩后，生成胆结石，胆结石堵塞胆管后，出现疼痛等症状。而且，胆汁流动变差后，胆汁成分之一的胆红素在血液中增加，出现眼白发黄的黄疸症状。



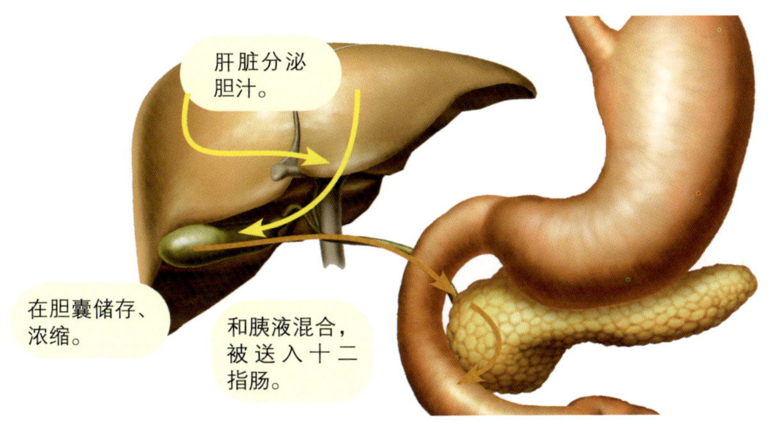


专栏

### 胆囊是可以没有的脏器吗?

胆囊中长有结石的胆结石堵塞在胆囊管附近或胆囊管中，心口窝或者右侧腹部出现剧烈疼痛。除了用药物溶解或用冲击波粉碎结石之外，还可用腹腔镜手术去除结石。

以往的从腹部几处伤口插入器具的方法虽然也会减少患者的负担，但最近出现的“单孔腹腔镜胆囊切除术”则只需把肚脐切开 2cm，伤口隐藏在肚脐里，在女性患者中很有人气。

没有胆囊的话，消化脂肪的胆汁不能浓缩，直接流入十二指肠，也算是顺应身体，对实际生活没有太大影响。

但是，脂肪的消化能力终归是减弱了。虽不忌口，但大量摄入油炸物等油腻食品的话，会使身体状况恶化，需要注意。

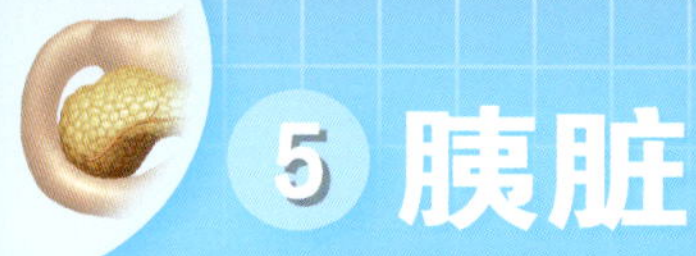

# 5 胰脏

## 胰脏的作用是什么？

帮助消化、控制糖质含量

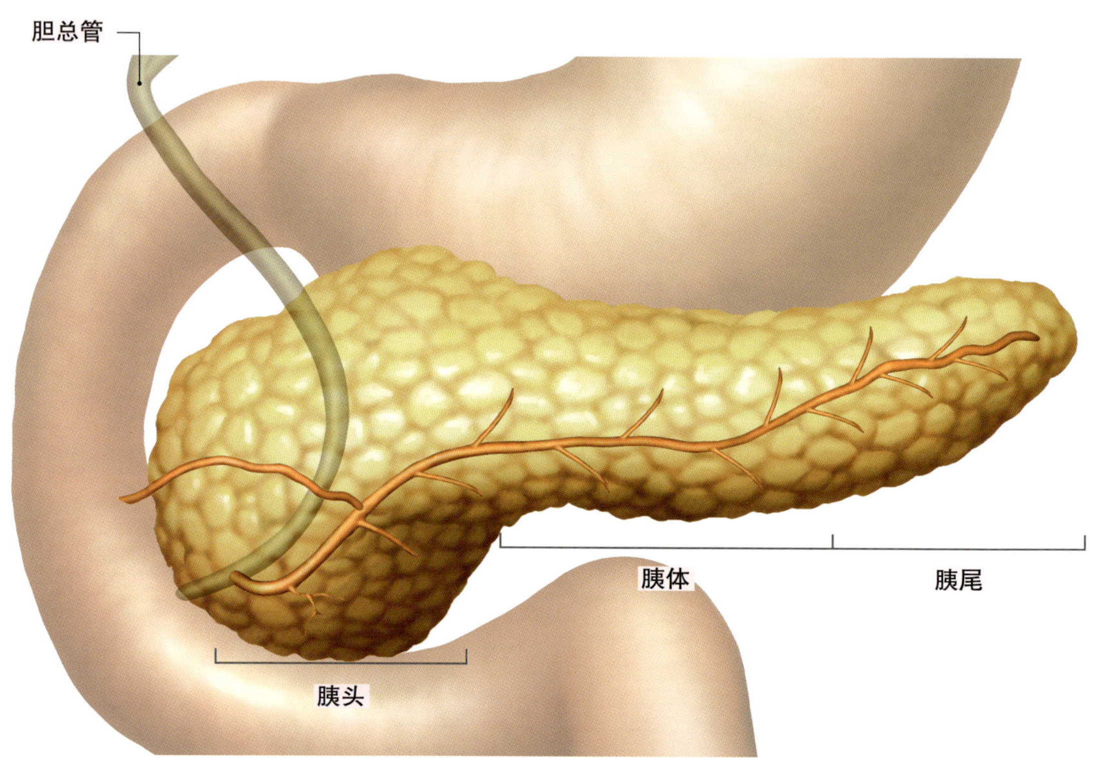


### 隐藏在体内深处的脏器

成年人胰脏约长15cm，帮助消化食物，属于消化系统的一部分。形状类似洋梨或者蝌蚪，位于腹部深处，无法从体表接触。分为胰头、胰体、胰尾3部分，越靠近胰尾越细。

按照脏器作用，可分为外分泌部和内分泌部，外分泌部负责分泌胰液，并将其运送至肠道，内分泌部负责往血液里释放激素。

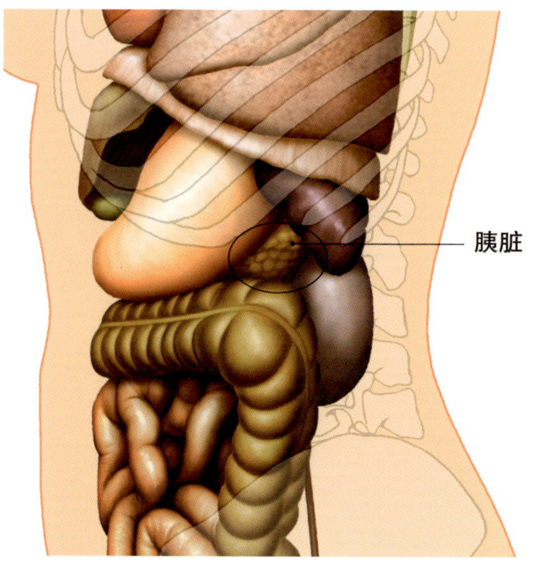

## 混合胆汁后一并送入十二指肠

外分泌部有腺泡和导管，负责把胰液送入十二指肠。运送胰液的管有主胰管和副胰管，主胰管与胆总管合并，在十二指肠大乳头处开口。

胰液中含有分解蛋白质的胰蛋白酶、胰凝乳蛋白酶、弹性蛋白酶，分解糖质的胰淀粉酶，分解脂质的胰脂肪酶等消化酶。

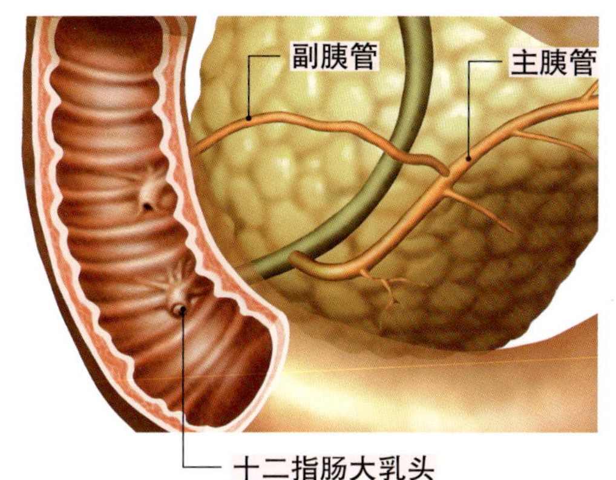




## 左右血糖值的朗格汉斯细胞群

内分泌部上聚集着朗格汉斯细胞群（胰岛）。胰脏中分布着许多小岛状物体，胰岛名称由此得来。胰脏中有100万个以上朗格汉斯细胞群。

朗格汉斯细胞群有3种代表性内分泌细胞，分别是α细胞，β细胞，δ细胞。内分泌细胞是分泌激素的细胞。

α细胞分泌的胰高血糖素负责把储存在肝脏的糖原变成葡萄糖，然后释放到血液中，使血糖值上升。

β细胞分泌的胰岛素把血液中的葡萄糖收入到细胞内，化为能量让身体利用。由此可以控制血糖值过度上升。胰岛素作用变差、无法分泌就是糖尿病。

δ细胞分泌的生长抑素会抑制胰高血糖素和胰岛素的分泌。

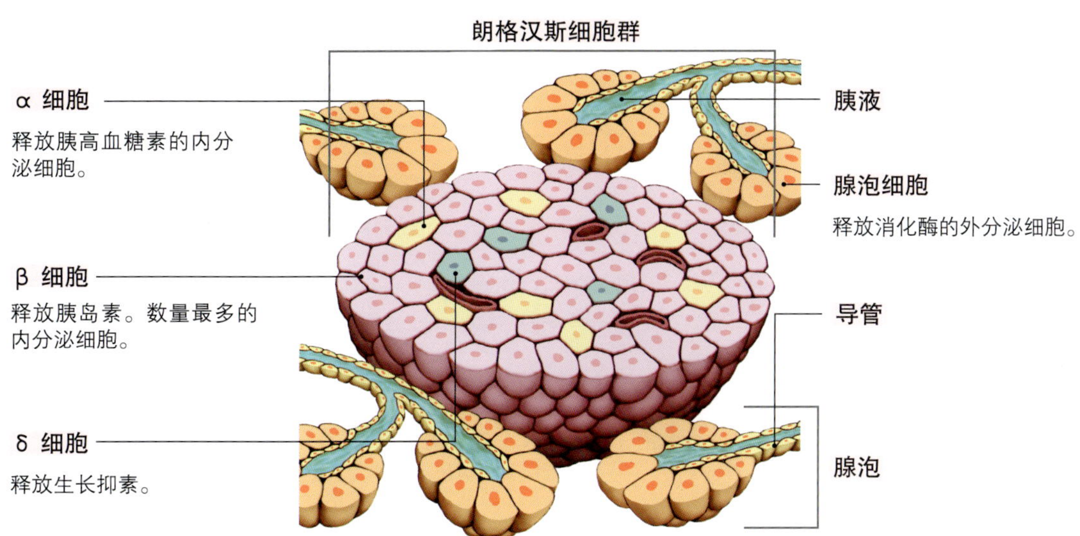

# 胆囊和胰脏疾病

## 注意这些症状

心口窝、右侧腹部、背部剧烈疼痛时，可能患有胆结石。也会肩酸腰痛、大量出汗。从心口窝到左侧腹部疼痛可能是胰腺炎。胰腺炎分急性和慢性，慢性胰腺炎有时不疼。胰脏是分泌胰岛素的脏器，所以慢性胰腺炎进展的话会引发糖尿病，出现口渴、容易疲劳等症状。如果肝脏功能低下，蛋白质无法消化，出现消化不良或腹泻。

### 胆结石 →内科、消化科

大多数胆结石的主要成分是胆固醇。胆汁由胆固醇分泌，但分泌过多会使胆固醇形成结晶变成胆结石。胆结石沉积在胆囊内时没有症状，但堵塞住胆囊管或胆管后就会出现症状。胆结石可能引发急性胰腺炎。现在一般使用腹腔镜手术治疗胆结石。而且还有溶解胆结石的药物疗法和从体外射冲击波来击碎胆结石的治疗方法。

**主要症状**

- 吃油腻食品后，右侧腹部持续疼痛数小时
- 侧腹疼痛影响到背部
- 尿液颜色浓

→置之不理的话会造成胰腺炎等其他疾病。请去医院检查。

**出现胆结石的地方**

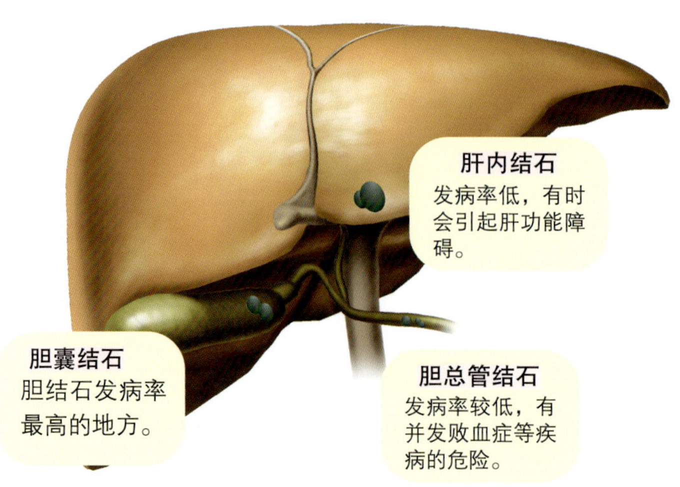

## 慢性胰腺炎 →内科、消化科

慢性胰腺炎会破坏胰脏细胞，使细胞纤维化，功能低下。损坏的细胞不会再生，所以在慢性胰腺炎的治疗中重要的是使胰脏功能不再下降。治疗核心是戒酒和限制脂肪摄取的食疗或者药物疗法。胰脏出现胰结石时可用手术去除。如果分泌胰岛素的 β 细胞被破坏，就需要进行糖尿病治疗。

**主要症状**

- 心口窝和左侧腹部周边疼痛
- 疼痛影响到背部，弯腰时疼痛减轻
- 食欲下降
  →请去医院检查！

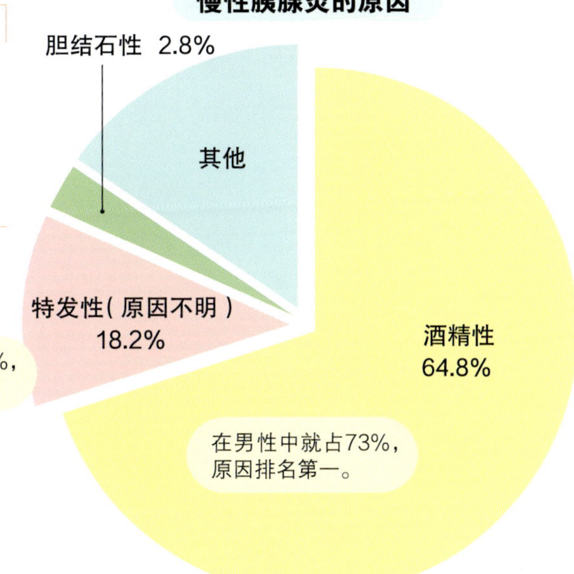




## 胰脏癌 →内科、消化科

胰脏癌是存活率最低的癌，5年存活率为10%~20%。胰脏位于腹部深处，难以发现，初期没有自觉症状，被发现时已进展严重，有时不能进行手术。胰脏癌容易转移，如果转移到淋巴结，会转移到距离远的脏器上。有糖尿病的并发症，所以在糖尿病突然发病时接受胰脏检查十分重要。

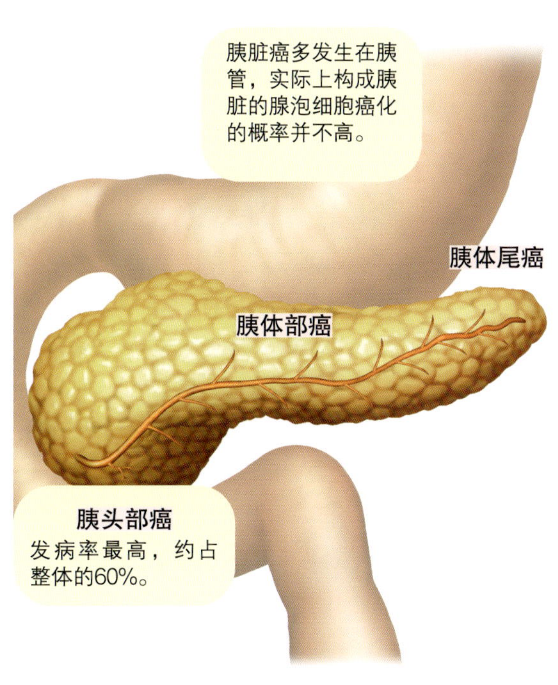


**主要症状**

- 胃部周围或背部疼痛
- 没有食欲，体重下降
- 身体疲乏
  →可能患有胰脏癌。不要误以为是感冒或胃肠不适，请去医院检查。

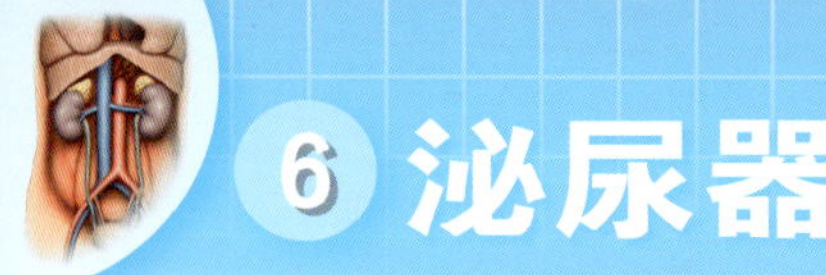

# 6 泌尿器

## 泌尿器是指哪部分?

### 产生尿液、把代谢物排出体外

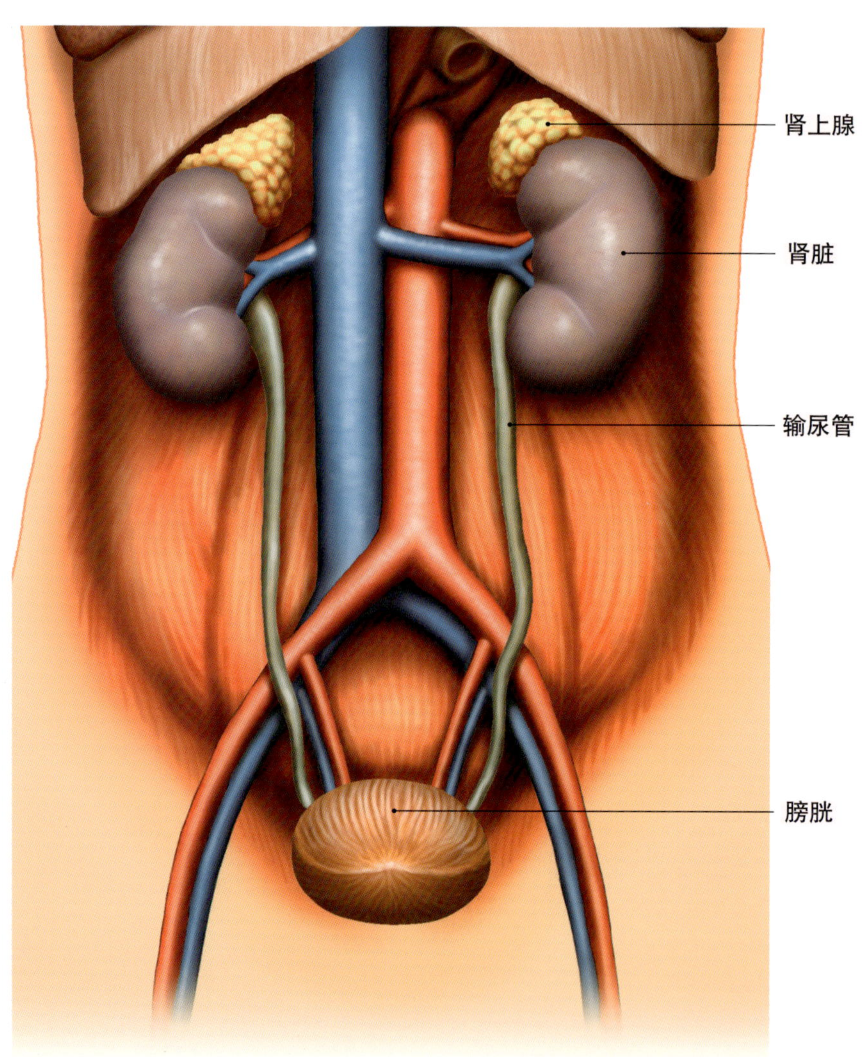


泌尿器是产生尿液并将其排出体外的器官。肾脏、输尿管、膀胱、尿道都是泌尿器。

肾上腺位于肾脏旁边，不是产生尿液的脏器，但肾上腺的疾病检查和治疗一般在泌尿科处理。肾上腺的作用是像胰脏一样分泌激素，是内分泌系统的脏器，也有专门设置内分泌科等科室的医疗机构。

## 过滤血液的肾脏

肾脏位于肋骨隐藏一半的高度处，夹着脊椎，左右成一对。比拳头稍大，形状如同蚕豆。

作用是产生尿液，过滤血液中的多余成分和代谢物，分泌尿液。而且肾脏会分泌促红细胞生成素等激素，促进红细胞的产生。

## 尿液积存在膀胱

肾脏产生的尿液通过尿管被运送至膀胱。膀胱是位于下腹部耻骨后面的袋状脏器，是积存尿液的脏器。尿液在膀胱积存到某种程度时，刺激产生尿意，信息传递到大脑，从而排尿。从膀胱排出的尿液经过尿道被排泄出去。

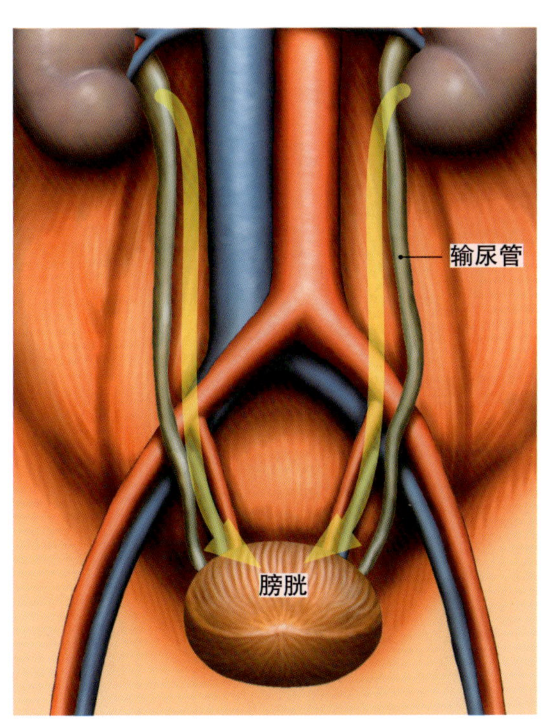


专栏

### 肾脏病患者的饮食

肾脏病进展后，需要进行人工过滤血液的透析。开始透析后，除非进行肾脏移植，否则一生都要持续。

透析对于患者来说负担很大，需要尽量延迟肾脏病的进展，因此食疗十分重要。肾脏病的食疗最关键的是限制蛋白质的摄入量。

蛋白质被代谢，产生代谢物，经肾脏滤过形成尿液。过多摄入蛋白质后，肾脏负担增加，会恶化肾脏病。虽说如此，但过于限制蛋白质的话，就不能维持身体需要，关键是要能摄入恰到好处的所需量。糖质和油类食品会补充热量。

也需要限制盐分、磷、钾等。虽然食疗较严苛，但坚持的话可以延缓透析的开始时期。

## 男性尿道长度是女性的4倍

男性和女性的尿道长度不同。男性尿道有阴茎贯通，长度有 16~20cm。女性尿道长 4cm，在阴道前庭开口。

膀胱和尿道附近有生殖器，这些将在第四章讲述。不过，男性生殖器前列腺会因肥大等原因造成排尿障碍。前列腺肥大症和前列腺癌的诊断治疗在泌尿科进行。

女性

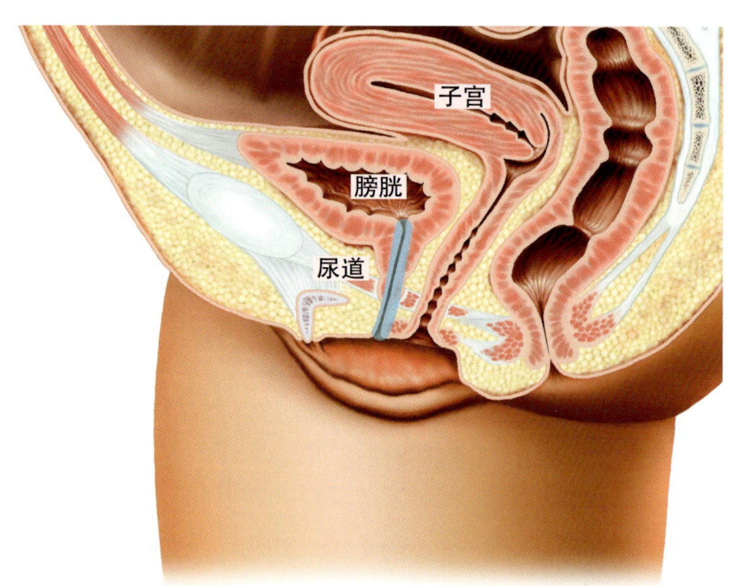


男性

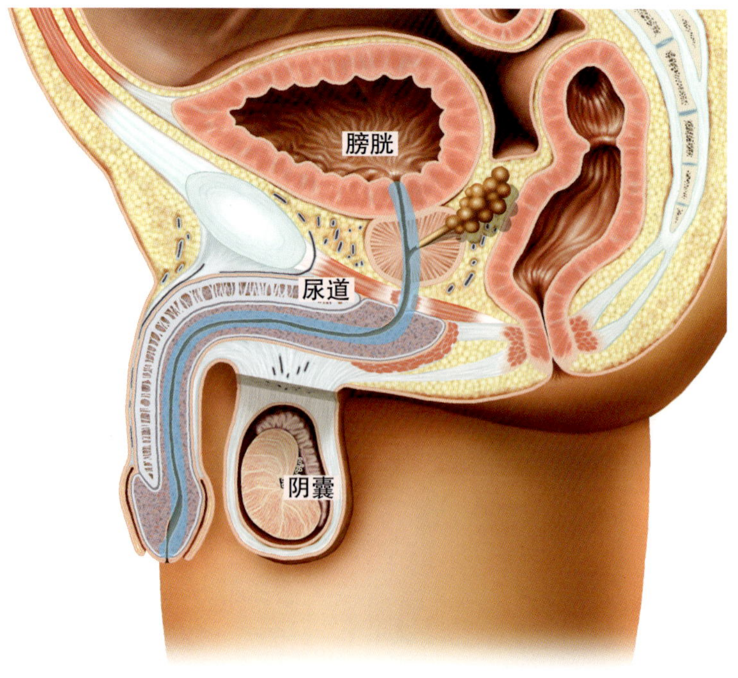

# 肾脏的作用是什么？

## 从血液中过滤不需要的物质

肾脏被被膜覆盖，内侧有宽约 1.5cm 的肾皮质。肾皮质上聚集着许多过滤血液的肾小体，肾小体在过滤血液时会留下身体必需成分，这些成分被髓质再吸收。

髓质产生尿液，经过肾小盏，被收集在肾盂，从输尿管被送入膀胱。经过过滤的血液被送到肾静脉，再次循环全身。



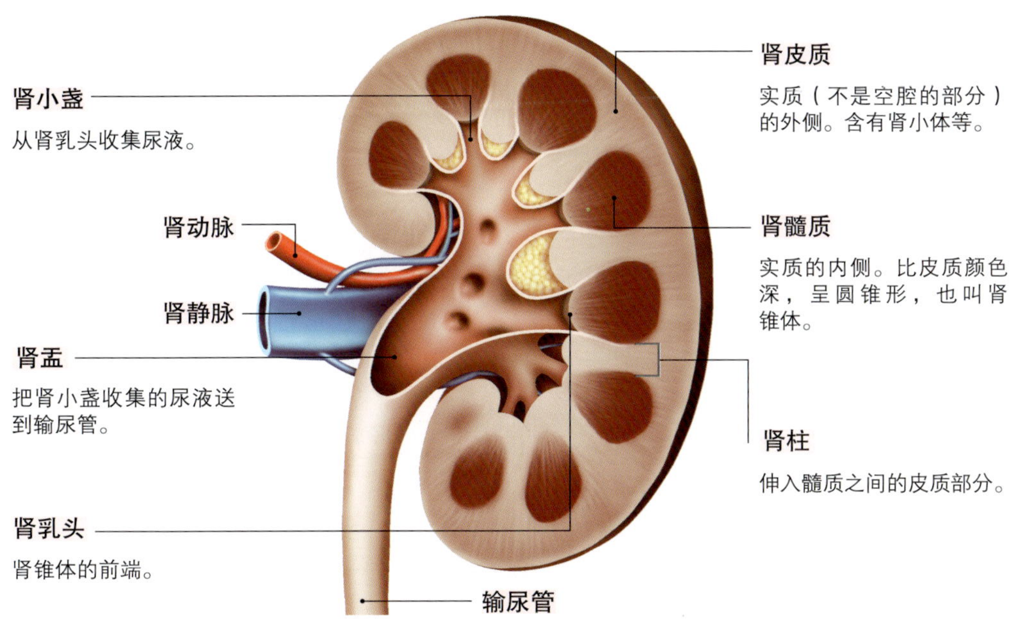


肾小球和肾小囊组成肾小体，左右肾脏各有约 100 万个。肾小体连接着长长的管道即肾小管。肾小体和肾小管合起来称作肾单位。但经常活跃的不过是 100 万中的 6%~10%。

患有肾炎等疾病后，即使一部分肾单位不能发挥功能，其余的肾单位也能填补。因此，即使只有一个肾脏也能充分发挥功能。活体肾移植可以操作就是这个原因。

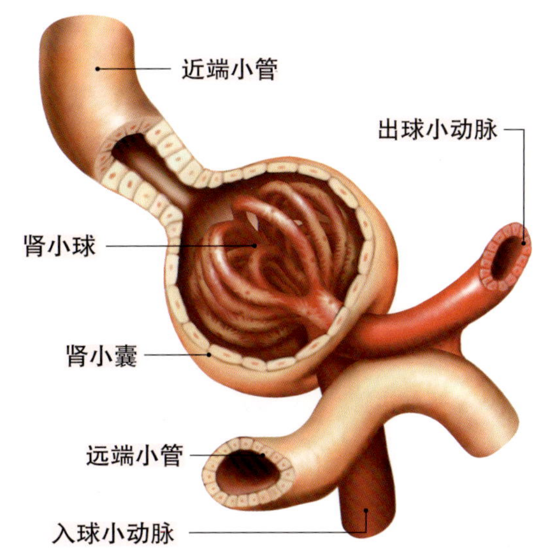

## 生成凝缩了不需要物质的原尿

入球小动脉送来血液，经肾小球过滤生成原尿。原尿从肾小囊被送入皮质中的近端小管。

在近端小管中，被过滤出的一半以上的尿液会被再次吸收，糖质、氨基酸等大部分身体必需的营养物质会返回到血液中。

肾小管通过皮质，之后朝髓质下降，再次返回到皮质。经过髓质的肾小管是髓襻。髓质中的渗透压较高，水分被吸收后，浓缩尿液。

在远端小管中，在肾上腺皮质激素之一的醛固酮的作用下，钠（盐分）被再次吸收，被送入集合管，形成尿液。

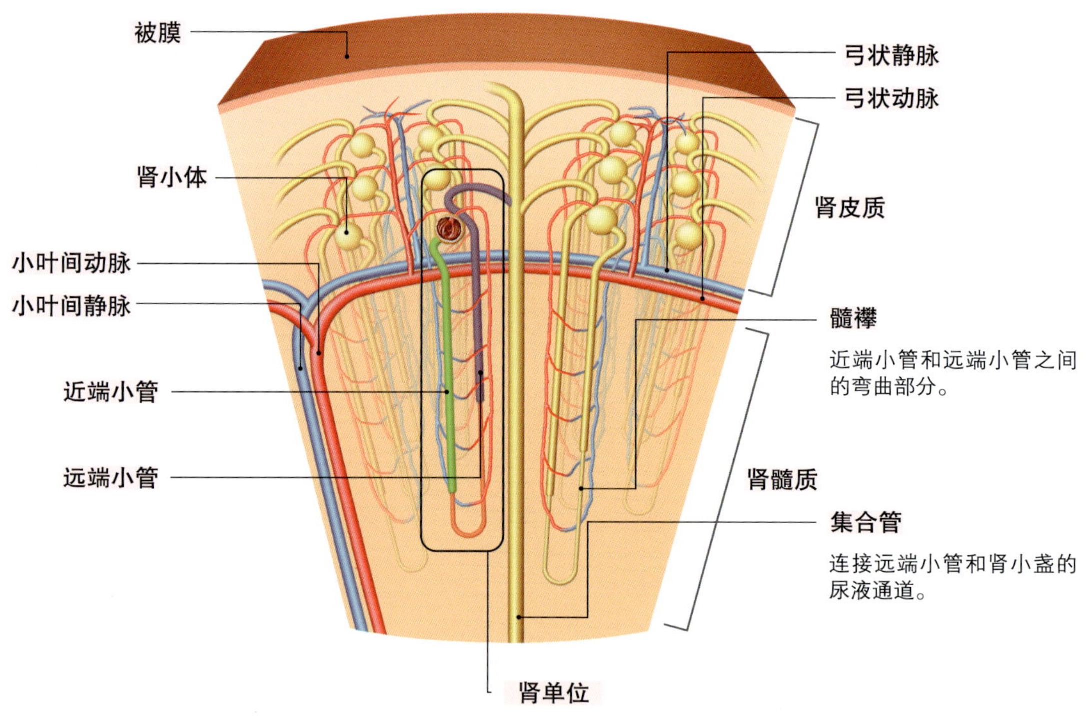


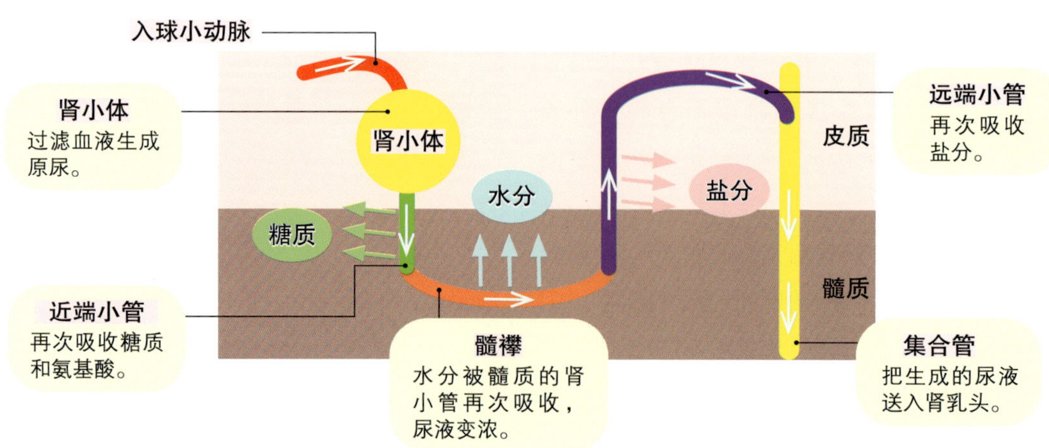

## 收集代谢物、生成血液

人类体重的大约 60% 是血液和淋巴液等水分（体液）。肾脏使体内的水分和盐分保持一定比例。

能量代谢除了生成生命活动必需的成分以外，还会生成乳酸、尿酸等代谢物。从肾动脉送入肾脏内的血液中就含有这些代谢物，过滤它们也是肾脏的职责。血液从肾动脉被送入肾脏大约 1 分钟 1L，1 天约 1.5t。

而且，肾脏会分泌造血激素促红细胞生成素，作用于脊髓，促进红细胞的生成。

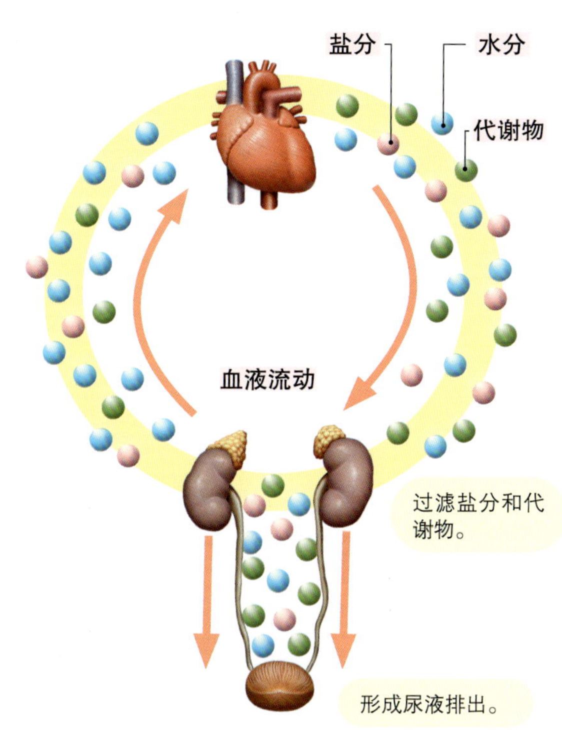




## 肾脏也管理血压

肾动脉送入的血液量减少时，肾小球的肾小球旁器会分泌肾素这种酶。血管紧缩素 Ⅱ 可提升血压，而肾素是产生这种激素不可或缺的物质，由此体内的血压可保持在一定数值。此作用变差后，会造成高血压。

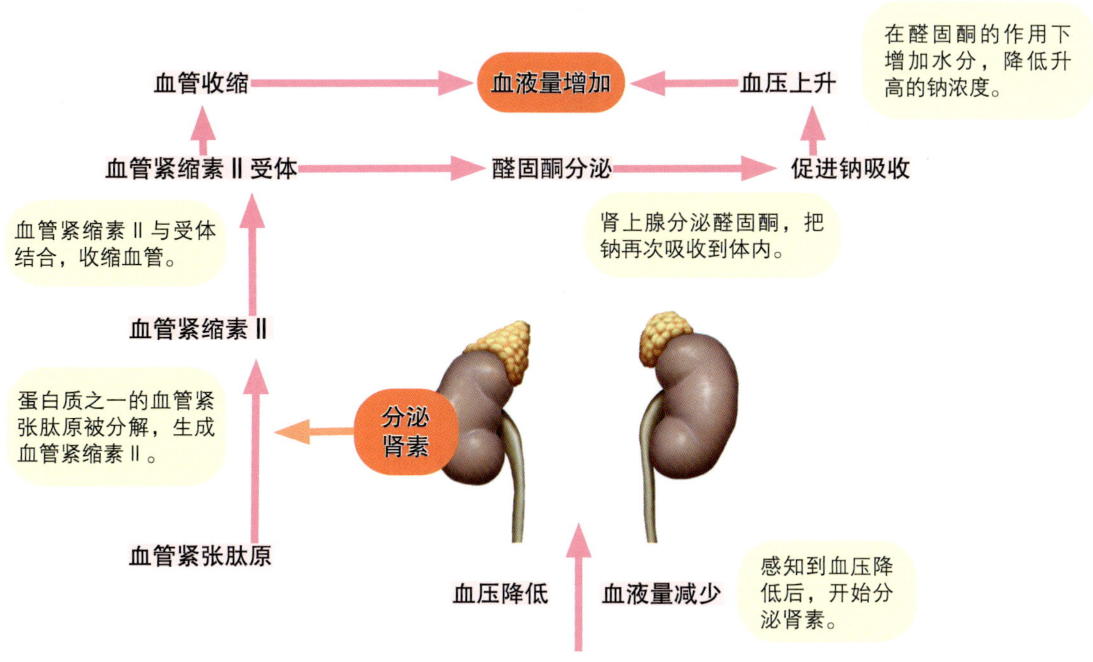

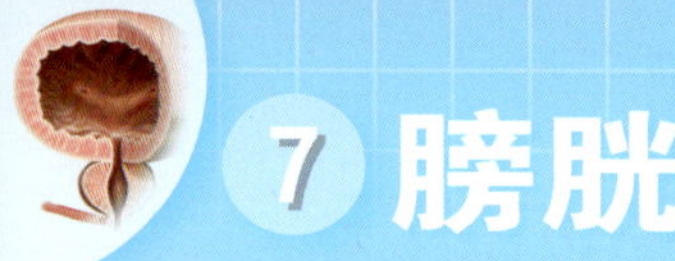

# 7 膀胱

## 膀胱的构造是什么样子?

### 像气球一样可伸缩的尿液储存场所

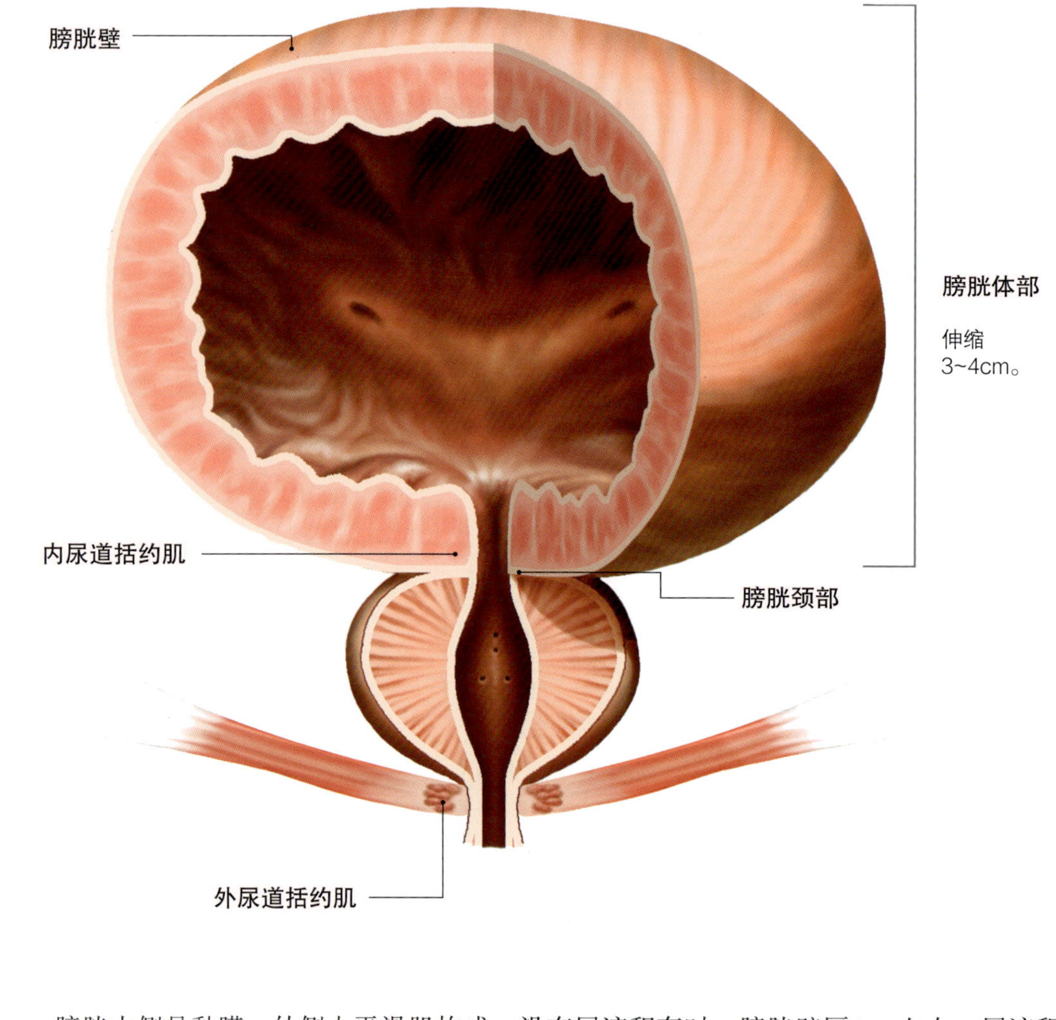

膀胱内侧是黏膜，外侧由平滑肌构成。没有尿液积存时，膀胱壁厚1cm左右，尿液积存后，平滑肌伸展变薄到3mm左右。下部由骨盆底肌支撑，避免在缩回腹部时膀胱掉落。骨盆底肌变弱的话，腹部用力时就会出现漏尿等问题。

## 括约肌开合膀胱出口

在膀胱的出口有控制排尿的内尿道括约肌和外尿道括约肌。女性的内尿道括约肌和外尿道括约肌会持续到尿道中间。

内尿道括约肌的活动与自己的意志无关，外尿道括约肌需要靠自己的意志活动。

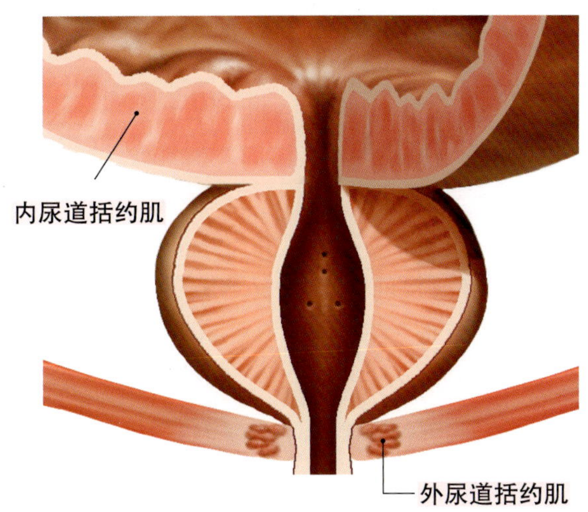




## 尿液积存到一半就会想去厕所

膀胱容量 500~600mL，当积存 250~300mL 的尿液时，会刺激膀胱壁上的感觉神经，这一信息被传递到脊髓上的排尿中枢。于是，骨盆神经弛缓内尿道括约肌，大脑发出收缩膀胱壁的命令。产生尿意的过程就叫排尿反射。

但最终排尿还需要弛缓大脑皮层控制的外尿道括约肌。在不能立即去厕所的状况下，大脑皮层不会弛缓外尿道括约肌，忍住排尿。排尿时来自大脑皮层的指令消失，外尿道括约肌弛缓就能排尿。

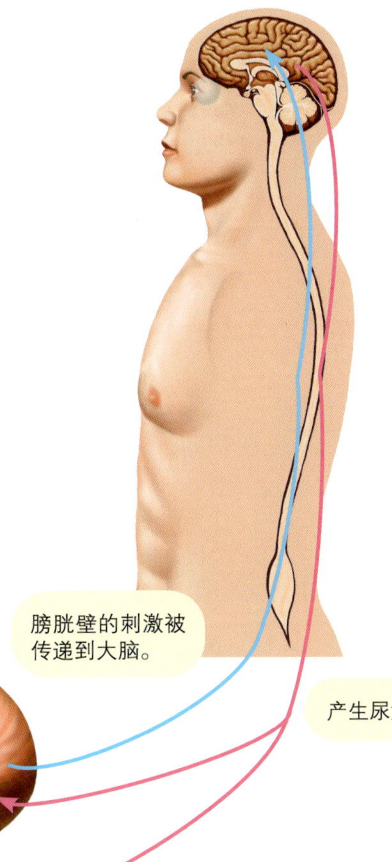

专栏

## 人工透析和肾脏移植

肾功能衰竭进展后会失去肾功能，如果不进行人工透析或肾脏移植就无法维持生命。

透析有两种方法，分别是去医院进行的血液透析和在家就能进行的腹膜透析。血液透析一周要去医院3次，1次4~5小时。腹膜透析的优点在于睡眠中就能透析，只是现在日本还不太普及。

肾脏移植主要对于接受人工透析的人进行。肾脏移植成功，移植的肾脏能正常发挥功能后，就不用再做人工透析了。

水分和饮食限制得以放宽，也能有效改善长期透析引起的并发症。

不过为了长久维持移植的肾脏，必须服用免疫抑制剂。免疫系统会分辨自己和非己，排斥非己物体。移植的肾脏并非自己的器官，所以需要能抑制排异反应的免疫抑制剂。

一般进行的是活体肾移植，由父母、孩子、兄弟姐妹等血亲或者配偶提供肾脏，进行移植。肾脏有2个，1个肾脏也能维持正常功能，所以可以进行活体肾移植。

以前需要捐赠者（提供肾脏者）和接受者（接受肾脏移植的人）的血型一致，现在不同血型的人也可以进行移植。

相对于活体肾移植，死体肾移植是指接受脑死亡的人提供的脏器。

**血液透析和腹膜透析的比较**

| | 血液透析 | 腹膜透析 |
|---|---|---|
| 透析场所 | 医院等医疗机关 | 清洁的场所即可 |
| 去医院次数 | 1 周 3 次左右 | 1 个月 1~2 次 |
| 饮食限制 | 有（比较严苛） | 有（比血液透析宽松） |
| 其他 | 可能需要长期持续 | 现状下不能持续 10 年以上、<br>需要掌握机器的操作等 |

# 如果出现这些症状（泌尿器）

| 症状 | 部位 | 疾病 |
| --- | --- | --- |
| 排尿时有痛感 | 膀胱（P141） | 膀胱炎、尿道炎等 |
| 尿频、有残尿感 | 膀胱（P141） | 膀胱炎、膀胱过度活动症等 |
| | 肾脏（P138） | 肾盂肾炎等 |
| 漏尿 | 膀胱（P141） | 尿失禁 |
| 难以尿出来 | 膀胱（P141） | 尿道炎、膀胱炎、前列腺肥大症（男性生殖器 P152） |
| 不出尿 | 肾脏（P138） | 肾功能衰竭 |
| | 骨②（P193） | 椎间盘突出等 |
| 尿液白浊、血尿 | 肾脏（P138） | 肾盂肾炎、肾病综合征等 |
| | 膀胱（P141） | 膀胱癌、膀胱炎等 |



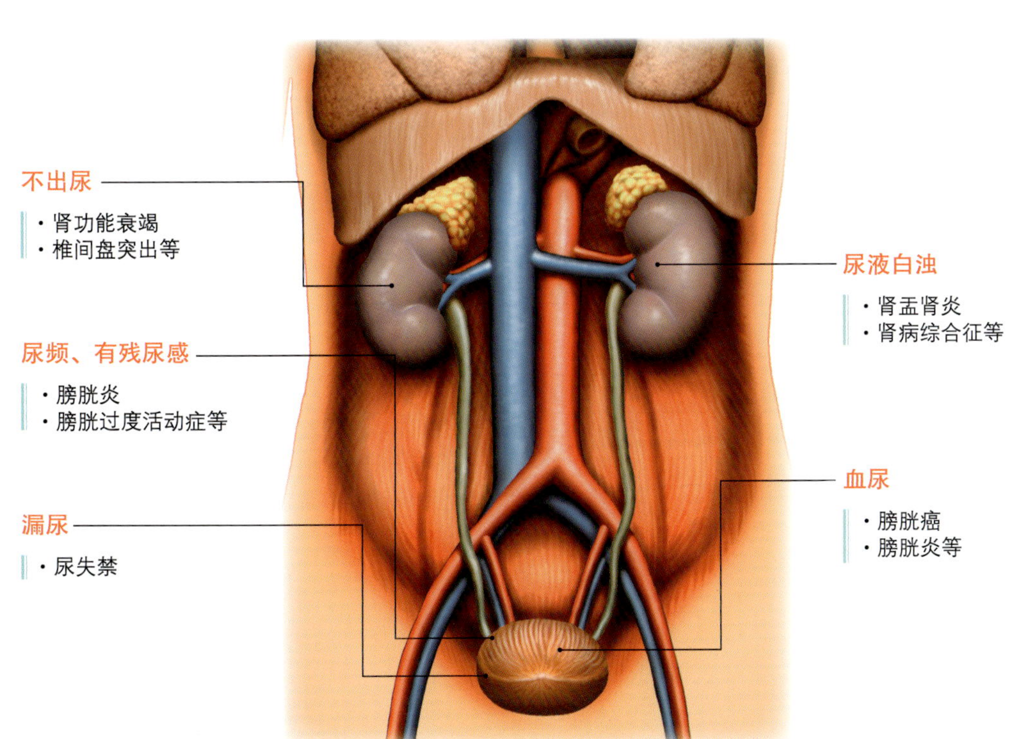

# 肾脏疾病

## 注意这些症状

尿液混浊、血尿，可能患有肾脏或膀胱疾病。肾功能低下后，脸、手、脚容易水肿，这是因为体液积存在血管外的细胞间质处，水分和盐分不能很好地排出，血压也会升高。肾脏病几乎不会有疼痛感，急性肾盂肾炎、多发性肾囊肿、急性间质性肾炎等会出现疼痛。排泄蛋白尿且血液中蛋白质减少的疾病是肾病综合征，重症化后会引起呼吸困难、腹水、胸水等。

### 慢性肾脏病（CKD） →内科、泌尿科

指所有慢性化的肾脏病。与高血压、糖尿病、脂质异常症、代谢症候群等生活习惯病息息相关，严重时，出现夜间尿、水肿、贫血、疲乏、气喘等症状。治疗晚的话，会发展成肾功能衰竭，需要进行人工透析或者肾脏移植。初期没有自觉症状，重要的是通过健康检查早期发现。有生活习惯病的人可以通过这些手段预防。

**主要症状**

→几乎没有初期症状。重要的是定期检查。

· 夜间多次想去厕所
· 手脚水肿
· 贫血，猛然站起眼前发黑
· 身体疲乏、轻轻活动一下就气喘

→可能是肾脏病正在进展。请在恶化前去医院检查！

**肾脏病的进展状况**

←保存期肾功能衰竭→（阶段3～阶段5）

| | 阶段 1 | 肾功能低下 轻度 阶段 2 | 肾功能低下 中等度 阶段 3 | 肾功能低下 高度 阶段 4 | 尿毒症期 阶段 5 | 透析 疗法期 阶段 5D |
|---|---|---|---|---|---|---|
| 剩余的肾功能 | ~90% | 90%~60% | 60%~30% | 30%~15% | ~15% | ~10% |
| 肾功能衰竭的症状 | 有肾功能障碍，功能正常 | 通常没有自觉症状（蛋白尿） | 容易疲劳<br>血压变高<br>夜间去厕所<br>感觉贫血<br>水肿<br>高钾血症等<br>* 多数情况下没有症状 | | 身体疲乏、头痛<br>气喘<br>没有食欲<br>恶心<br>发痒<br>难以止血<br>呼吸困难、痉挛<br>意识低下 | |

## 肾盂炎（肾盂肾炎） →肾脏内科、内科、泌尿科

主要原因是肾盂感染细菌，女性多是从膀胱炎发病。伴有尿不适、发烧、恶寒、背疼等症状时是急性肾盂肾炎，慢性肾盂肾炎有时没有自觉症状。炎症从肾盂发展到实质的肾皮质或肾髓质就是肾盂肾炎。基本是抗生素治疗，急性肾盂肾炎需要静养保温，补充充足的水分。如果慢性肾盂肾炎发生尿路结石就需要进行摘除治疗。肾盂肾炎进展的话有变成肾功能衰竭的危险。

**主要症状**

- 恶寒、高烧
- 从侧腹敲击背部痛感会蔓延
  →可能患有慢性肾盂肾炎。即使症状痊愈也有可能复发，请去检查一次。

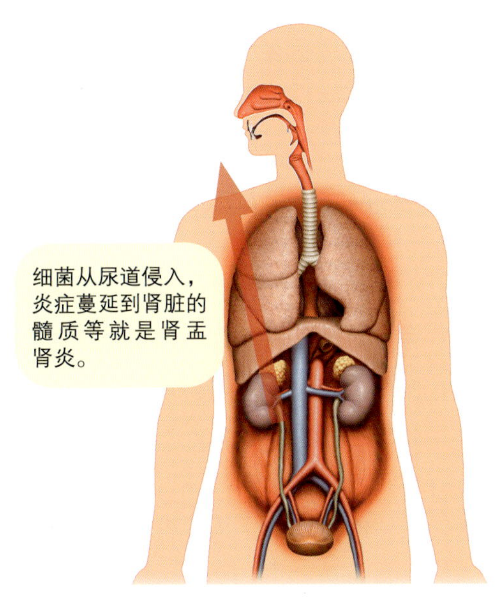


## 肾脏癌 →内科、泌尿科、循环科

初期没有自觉症状。进展后出现血尿、食欲不振、体重减少、侧腹部疼等症状。进展比较缓慢，但容易转移到肺和骨骼，多见于40~70岁人群，早期发现十分重要。手术是摘除一部分肾脏或者全部摘除。即使全部摘除也还有1个肾脏在发挥正常功能。抗癌剂或放射线几乎没有效果，发现转移后，可以用干扰素进行免疫疗法。

**容易发生肾脏癌的地方**

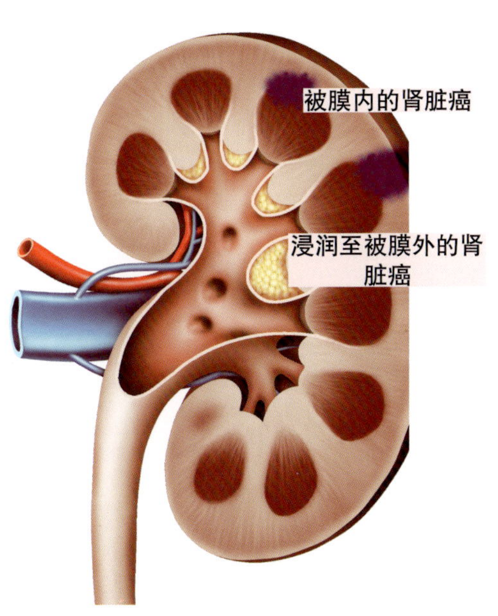


**主要症状**

- 血尿
- 上腹部疼痛，有板结
- 发烧，身体疲乏
  →请立即去医院！

## 肾病综合征　→内科、泌尿科

尿液中含有大量的蛋白质，引起血液中的蛋白质减少，出现水肿等症状。原因多种多样，原因在于肾脏本身的一次性和作为糖尿病肾病或胶原病等疾病症状之一出现的二次性。水肿可通过限制水分、盐分、蛋白质缓解。类固醇药物可有效治疗，但有副作用，有时药物也没有治疗效果。

**主要症状**

· 体重急剧上升
· 全身水肿
· 尿量减少
→原因多种多样。请做一次检查。

## 肾积水　→内科、肾脏内科、泌尿科

连接着肾脏和膀胱的尿管闭塞，尿液流到肾脏的疾病。分先天性和因结石或肿瘤等引起尿管闭塞的后天性两种。进展比较缓慢，尿量减少，肾功能恶化后会变成肾功能衰竭。肾积水会引发肾盂肾炎。治疗方法有连接肾脏和膀胱的支架增设手术。先天性肾积水可以进行肾盂形成手术。

**主要症状**

· 尿量减少
· 血压升高
· 在健康检查中出现蛋白尿的结果
→置之不理可能变成肾功能衰竭。请详细检查原因！

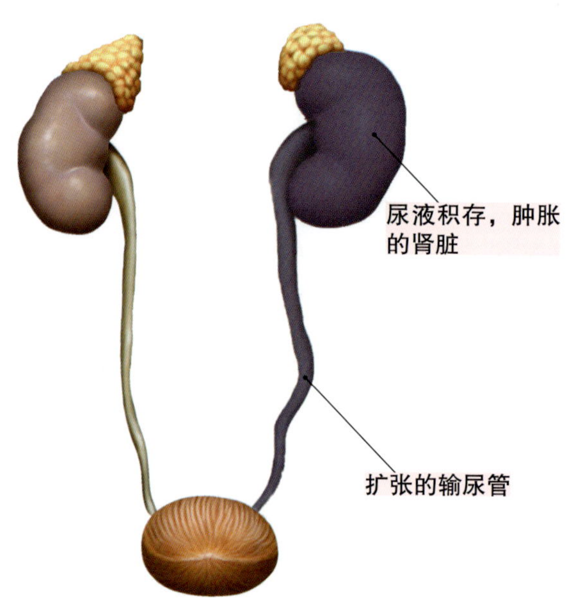

# 尿路和膀胱疾病

## 注意这些症状

排尿次数变多、尿频，可能患有膀胱过度活动症或者尿路感染。不过度忍耐尿液会出现尿失禁。尿失禁多发于女性。男性出现尿频、残尿感、排尿困难等症状时，可能患有前列腺肥大症，这个疾病在“男性生殖器疾病”中有说明。女性有残尿感首先怀疑是膀胱炎。尿道流脓、发疼发痒就是尿道炎，衣原体尿道炎等原因几乎全部是 STD（性感染病）。血尿如果不是因为肾脏疾病，就可能是膀胱癌。



### 膀胱炎 →泌尿科、妇科、内科

尿道感染细菌可导致膀胱发炎。由于女性比男性尿道短，所以患者多为女性。膀胱的炎症发出刺激，大脑误以为是尿意，所以出现尿频、残尿感等症状。恶化后，会造成输尿管炎、肾盂肾炎。投放排除感染细菌的抗生素可有效治疗。另外，还有一种不是由细菌感染引起的间质性膀胱炎，原因不明，治疗方法也尚未确立。

**主要症状**

· 多次想去厕所
· 排尿痛、有残尿感
· 下腹不适，有痛感
→置之不理会造成肾盂肾炎。容易复发，要认真治疗。

**膀胱炎进展状况**

| | |
|---|---|
| 第一期 | ·上厕所次数增加<br>·排尿后不轻松 |
| 第二期 | ·排尿后有刺痛，感到不适<br>·排尿后有痛感 |
| 第三期 | ·残尿感严重，无数次想上厕所<br>·排尿后有明显的疼痛感 |
| 第四期 | ·残尿感严重到不能从厕所出来<br>·排尿时有强烈痛感，尿液白浊、血尿 |
| 间质性膀胱炎 | ·症状类似膀胱炎，没有细菌感染<br>·积存尿液后下腹疼痛，排尿后痊愈 |

## 尿路结石 →泌尿科、内科

发生在尿的通道肾小盏、肾盂、输尿管、膀胱、尿道的结石就是尿路结石。多见于30~70岁的男性，结石会引起尿液通过障碍，出现腹绞痛等剧烈疼痛、血尿。有可以用药物溶解的结石，但钙结石不能溶解。现在主流的治疗方法是从体外射冲击波击碎结石的体外冲击碎石术。也有从尿道用激光碎石的方法。

肾结石

发生在输尿管或肾脏叫作上部尿路结石，发生在膀胱、尿道叫作下部尿路结石，上部尿路结石占整体的90%以上。

输尿管结石

膀胱结石

**主要症状**

- 腰痛严重
- 血尿
- 有残尿感、排尿时有痛感
- 尿频，不能排尿
  →可能有结石。置之不理会渐渐变大，症状也会恶化。请去医院治疗！

## 遗尿症 →泌尿科、内科

遗尿症一般称作尿床，多发于儿童，高龄者也会出现。儿童感到尿意的能力和控制排尿的力量较弱，睡前难以产生尿意。高龄者的原因是控制排尿的内尿道括约肌变弱。儿童可以通过排尿锻炼得以改善，高龄者的治疗方法有投放有抗利尿作用的药物。

**主要症状**

- 超过5岁还会尿床
- 成人后出现尿床
  →也有压力的原因，通过治疗得以改善。请去医院看一次医生。

**遗尿症的分类**

**一次性遗尿症**

从小时候起持续尿床。

**二次性遗尿症**

尿床治愈半年以后复发。成人后出现症状。

**多尿型**

膀胱容量属于平均大小，尿量多（250mL以上）。

**混合型**

尿量多，而且膀胱容量小。

**膀胱型**

尿量属于平均值，膀胱容量小（7岁之前是150mL以下，10岁以后是250mL以下）。

## 膀胱过度活动症 →泌尿科、妇科、内科

出现突然不能忍住般产生尿意、尿频、突然想去厕所、不能忍住的漏尿（尿失禁）等症状。如果原因不是脑卒中和脊髓障碍的后遗症引起的神经障碍，女性患病的大部分原因是老龄造成支撑膀胱、子宫、尿道的骨盆底肌低下。有时原因也会无法特定。治疗方法有药物疗法、锻炼骨盆底肌和膀胱的行动疗法等。

**主要症状**

- 突然不能忍住般地产生尿意
- 上厕所次数增加
- 夜间因尿意醒来
- 来不及上厕所般地失禁

→可以通过药物和治疗改善。请去医院看一次医生。

## 压力性尿失禁 →内科、泌尿科

站起来、提重物等腹部用力时漏尿。膀胱过度活动症会出现大量漏尿。压力性尿失禁量较少，多是濡湿内衣的程度，而且夜间一般没有尿意。

多见于产后或闭经后的女性，但据说没有生育经历的年轻女性患者也比较多。通过骨盆底肌训练法多数患者症状有所改善，由于年龄的原因或者症状严重者可通过手术治疗。

**主要症状**

- 咳嗽、打喷嚏时漏尿
- 提重物、腹部用力时漏尿

→可能患有压力性尿失禁。不要忍耐，请去医院治疗。

## 膀胱癌 →泌尿科、内科

发生在膀胱的恶性肿瘤，多在60岁以后患病率增加，男性患病率较高。症状有血尿、排尿痛，进展后背部会涌。治疗方法有从尿路插入内视镜，切除癌。但浸润至黏膜下组织的话，需要把膀胱全部摘除，再建尿路。为了留下膀胱，可以并用放射线或者抗癌剂。转移的情况也使用抗癌剂。

**主要症状**

- 排尿痛，下腹痛
- 有膀胱炎症状，但药物不起作用
- 血尿，无痛感

→可能患有膀胱癌。如果能早期发现，不需摘除膀胱就能痊愈。若连续几天出现血尿，即使症状消失也请去医院做一次检查！

专栏

## 通过血液检查早期发现前列腺癌

在美国，前列腺癌是男性患癌的第一位疾病，死亡率仅次于肺癌，排名第二。在日本，虽然是患者人数较少的癌之一，但近年来急剧增加，因癌死亡的原因排名也在逐年上升。

早期发现后，接受适当的治疗，就能与没有患前列腺癌的人一样度过寿命同样长的人生。前列腺癌的初期几乎没有自觉症状，但可以通过PSA检查早期发现。

PSA是前列腺特异抗原，是一种肿瘤标志。肿瘤标志是指随着癌的进展在血液中增加的物质，因为癌物质会变异。多数肿瘤标志也存在于健康人的血液中，不能仅靠它做诊断。

但是，前列腺癌是少数的仅依靠肿瘤标志就能诊断的癌之一。前列腺发生疾病后，PSA会在血液中增加。4ng/mL以内为基准值，4~10ng/mL属于中间值，可能患有癌。前列腺肥大症也会升高PSA值，如果1年之间PSA值都在0.75ng/mL以上，患有前列腺癌的可能性就很高。无论如何，PSA值出现异常就需要到泌尿科受诊。

在癌健康检查中，PSA检查也用于前列腺癌的健康诊查。不过，PSA检查虽在美国受诊率很高，但在中国的受诊率并不高。过了50岁后，前列腺癌患病率增加，所以在健康检查中进行诊断可以令人放心。

**PSA 值和前列腺癌的状态**

| PSA 值（ng/mL） | 癌阳性率（%） | 患癌可能性和进展状态 |
|---|---|---|
| 1000~ | 100 | 远程转移[*1]的可能性很大 |
| 100~1000 | 100 | 可能远程转移 |
| 50~100 | 85~100 | 可能转移到淋巴结 |
| 20~50 | 45~85 | 有可能浸润[*2] |
| 10~20 | 30~45 | 初期癌的可能性较高 |
| 4~10 | 15~30（中间地带） | 可能患癌 |
| 0~4（基准值） | 0~15 | 患癌的可能性低 |

*1……乳癌转移到肺等，从癌细胞发生的地方转移到远离的地方。大多治疗困难。
*2……癌细胞在发生的地方增殖，扩散到周围。

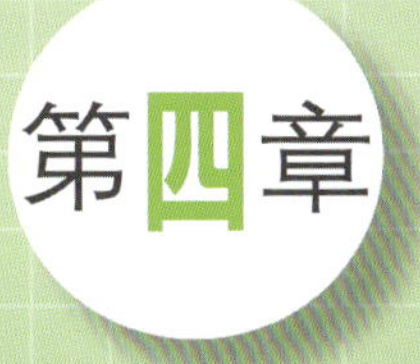

# 第四章

# 生殖器

*genital organ*

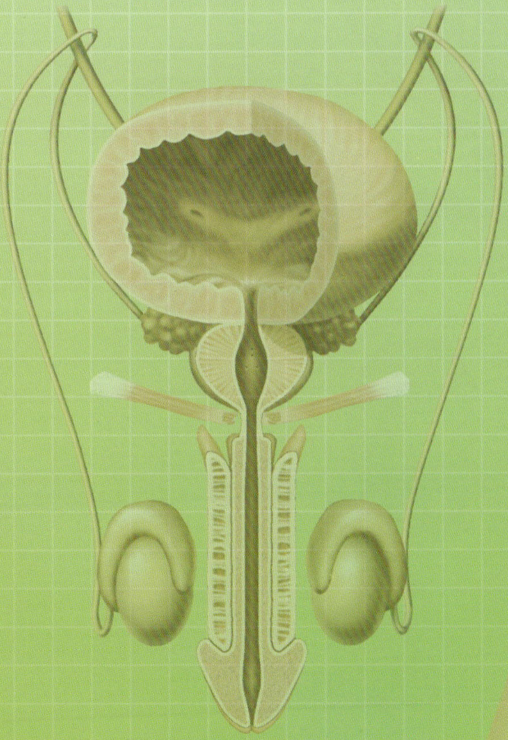

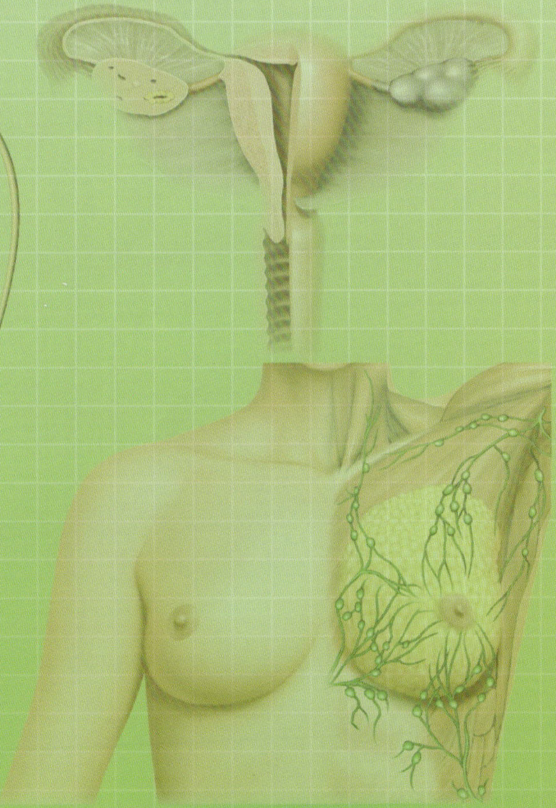

养育新生命的器官，男性和女性的构造、作用有着很大的不同。因此，疾病种类和原因也男女各异。与泌尿器息息相关，本章将讲解生殖器的异常还会引起不孕不育以外的问题。

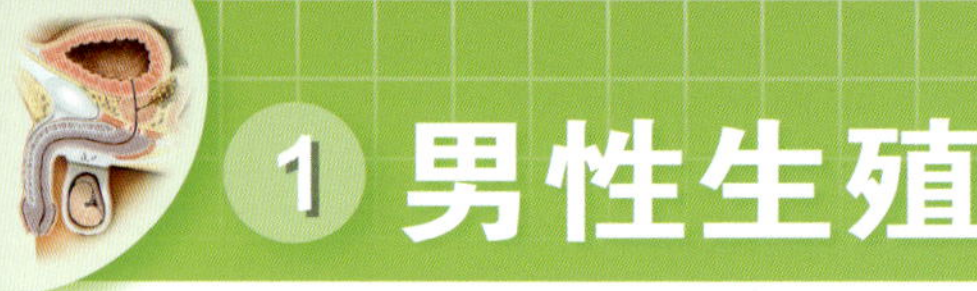

# 1 男性生殖器

## 男性生殖器的构造是什么样子?

### 产生、释放精液

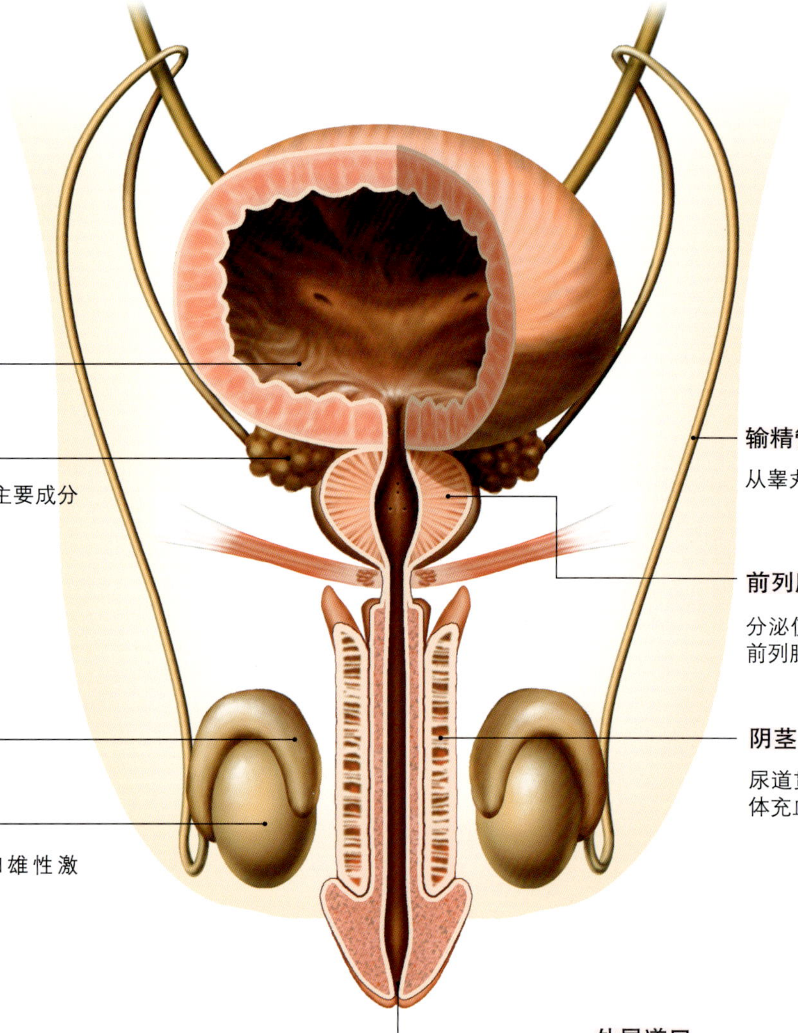

膀胱

精囊

产生精液的主要成分精囊腺液。

输精管

从睾丸运输精子。

前列腺

分泌使精子活性化的前列腺液。

附睾

阴茎

尿道贯穿其中，海绵体充血时会勃起。

睾丸

分泌精子和雄性激素。

外尿道口

### 外性器和内性器

男性生殖器分为两部分，分别是外部可见的外性器和位于体内的内性器。

外性器有阴囊和性交器阴茎。阴茎也是尿液排泄器。

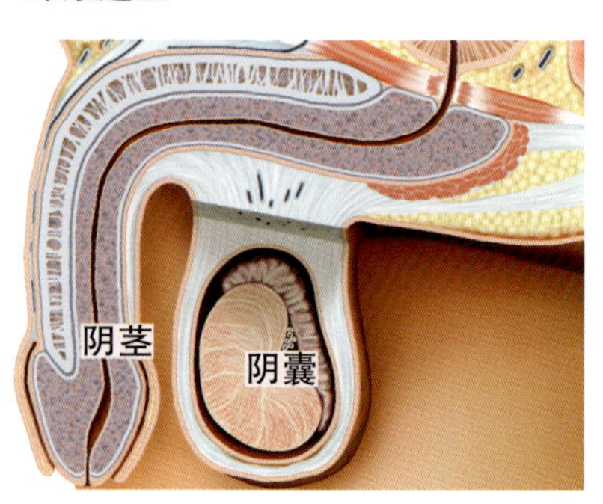

## 混合精子和前列腺液，产生精液

阴茎由阴茎海绵体和尿道海绵体构成。阴茎海绵体位于阴茎上部的左右两侧，它的后方分为左右两部分和骨盆连接。尿道海绵体位于阴茎的下方，尿道贯穿于其中。前端类似于乌龟的头部，所以被称为龟头。

内性器有分泌精子的睾丸、分泌精液的精囊、精子的通道输精管、分泌前列腺液的前列腺等。

下垂在阴茎后方的阴囊中容纳着睾丸和附睾。睾丸分泌的精子会在附睾中储存 10~20 天。附睾的作用是运输精子的起始部分，而且会分解老化的精子。

精子从附睾被射到输精管后，精囊开始分泌精囊腺液。围绕着尿道的前列腺开始分泌前列腺液。精囊腺液占据精液一半以上，前列腺液占 20%~30%。

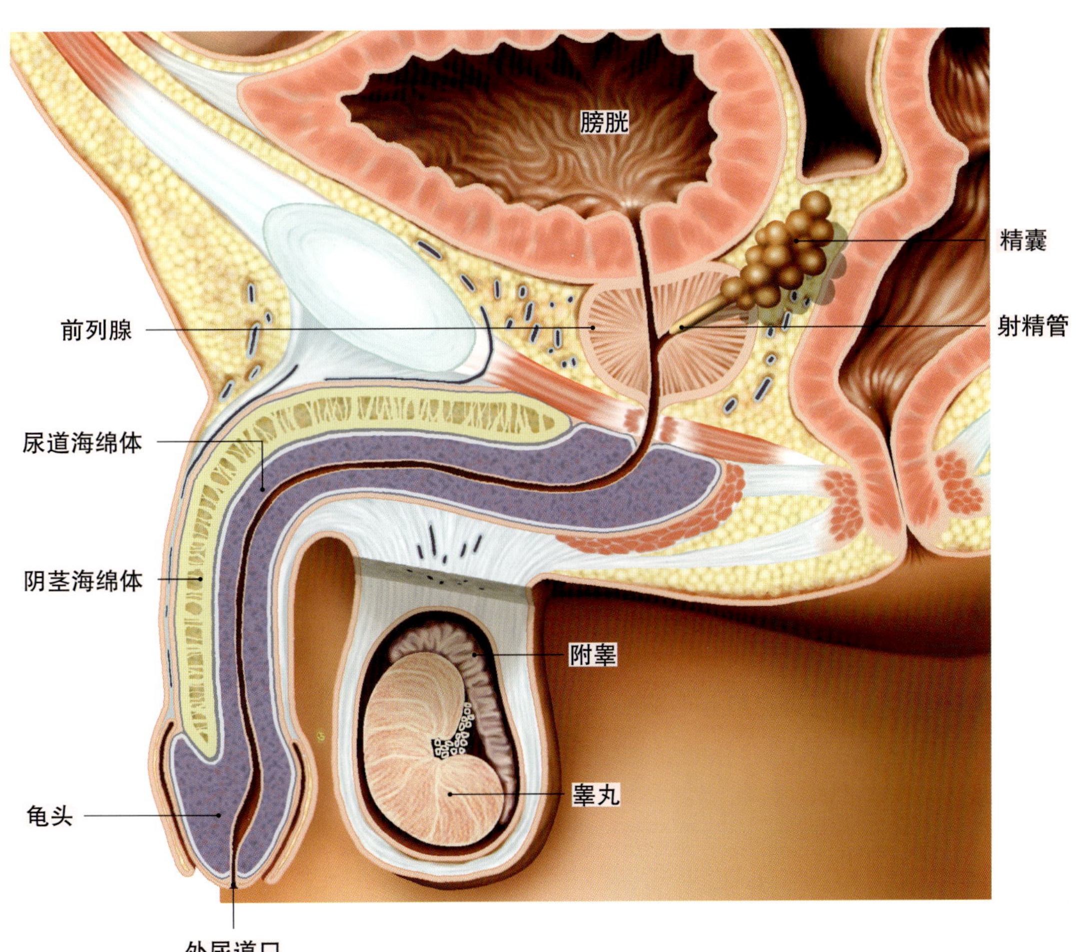

## 充血后勃起

产生性兴奋后，阴茎海绵体内部充血，处于勃起状态。射精时首先收缩精囊和输精管，再收缩阴茎海绵体和尿道海绵体，精液从射精管被挤压至尿道，释放到体外。精液经过女性器阴道，精子接触到卵子形成受精。

**精子的通道**

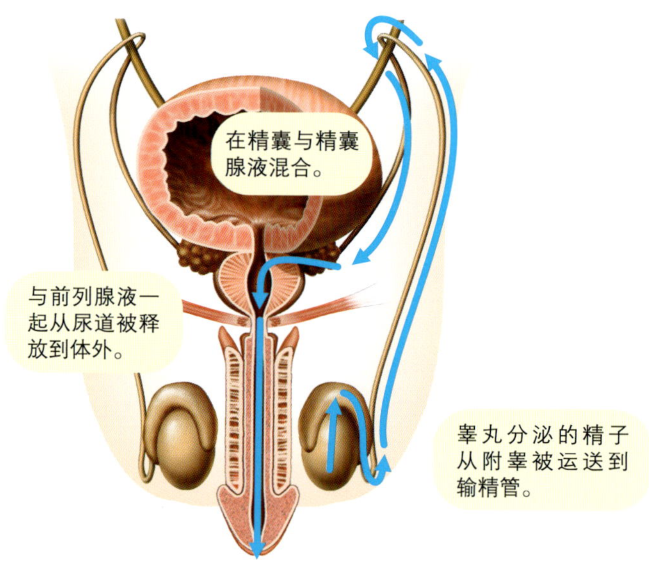


专栏

### 勃起功能障碍的治疗

万艾可堪称治疗勃起功能障碍的元祖，于2000年在中国上市。紧接着艾力达、希爱力也陆续上市。也就是说，勃起功能障碍有3种治疗选择。

万艾可开发历史较长，而且也有实际成果，但容易受饮食影响。但艾力达不易受饮食影响，也比万艾可见效快。希爱力效果持续时间非常长，也不易受饮食影响。

但是，医药品都有副作用，哪种患者适合哪种处方药，必须由医生判断。在很多杂志或网站上经常刊登着3种药的优点和缺点，但大多没有医学根据，所以需要注意。

现在也有通过海外进口代购的形式销售勃起功能障碍治疗药的网站，但出现副作用等事故时，责任必须由自己承担。与国内处方药不同，大多不能保证品质疗效。所以，如果有勃起功能障碍的烦恼请不要觉得羞耻，应该去找专业医生商量。

# 什么样的机制会引起射精?

## 受到性刺激后产生兴奋

接受到性刺激后，信息从大脑皮层经过性中枢，刺激脊髓的勃起中枢，这叫作中枢性勃起。与此相对，尿液积存在膀胱时产生的勃起是反射性勃起。

产生中枢性勃起后，血液从深动脉流入海绵体，阴茎膨胀处于勃起状态。当性兴奋达到最高潮时，尿道括约肌和海绵体肌、会阴深横肌等肌肉群反复收缩，精液在压力的作用下从尿道前列腺部被挤压到外尿道口，产生射精。

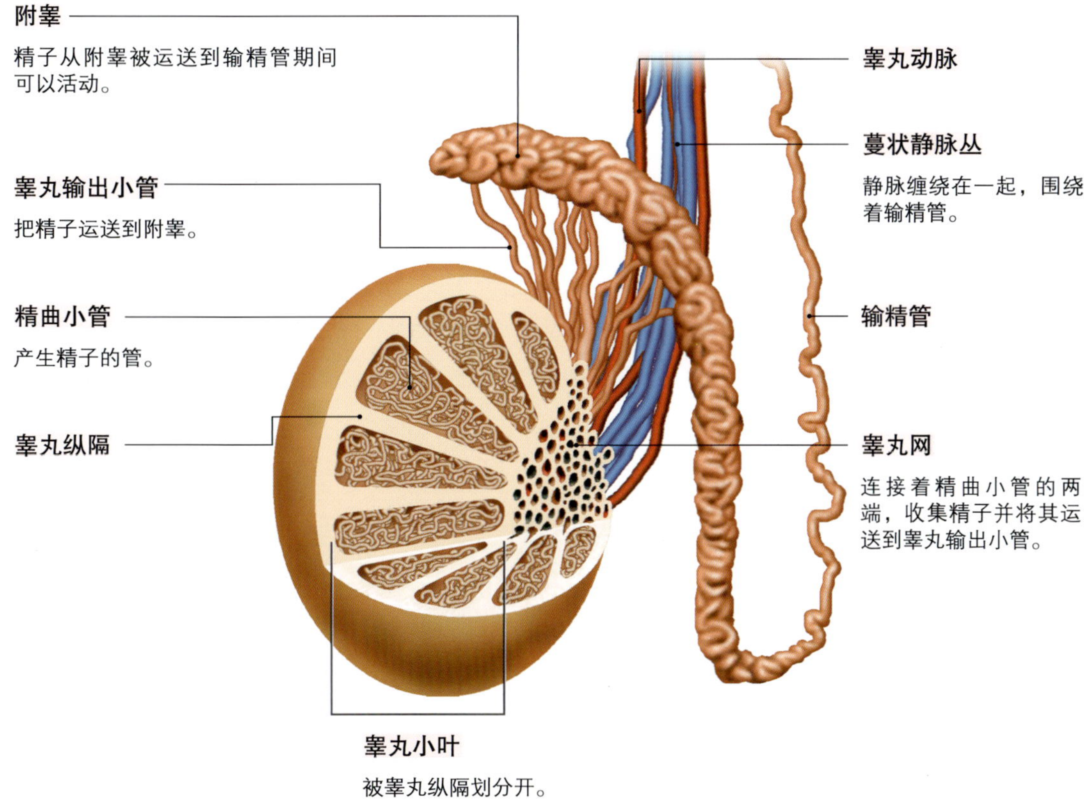


### 产生精子的睾丸

睾丸内部被睾丸纵隔分成 200~300 个睾丸小叶，其中容纳着产生精子的精曲小管。

精曲小管外侧有分泌雄性激素（睾丸激素）的细胞，内侧有产生精子的精细胞等。未经过分化的精细胞不断分裂，形成精子细胞，一边分化一边变形，最终变成精子。

## 线粒体是精子的能量来源

精子分为头部、颈部、中部、尾部。头部的核中含有男性遗传信息。头部的顶体形状尖尖的，方便进入卵子。中部有线粒体，呈螺旋状卷曲在上面。线粒体是产生能量的小器官，存在于体内几乎所有的细胞中。

精子使用线粒体提供的能量摇动尾部长长的鞭毛，产生进入卵子的推动力。

1 次射精射出的精液约有 3.5mL，其中含有的精子量有 1~4 亿个。

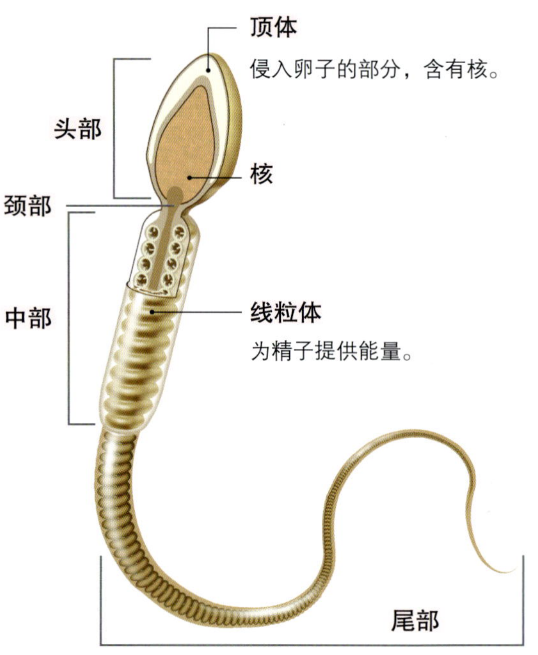


专栏

### 男性也会出现更年期综合征

50~70 岁的男性出现没有干劲、易疲劳、情绪低落等症状时，可能是男性更年期综合征。

原因是雄性激素（睾丸激素）随着年龄增加而低下，大体分为 3 个症状：首先是性欲降低或者勃起功能障碍（ED）等性功能关联症状；第二是抑郁、不安、疲劳、记忆力和集中力下降等精神心理症状；第三是类似女性更年期综合征的出汗、发热、睡眠质量下降、关节肌肉痛等身体症状。

男性更年期综合征麻烦的是某个症状会助长其他症状，使根本原因即雄性激素低下更严重。

抑郁有时会造成 ED。反过来，ED 也会产生抑郁。雄性激素低下后出现抑郁，而处于抑郁状态会使雄性激素更加低下。

出现抑郁等精神心理症状严重时容易误认为是抑郁病，通过血液检查检测雄性激素数值，就能确认是否为男性更年期综合征。与抑郁症的不同之处在于补充雄性激素后症状有所改善。

当有压力时，雄性激素分泌降低，所以解压十分重要。摄取肉和鱼等动物性脂肪或者运动可促进雄性激素分泌。

## 如果出现这些症状（男性生殖器）

| 症状 | 部位 | 疾病 |
|---|---|---|
| 尿频 | 男性生殖器（P152） | 前列腺炎、前列腺肥大症 |
| | 膀胱（P141） | 膀胱过度活动症等 |
| 难以排尿 | 男性生殖器（P152） | 前列腺炎、前列腺癌等 |
| 排尿时疼 | 男性生殖器（P152） | 前列腺炎、性感染症等 |
| 尿液里混杂着脓或血 | 膀胱（P141） | 尿道炎等 |
| | 肾脏（P138） | 肾盂肾炎、肾脏癌等 |
| 阴茎疼、肿胀 | 男性生殖器（P152） | 包茎、感染症、性感染症等 |
| 睾丸疼、肿胀 | 男性生殖器（P152） | 急性附睾炎、精索静脉曲张等 |
| 不能勃起 | 男性生殖器（P152） | 勃起功能障碍（ED） |



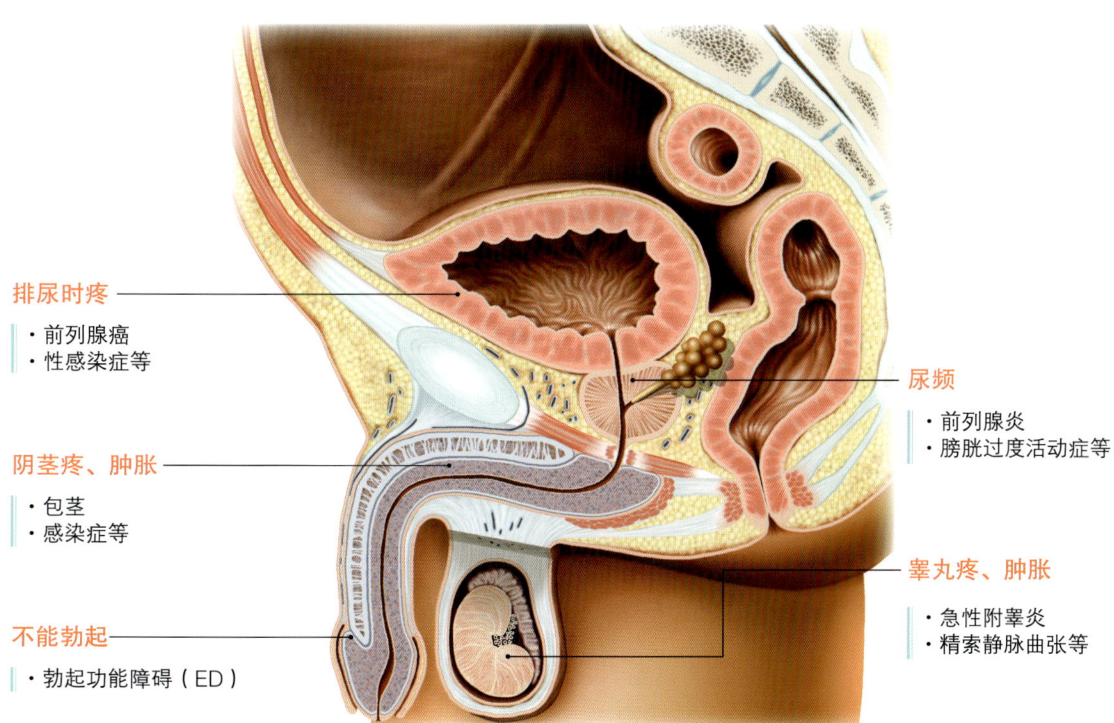

# 男性生殖器疾病

## 注意这些症状

包茎分为假性和真性，不论哪一种，如果不清洁，会形成包皮龟头炎，龟头会流脓。阴囊肿胀是阴囊水肿，如果伴有肿胀和疼痛，可能是精索静脉曲张。疼痛且高烧可能是急性附睾炎。发烧伴有排尿困难、排尿痛，可能是前列腺癌。性器或肛门周围出现小凸起，可能是尖锐湿疣，是性交感染疾病STD的一种。HIV感染症（艾滋）也是STD的一种，不治疗的话免疫力会变弱，引发各种疾病。

### 前列腺肥大症 →泌尿科、内科

50岁以上的男性出现排尿障碍大多是前列腺肥大导致。前列腺包围着尿道，随着年龄增大变肥大后，出现尿频、难以排尿的症状。不是重症，利用药物可以缓解症状。药物不能控制时可以从尿道插入内视镜，利用高频电刀或者激光切除肥大的前列腺，TURP（经尿道前列腺切除术）是主流治疗方法。

**主要症状**

- 尿劲弱，排尿迟缓
- 排尿中途中断排尿
- 尿频
- 有残尿感

→进展的话，膀胱等部位也会出现问题。请在稍微感到不适时做检查。

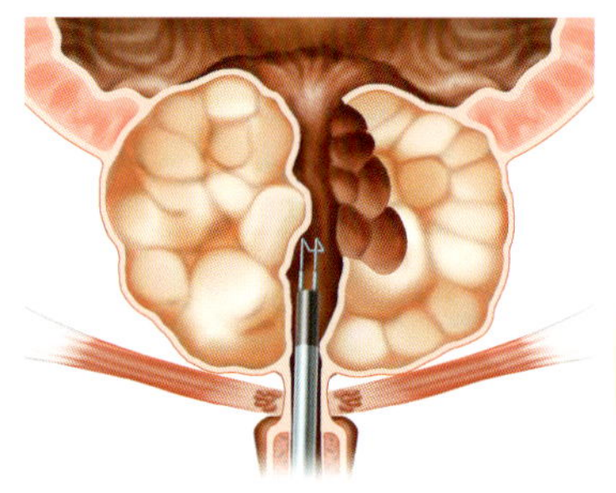

TURP
对患者负担小，手术时间短。

### 前列腺癌 →泌尿科、内科

90%以上的前列腺癌患者在60岁以上。初期没有自觉症状，通过检测血液中的PSA（前列腺特异性抗原）数值可以确认是否患有前列腺癌（参照144页）。PSA检查也可以通过癌检测进行。进展的话容易转移到骨盆、腰部等部位，出现疼痛。治疗方法以减弱雄性激素的激素疗法为中心，但会出现ED等副作用。

**主要症状**

→几乎没有初期症状。定期做检查。

- 难以排尿
- 有残尿感等类似于前列腺肥大症的症状

→可能是前列腺癌进展。请去医院检查！

## 包茎 →泌尿科、内科

包茎有假性包茎、嵌顿包茎、真性包茎。一般龟头包皮覆盖，勃起时用手将其拉下露出龟头的是假性包茎，没有疼痛或炎症的话就不需要治疗。嵌顿包茎是包皮口狭窄，露出龟头后包皮不能恢复原样，出现疼痛等症状。真性包茎是勃起时也处于包皮覆盖的状态，引发炎症时需要进行手术。

**主要症状**

- 勃起也不能拉下包皮
- 勃起时有痛感

→如果妨碍到排尿或性交，请去医院治疗。

## 勃起功能障碍（ED） →泌尿科、ED 专业门诊、内科

勃起受血流血管影响，所以心脏病、高血压、糖尿病、慢性肾功能衰竭等疾病会引起 ED。而且，伴随着年龄变大，发病的雄性激素低下引起的男性更年期综合征也是原因之一。也有心因性 ED，还有许多患有抑郁病的人也会出现 ED。有促进勃起的治疗药物，但心因性的情况下需要进行心理咨询。与配偶多倾诉也十分重要。

**主要症状**

- 自慰能够勃起，但有性交对象时却不能勃起
- 在性行为中途就结束勃起
- 不能自慰，也没有晨勃

→基本可以通过药物或者治疗改善。请去医院咨询医生。

器质性勃起功能障碍
（有身体方面的原因）

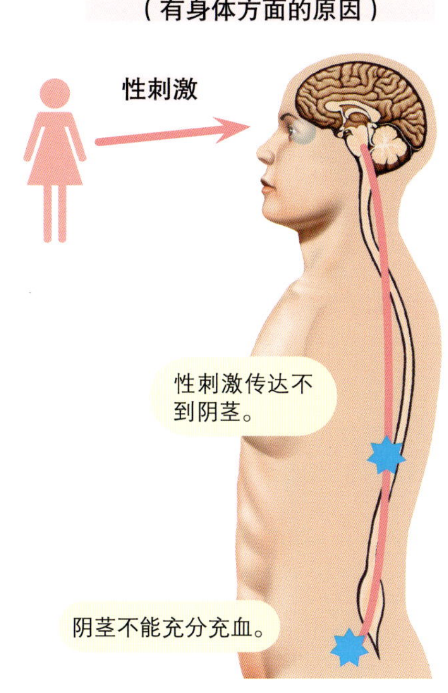

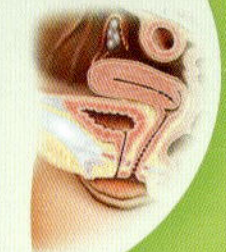

# 2 女性生殖器

## 女性生殖器是什么样子?

### 产生卵子、孕育生命

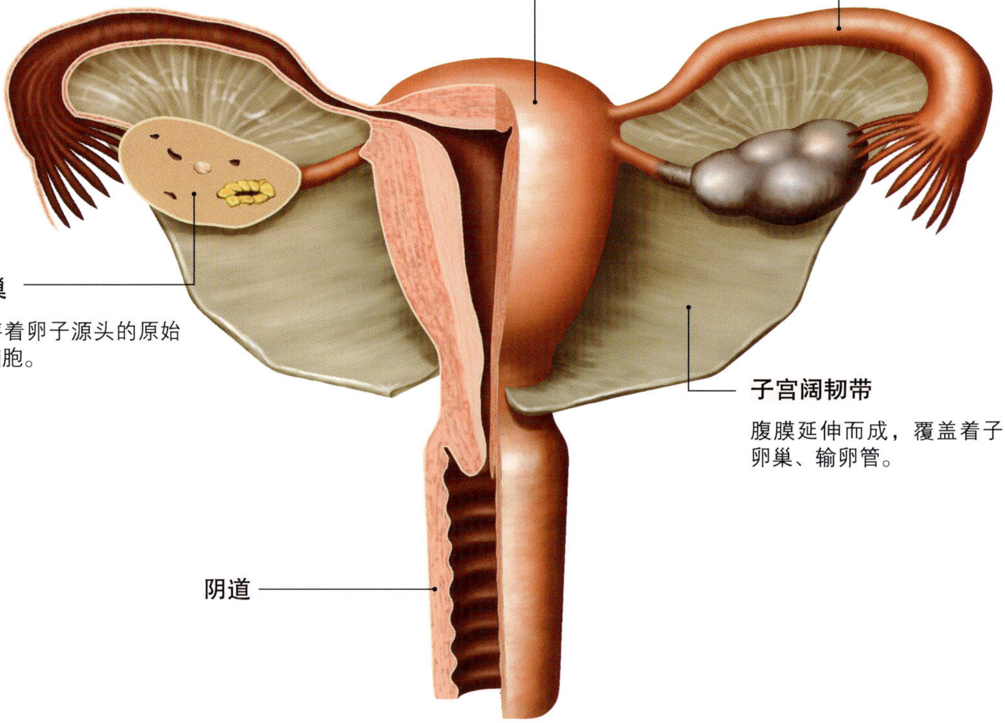

子宫

输卵管

**卵巢**

储存着卵子源头的原始卵细胞。

**子宫阔韧带**

腹膜延伸而成，覆盖着子宫、卵巢、输卵管。

阴道

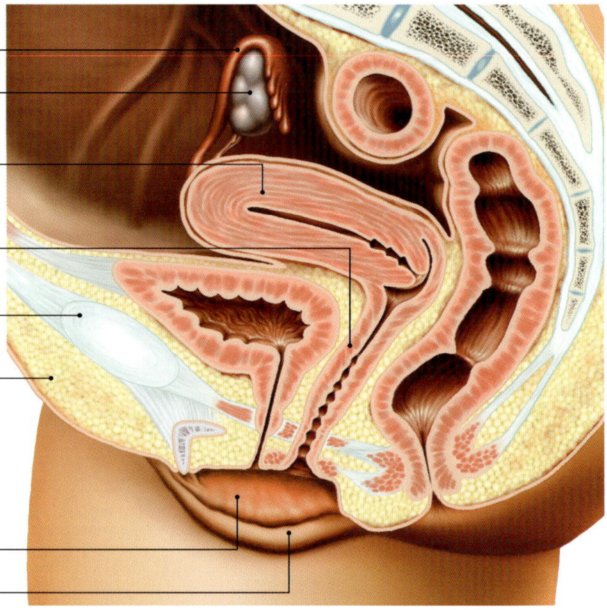

输卵管

卵巢

子宫

阴道

耻骨

**阴阜**

耻骨前面膨胀的部分。

小阴唇

大阴唇

## 保护阴道入口的双重褶皱

女性生殖器分为外性器（外阴部）和内生殖器。

外生殖器有大阴唇、小阴唇、阴道前庭、阴核。大阴唇是外阴部最前端，小阴唇位于中间夹着的空隙中。

小阴唇由黏膜褶皱构成，阴道前庭位于其中的空隙处，阴道口和外尿道口向外张开。阴道前庭上的大前庭腺向外张开分泌黏液，有利于性行为顺利完成。小阴唇前端有阴核（阴蒂），阴核相当于男性生殖器的阴茎。

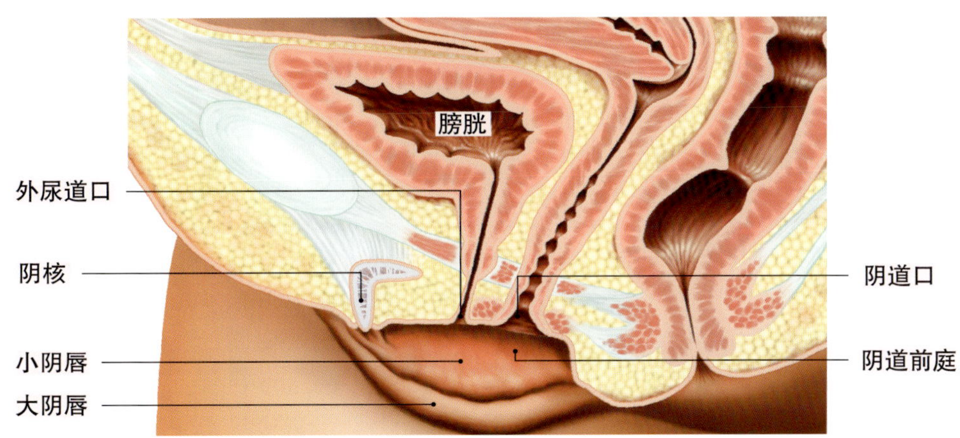


## 每月排出1个卵子

内生殖器有阴道、卵巢、输卵管、子宫。阴道是连接外性器与子宫的器官，从男性器射出的精子通过阴道到达子宫，进入卵子。

卵子由卵巢分泌。卵巢左右各有1对，形状是3~4cm的椭圆形。卵巢是分泌卵子的器官，同时也是分泌雌激素的器官。卵子每月只排出1个。

排出的卵子进入输卵管，卵子与精子相遇后开始受精。受精卵被送入子宫，孕育胎儿。

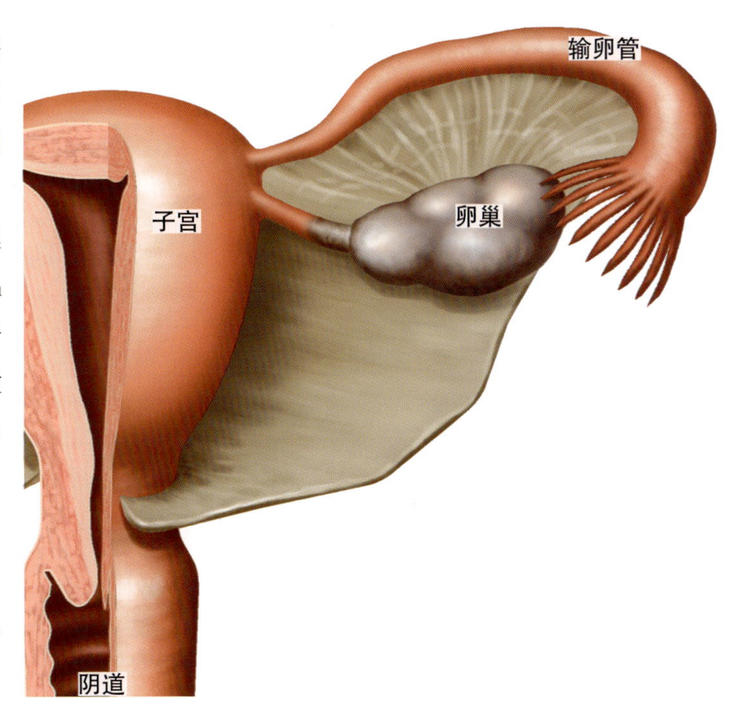

## 在子宫接受受精卵

子宫长7~8cm，宽约4cm，壁约厚3cm，从内侧开始分为黏膜、肌层、浆膜3层。

子宫黏膜也称内膜，为受精卵着床做准备。而且黏膜上部与输卵管相连，下部称作子宫颈，与阴道相连。子宫由平滑肌组成，妊娠时为养育胎儿会扩张到很大。而且，分娩时会收缩，以便生出胎儿。

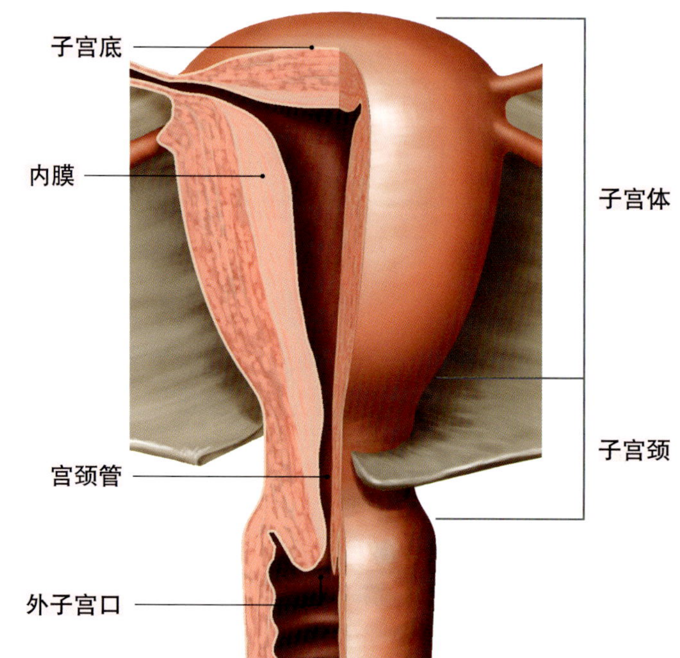


## 如何引起排卵?

卵巢前端被平滑肌构成的输卵管腹腔口覆盖。输卵管分为输卵管腹腔口、输卵管膨大部分、输卵管狭窄部分。

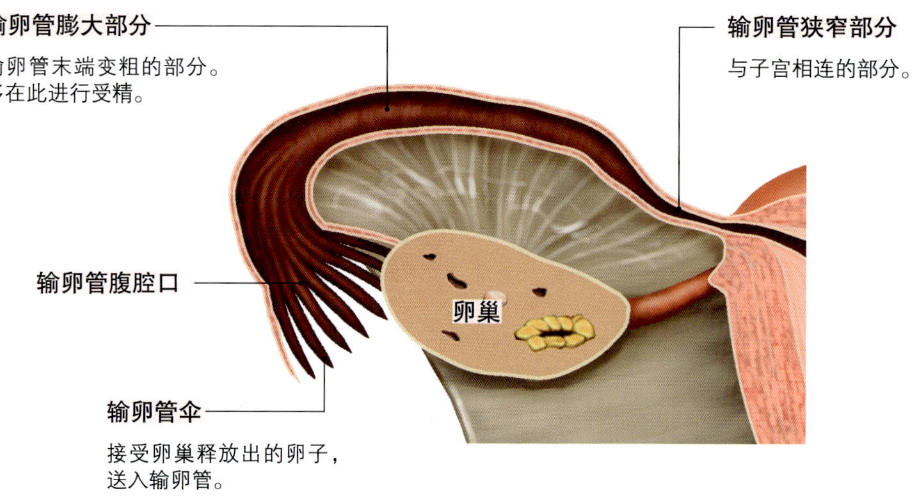

## 儿童时代就有了卵的本源

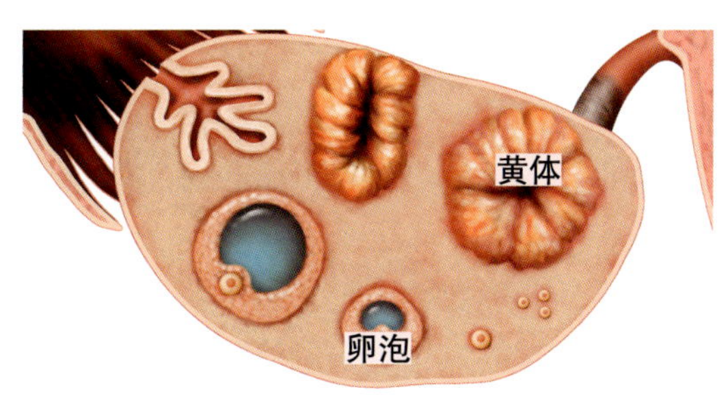


刚出生的女婴的卵巢就已经储存着 100 万 ~200 万个卵子的原始生殖细胞。原始生殖细胞反复进行细胞分裂并变化，形成卵母细胞。形成卵母细胞后，暂且停止分裂，在卵泡中进入休止期，直到青春期。

## 在激素的刺激下开始排卵

进入青春期后，脑垂体分泌促卵泡激素，少数卵泡开始成长。卵泡成熟后，卵泡膜破裂，卵子跑出去，进入输卵管，这就是排卵。这时如果卵子与精子相遇就有受精的可能。

排卵时，卵巢分泌雌激素和黄体激素（孕酮）。排卵时可检测到黄体激素上升，这些激素作用于子宫内侧的子宫内膜，使子宫内膜变厚，便于受精卵着床。

没有受精时，子宫内膜脱落，随着血液排到子宫外，这就是月经。第一次月经称作初潮，从初潮到闭经，以大约 28 天为周期，左右输卵管会反复排卵。即使因为疾病等原因摘除一侧卵巢，另一个卵巢还会排卵，所以也有可能怀孕。

原始生殖细胞是排卵的本源，随着成长数量会逐渐减少。年纪越大越不容易怀孕就是这个原因。不再排卵、卵巢功能停止就是闭经，中国女性一般在 50 岁左右闭经。



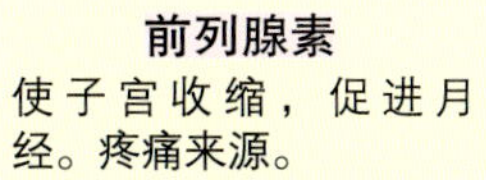


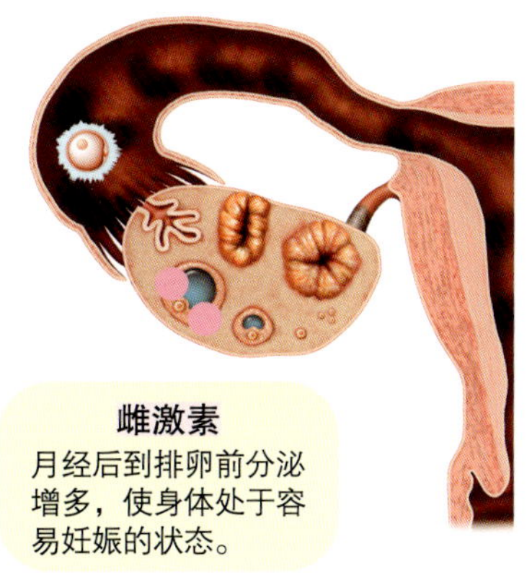


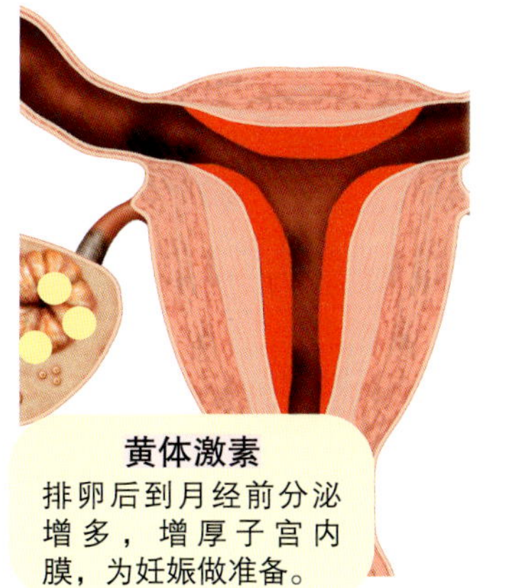


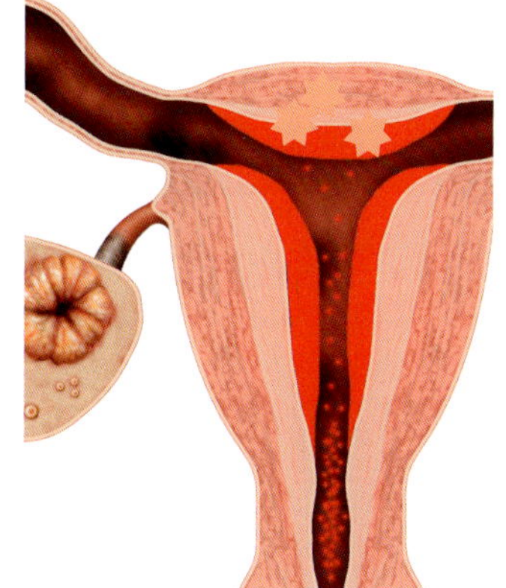

# 形成受精

## 能与卵子相遇的精子只有1个

通过性交，数亿个精子进入阴道内，然后像游泳一样通过子宫颈管的黏膜，从子宫再次进入输卵管（输卵管膨大部分），从而使受精成为可能。

但是要想形成受精，还需经过严格的考验。进入女性体内的精子被视作异物，会受到白细胞（免疫细胞）的攻击。排除病毒等异物的免疫功能也会排除精子。

多数精子会在子宫颈管和子宫内膜死亡，能到达输卵管的精子据说有 50~200 个。

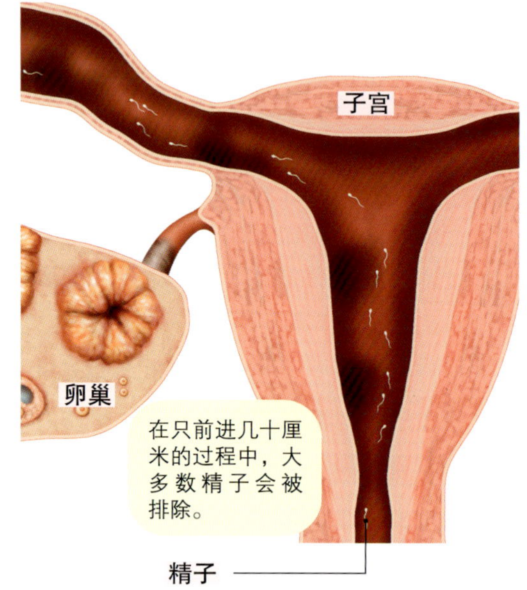


### 只和一个精子形成受精的机制

卵子被颗粒细胞这道屏障牢牢保护着。与卵子相遇的精子与卵子一起聚集，共同除掉屏障。其中1个精子头部与卵子接触，只有精子头部被断开，进入卵子中，才是受精。

受精的卵子表面覆盖着受精膜，防止其他精子入侵。所以，只有1个精子能与卵子形成受精。

在受精卵反复进行细胞分裂的过程中，有时1个受精卵会分离形成2个受精卵，这就是同卵双胞胎。2个卵子分别与各自的精子形成受精就是异卵双胞胎。

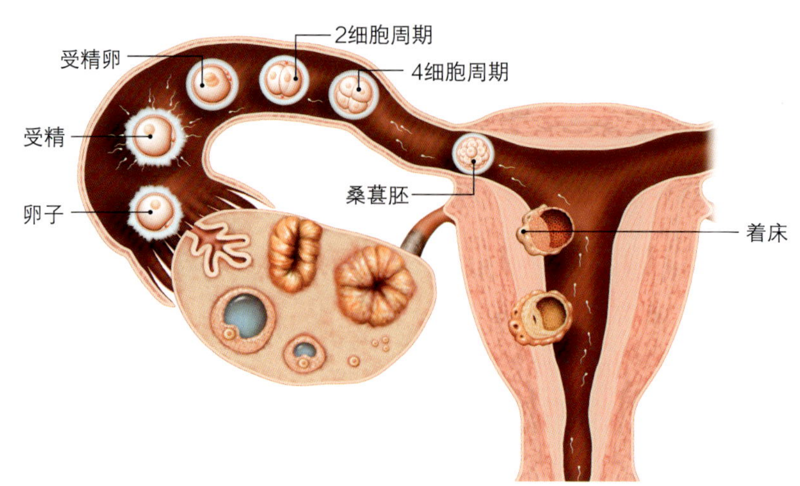

# 如果出现这些症状（女性生殖器）

| 症状 | 部位 | 疾病 |
| --- | --- | --- |
| 尿频、疼痛 | 膀胱（P141） | 膀胱过度活动症、膀胱炎、膀胱癌等 |
| 痛经严重、月经量大 | 女性生殖器（P160） | 子宫肌瘤、子宫内膜炎症、子宫腺肌症、子宫癌等 |
| 经期不稳定 | 女性生殖器（P160） | 子宫肌瘤、子宫内膜炎症、子宫癌等 |
| 不正常出血 | 女性生殖器（P160） | 阴道炎、子宫肌瘤、卵巢功能不全、多囊卵巢综合征 |
| 白带多 | 女性生殖器（P160） | 阴道炎、子宫肌瘤、子宫癌等 |
| 月经前出现的周期性身体不适 | 女性生殖器（P160） | 经前期综合征等 |
| 外阴部发痒疼痛 | 女性生殖器（P160） | 感染症、萎缩性阴道炎等 |
| 下腹疼痛、感到不适 | 女性生殖器（P160） | 卵巢囊肿、子宫肌瘤、子宫内膜炎症 |
| 乳房疼痛、有包块 | 乳房（P168） | 乳腺增生、乳腺炎、乳腺癌等 |



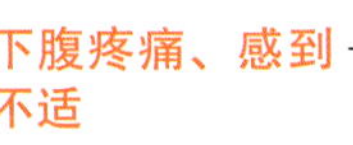
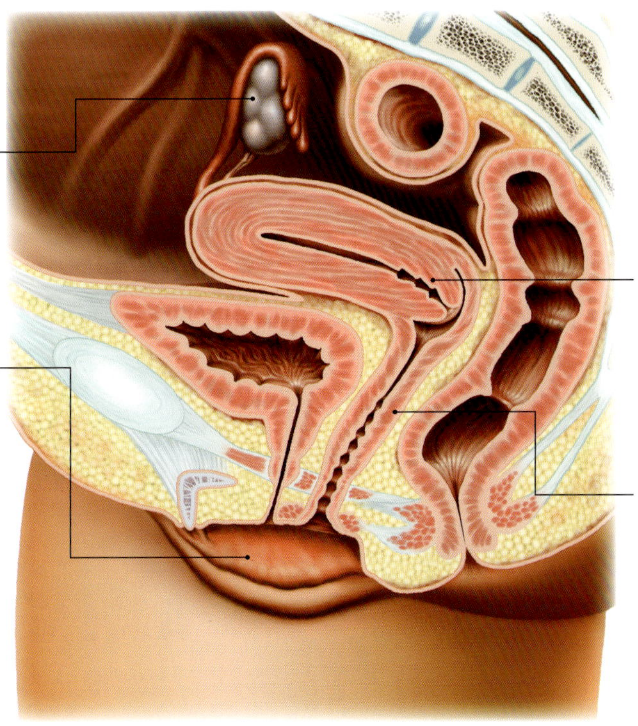

# 女性生殖器疾病

## 注意这些症状

痛经严重、经量大可能是子宫肌瘤、子宫内膜炎症等子宫疾病。不正常出血可能是阴道炎、子宫肌瘤，也可能是子宫癌。大部分白带是由感染细菌的阴道炎引起，感染念珠菌或者通过性交感染毛滴虫菌、衣原体。闭经后的阴道炎是由雌激素低下导致的萎缩性阴道炎，也是性交痛的原因。外阴部发痒、疼痛可能是感染疱疹病毒等。下腹疼痛可能是巧克力囊肿等卵巢囊肿。

### 子宫肌瘤 →妇产科、内科

子宫肌瘤是发生在子宫的良性肿瘤，多见于30岁以上的女性。与雌激素相关，肌瘤在性成熟期变大，随着闭经变小。子宫肌瘤是导致流产和早产的原因，所以建议妊娠的人或者有月经过多、痛经、不正常出血等症状的人进行手术。没有症状，也不希望妊娠或者接近闭经时的人，只需观察其发展即可。

**主要症状**

- 不正常出血
- 月经出血量比平常多
- 贫血、痛经严重

→除了手术，还可以利用药物缓解症状。需要认真治疗。

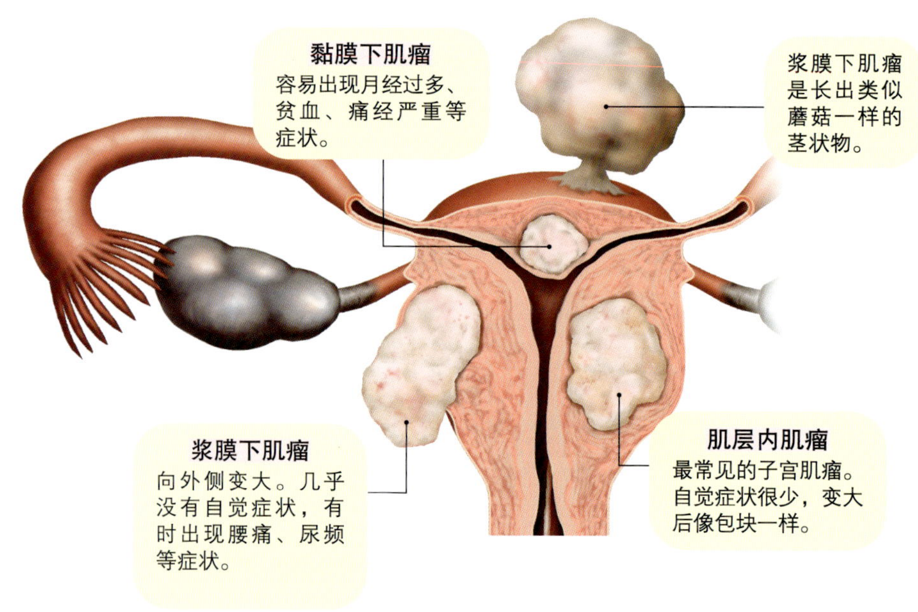

## 子宫癌 →妇产科

分为发生在子宫内膜的子宫体癌和宫颈部的宫颈癌。宫颈癌的主要原因是性交感染的 HPV（人乳头瘤病毒），年轻人也会发病。大部分可以通过疫苗预防。子宫体癌多见于50岁以上的女性。治疗方法主要有手术、放射线、激素疗法。

**主要症状**

- 不正常出血
- 性行为之后出血
- 白带增多
- 腰部、腹部疼痛
- 身体乏力

→除了子宫癌之外还有各种原因。请立即去医院！

**容易癌变的部位**

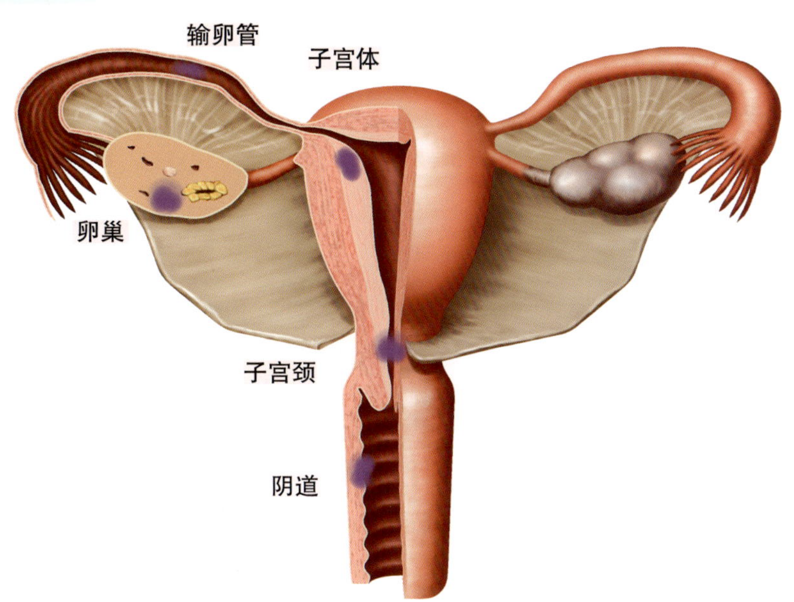


## 卵巢癌 →妇产科

发生在卵巢的肿瘤有良性、恶性、中间性质的边界恶性。85%是良性，但在手术之前难以分别。初期没有症状，进展后有时会发现腹积水。当腹部感到不适时尽早检查和诊治十分重要。标准治疗方法是通过手术摘除两个卵巢、子宫、淋巴结等，并用抗癌剂。希望妊娠时，有时会保留子宫和单侧卵巢。

**主要症状**

- 腹部有胀感
- 腰围变大
- 骨盆周围和腹部有痛感
- 立即饱腹、不能进食
- 尿频、排尿困难

→持续1个月以上的话可能是卵巢癌。请去医院做一次检查。

## 子宫内膜炎症　→妇产科

子宫内膜组织长在子宫内膜以外的地方，受到雌激素的刺激进行增殖。在卵巢内增殖、出血后，每月变成巧克力状的老化血液膨胀，形成囊肿。症状有下腹疼痛，发生在胸膜、肺、肠管、尿路等部位，经期时出现气胸、血痰、血尿等症状，也是不孕不育的原因。根治疗法是子宫卵巢摘除手术，但仅限于不希望妊娠的情况。

**主要症状**

- 痛经越来越严重
- 止痛药渐渐没有效果
- 性交时阴道里面痛
- 腰部和腹部疼痛、感到不适

→接受治疗的话还有妊娠的可能。请做一次检查。

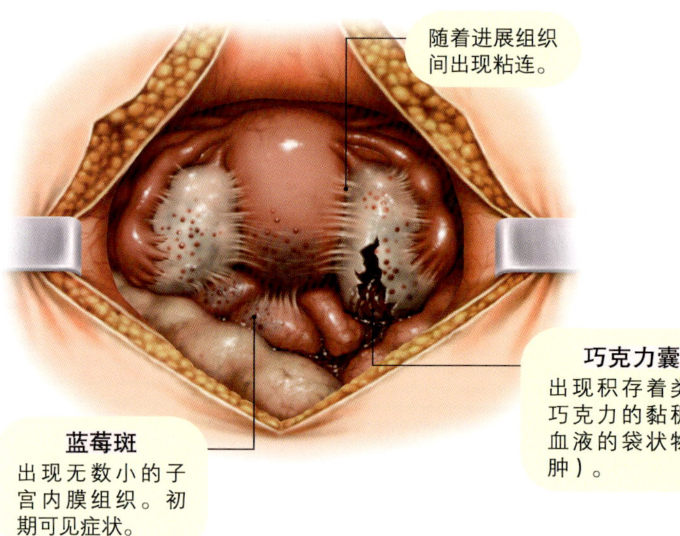


## 经前期综合征（PMS）　→妇产科、心理科、精神科

在经期2周之前出现的身体、精神、社会心理方面的症状。症状因人而异，以焦躁、不安、乏力、不想说话等为主，据说有150种症状。在经期前周期性地出现症状，如果症状严重到影响日常生活就可能是PMS。重要的是改善饮食生活和减压，低用量的口服避孕药抑制排卵也可以改善。

**主要症状**

- 经前下腹疼痛
- 头痛、眩晕、恶心
- 水肿、通便异常
- 焦躁、心情无故低落
- 集中力下降、失眠

→也有其他各种症状，经期症状消失的话可能是PMS。

# 妊娠期疾病

## 注意这些症状

妊娠期出现大量出血、腹部膨胀、严重腹痛等症状的话，可能是胎盘位置不正，有前置胎盘、低置胎盘、胎盘脱落的胎盘早期剥离，妊娠 12~22 周就可能是后期流产，妊娠 22~36 周则可能是先兆早产。而且，子宫变大会压迫膀胱，导致尿频。忍受尿意会引发膀胱炎、肾盂肾炎、感染症，需要注意。妊娠期可能发生妊娠高血压综合征、妊娠糖尿病、贫血等，会影响胎儿健康，所以请遵从医生指示。

### 孕吐、妊娠恶阻 →妇产科

孕吐会出现恶心、头痛、困倦、对气味敏感等症状，有的人在妊娠期一直出现孕吐，有的人症状会渐渐消失，也有人几乎不出现孕吐。孕吐严重的话是妊娠恶阻，处于无法进食、体重减轻的状态。不仅影响母体，甚至会危及胎儿，需要进行适当的治疗，如打点滴补充营养和水分。



孕吐主要症状和频率

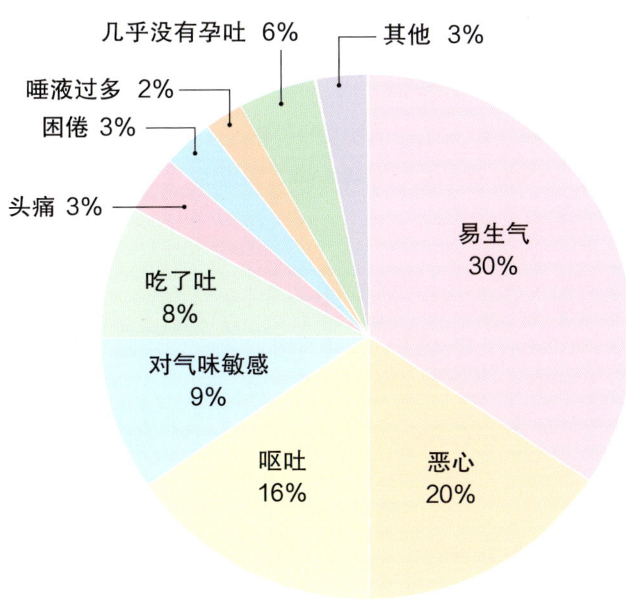

## 贫血 →妇产科

妊娠时，血液循环量增加，优先给胎儿输送铁分，母体铁分不足，容易出现缺铁性贫血。贫血时身体处于缺氧状态，容易疲劳、身体乏力，出现心悸、气喘。妊娠期要充分补充铁分，必须补充可以提高铁吸收率的维生素 $B_6$ 和维生素 $B_{12}$、叶酸等。

**主要症状**

- 容易疲劳、没有食欲
- 头痛
- 心悸、气喘
- 眩晕、猛然站起时眼前发黑

→妊娠期的人请去妇产科就诊。即使是孕妇也有可以饮用的药和改善方法。

## 感染症 →妇产科、内科

妊娠期抵抗力会下降，容易感冒、患感染症。细菌感染导致的阴道炎、感染念珠菌时外阴部会强烈发痒。需要注意白带变化，还需要注意巨细胞病毒和单纯疱疹病毒、麻疹、风疹等病毒感染。这些感染症容易导致早产和流产，也需要注意胎儿疾病。可能出现羊膜在阵痛前破裂的早期破水，这种情况就需要进行剖腹产。

**孕妇感染症检查**

| 检查时期 | 成为检查对象的病原菌 |
| --- | --- |
| 妊娠初期（5~15 周） | · 梅毒<br>· 弓浆虫（仅限有感染风险的情况下）<br>· HBs 抗原（检测 B 型肝炎的可能性）<br>· HCV 抗体（检测 C 型肝炎的可能性）<br>· 衣原体<br>· 风疹抗体<br>· HIV |
| 妊娠中期之前（~27 周） | · HTLV-1 抗体（检测人类 T 淋巴细胞白血病病毒 Ⅰ 型的风险） |
| 妊娠 35~37 周 | · B 族溶血性链球菌 |

## 妊娠高血压综合征（PIH） →妇产科

以前也称为“妊娠中毒症”。在妊娠 20 周以后出现高血压，一直到产后 12 周血压才恢复正常。在高血压前后出现蛋白尿也被诊断为妊娠高血压综合征。如果在妊娠不足 32 周出现则容易重症化，母体和胎儿处于危险状态。尽可能避免妊娠期用药，基本方法是限制热量、限制盐分，重症的话剖宫产后再对母体和胎儿进行治疗。

**主要症状**

- 妊娠后血压升高
- 蛋白尿
- 身体水肿

→感到不适时不要等待定期检查，请与医生洽谈。

## 妊娠糖尿病 →妇产科

妊娠时，胎盘会分泌激素，容易使血糖值升高，妊娠中期之后胰岛素难以发挥效用，血糖值升高。而且，妊娠期第一次测到血糖值高就会被诊断为妊娠糖尿病。妊娠前就是高血糖的可能性时容易流产，而且胎儿会畸形。可以通过食疗降低血糖，也可以进行胰岛素疗法。

**主要症状**

- 嗓子异常渴
- 尿量增加
- 全身乏力
- 手脚前端刺痛、发麻
- 眼睛模糊

→为了胎儿着想，需要认真治疗。如果产后不继续治疗，可能发展成糖尿病。



专栏

### 不用药的无痛分娩

在不利用麻醉药的无痛分娩法中有一种利用呼吸方式进行的“拉梅兹无痛分娩法”，多与麻醉分娩相对比，原本就是自然分娩法之一，在妊娠期利用呼吸法和弛缓法消除对于生育的紧张和恐怖心理。

Sophrologie 也属于自然分娩法。原本属于精神稳定和调节的学科，法国的 Jeanne Creff 博士将其作为分娩法确立下来。

严格来说，Sophrologie 法不能算作无痛分娩。把阵痛当作生育婴儿的重要能量，而不是苦痛、厌烦，把恐惧替换成喜悦的能力被比喻为“母性”。

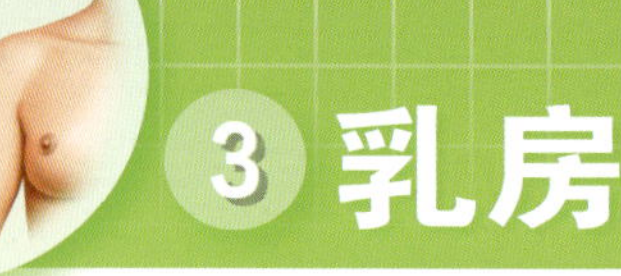

# 3 乳房

## 乳房的作用是什么?

配合月经、生成母乳

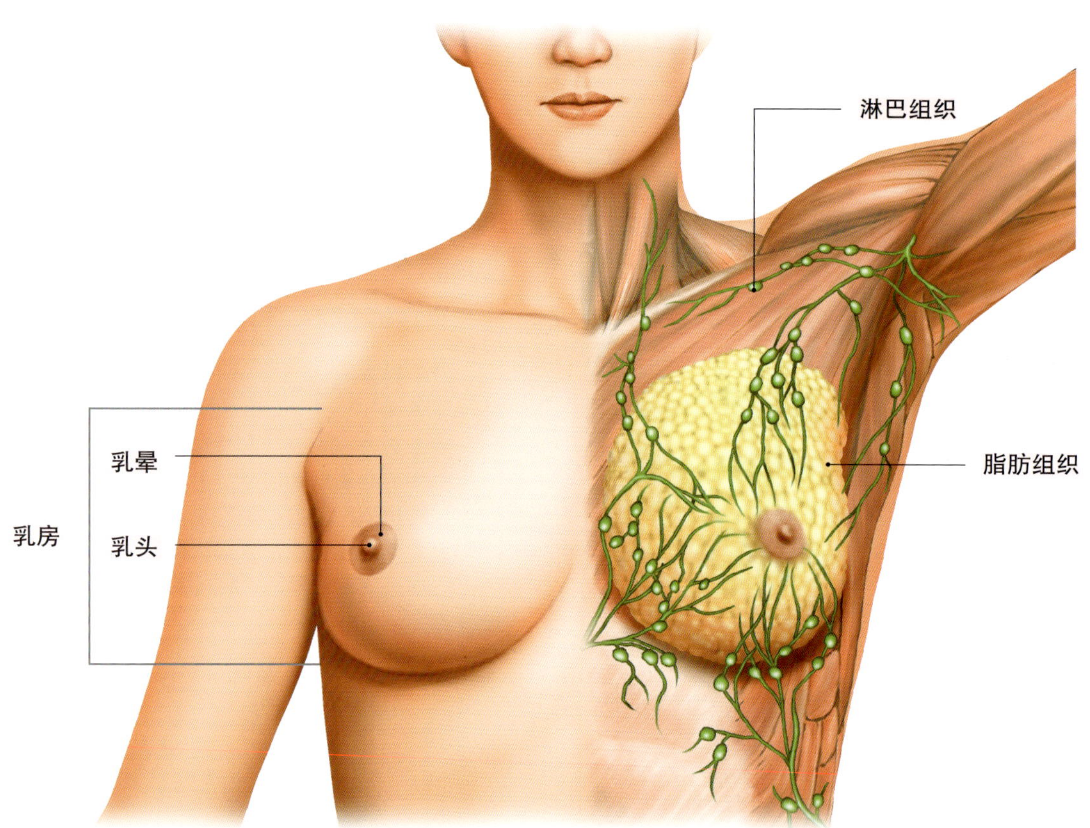


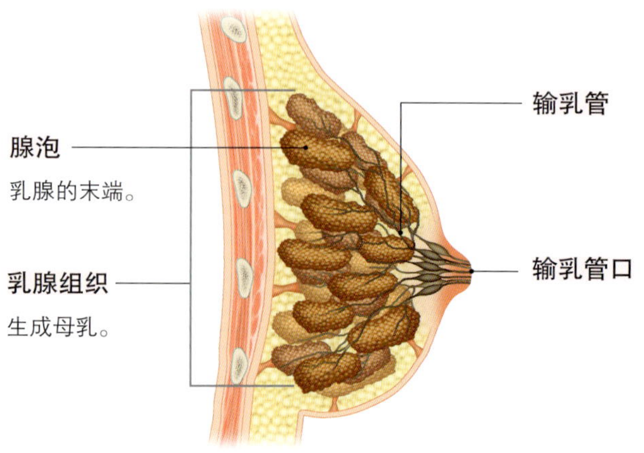

## 孕育生命的生殖器之一

女性的乳房是生殖器之一。乳房是从胸大肌开始隆起的脂肪组织等，内部生成乳汁（母乳）的乳腺组织发达。乳房中约 90% 是脂肪组织，剩余的 10% 是乳腺组织。

从外面看，乳房的中央处有比皮肤颜色深、色素沉淀的乳晕，中心处隆起的部位是乳头。

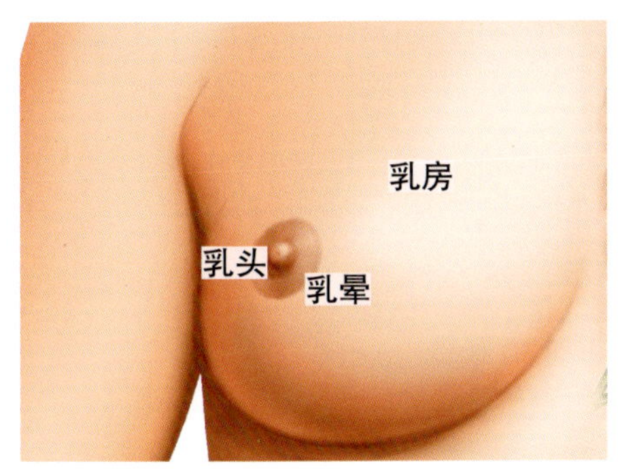


## 分泌母乳的机制

乳腺上聚集着乳腺小叶，乳腺小叶的末端有分泌乳汁的小腺泡。乳腺小叶和腺泡的总称是乳腺，全部与输乳管相连。输乳管中途膨胀的部位是输乳管窦，这里积存着乳腺分泌的乳汁。输乳管在输乳管窦变成乳头管，作为输乳管口开口。

青春期后，输乳管在雌激素的刺激下成长，腺泡在黄体激素的刺激下发育。乳腺受雌激素的影响很大，从非妊娠期月经到排卵之间处于休止期。

妊娠期的乳腺小叶发达，临近生产时开始分泌乳汁。哺乳期，脑垂体分泌的催乳激素的分泌量增加，刺激乳腺，增加乳汁分泌。

## 流经乳房的血液和淋巴液

乳房上有血管和淋巴管。流经乳房淋巴管的淋巴液经由周边的淋巴结，最终聚集在腋下淋巴结。如果乳腺癌进展，癌细胞会转移到腋下淋巴结，从此处流经全身的淋巴管，远程转移到肺和骨骼等部位的风险很高。

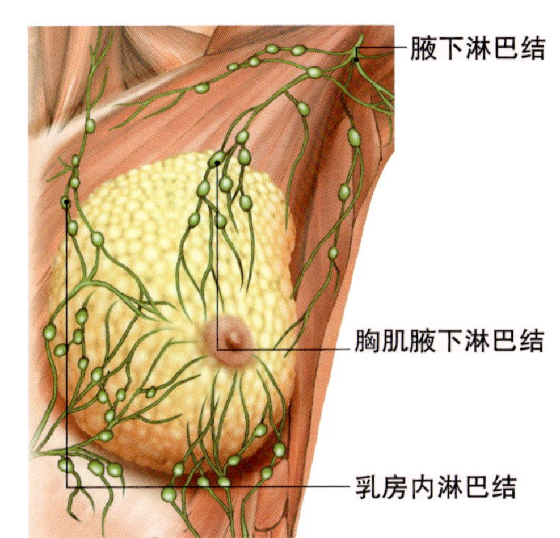


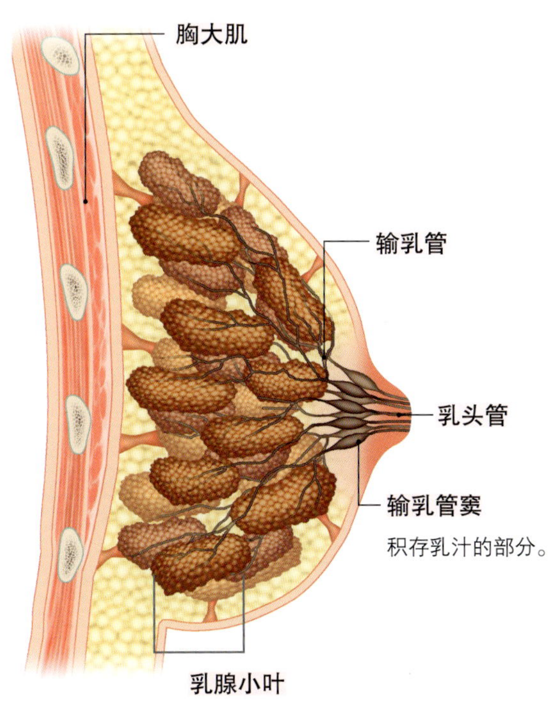

# 乳房疾病

## 注意这些症状

在乳房疾病中，乳腺增生多发生于没有哺乳经历的30~50岁女性，月经前有包块，痛感强烈。哺乳期多发乳腺炎，乳房红肿，发烧，有包块。慢性乳腺炎有时与乳腺癌难以区别。乳腺炎恶化后，在乳晕下积脓的是乳晕下脓肿，多见于乳腺活跃的年轻女性。包块迅速扩大的是乳腺叶状肿瘤，是20~40岁人群多发的肿瘤，有恶性的可能，有时需要进行手术。乳汁变多可能是高泌乳素血症。

### 乳腺增生 →妇科、内科

女性的雌激素和黄体激素的分泌失衡，乳腺的细胞发生各种各样的变化。乳房内产生包块，一部分乳腺肿胀，乳头有分泌物出现。乳腺增生不会癌化，只在痛感强烈时属于治疗对象。不过，乳腺增生可能隐藏着乳腺癌，所以定期检查十分重要。

**主要症状**

- 乳房有胀感
- 有白色且透明的液体从乳头流出
- 乳房内有大小不一的包块

→即使不痛也不能置之不理，要定期做健康检查。

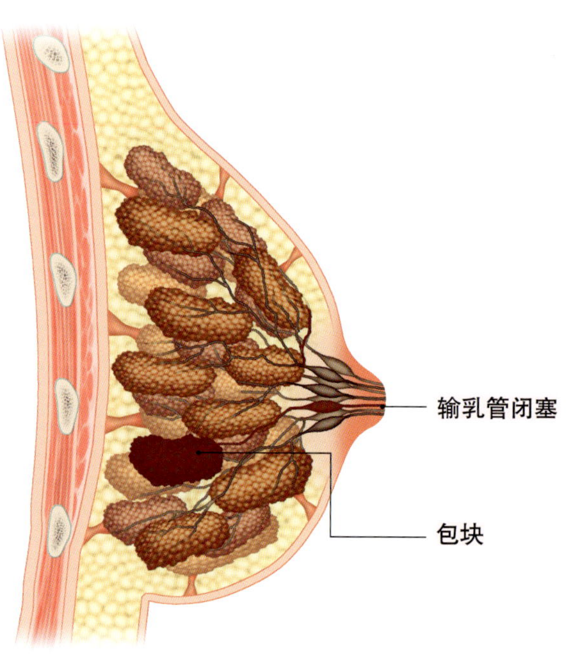

## 乳腺癌 →妇科

乳腺癌为女性最多发的癌，死亡人数也在逐年增加。多发于40~60岁，20~30岁或闭经后也可能患病。初期没有自觉症状，在自我检查中如有发现包块，就能早期预防。包块在2cm以下，如果不转移到淋巴结，就能治愈。如果是早期，乳房有可能温存。乳房温存疗法是手术配合放射线、用药的治疗方法。

**主要症状**

- 乳房或腋下有包块
- 乳房痉挛、凹陷
- 乳头溃烂出疹
- 乳房整体肿胀、溃烂

→请立即去医院！

**不同部位的症状**

|  |  |
|---|---|
| 整体 | 能摸到包块，有痉挛 |
| 乳头 | 分泌异常（血性），凹陷、隆起，糜烂、发痒 |
| 皮肤 | 凹陷、隆起，发红、水肿、溃疡 |
| 腋下 | 淋巴肿大 |

**容易发生乳腺癌的位置（图以右胸为例）**

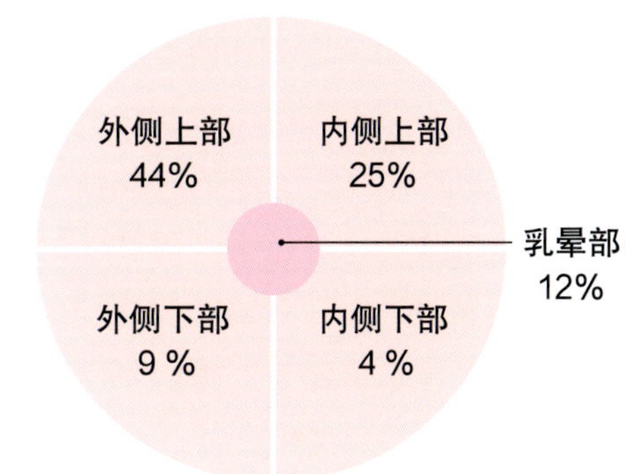


## 高泌乳素血症 →妇科

促进乳汁分泌的催乳激素分泌过剩，乳房本身没有异常。除了乳汁分泌过多，还伴有闭经、无排卵。原因多种多样，在脑垂体发生的分泌催乳激素的细胞增殖的脑垂体肿瘤或者脑肿瘤等。促进代谢的甲状腺激素减少的慢性甲状腺炎、肾功能衰竭也会引发此病。利用药物降低血液中的催乳激素含量就能缩小肿瘤。肿瘤变大时就需要商讨是否做手术。

**主要症状**

- 并不是产后，在入浴后等时间溢乳
- 闭经

→会引起不孕，请做检查，按照病因进行治疗。

## 乳腺纤维囊肿 →妇产科、内科

乳腺纤维囊肿与乳腺癌一样，是不伴有痛感的乳房肿瘤。比乳腺癌柔软，富有弹性，但仅靠触诊难以区别。肿瘤的发育速度因人而异，能自觉到症状的年龄段是15~40岁前后。小的肿瘤只需观察其发展，但扩大至变形或者发育比较快的巨大纤维囊肿时就需要进行手术。

**主要症状**

- 乳房有包块，无痛感
  →如果是乳腺纤维囊肿，不需要治疗，但有乳腺癌的可能。发现包块后必须进行检查!

## 乳腺炎 →妇产科

原因是细菌感染，哺乳期母乳淤积在乳房内引发炎症，代表类型是淤积性乳腺炎。也有细菌从乳头侵入、化脓的化脓性乳腺炎或者从乳头出现的伤口感染。除脓方法有挤乳、用注射器吸出、切开或者使用抗生素。哺乳期外也可能患乳腺炎，原因不明。是容易被误认为乳腺癌的疾病之一。

**主要症状**

- 乳房整体红肿
- 有包块、有痛感
  →可能患有淤积性乳腺炎。若热敷、挤乳也不见好转就要去医院。
- 发高烧，发冷、发抖
- 乳房有强烈痛感
  →可能患有化脓性乳腺炎。用乳罩固定静养，去医院检查。

专栏

### 再度拥有因乳腺癌失去的乳房

因乳腺癌而把乳房全部摘除对女性来说是难以忍受的痛苦。但近年来，通过乳腺外科和整形外科的合作，在做乳腺癌手术的同时可以再建乳房。

乳房摘除术后的再建手术有两种。一种是使用人工乳腺的方法，在进行乳房切除术的同时，插入被叫作组织扩张器（扩胸器）的人工物体，注入生理盐水，稍稍扩大，最终替换成永久人工乳腺（硅胶移植）。不过大乳房或者下垂的乳房很难再建。

还有一种方法是使用自己的组织再建。把腹肌（腹直肌）皮瓣移植到被摘除的乳房位置上。因为是自己的组织，术后不会变形，可以很好地适应，再建出柔软的乳房。下垂的乳房也能再建出形体好的乳房。不过，由于此种方法是使用自己的组织再建，取自腹部组织，所以下腹会有较长的伤口。

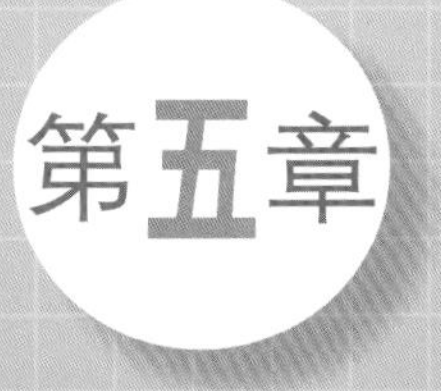

# 第五章 全身

*the whole body*

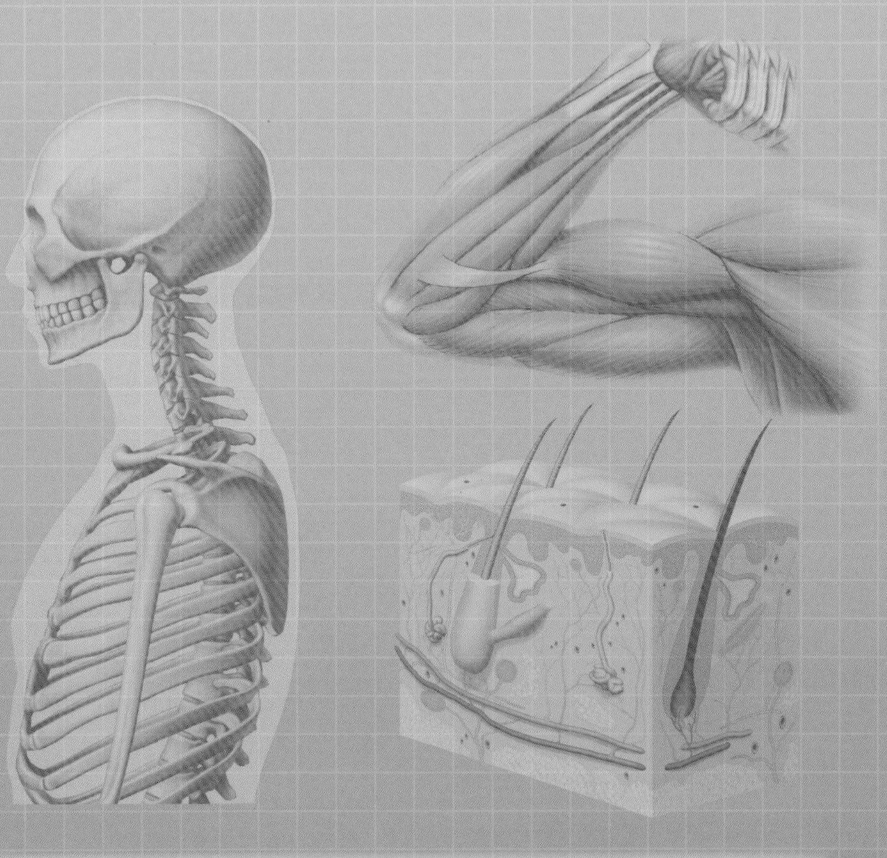

除了之前解说的器官，还有横跨全身的器官、身体中心的骨骼、活动不可缺少的肌肉、覆盖在全身表面的皮肤等。本章将讲述身体构造和相关疾病，所以会把症状分类图表放在前边进行解说。

# 如果出现这些症状（脖子、肩）

| | | |
|---|---|---|
| 脖子痛 | 筋肉（P181） | 脖子酸痛等 |
| 脖子一动就痛 | 筋肉（P181） | 脖子酸痛、落枕等 |
| | 骨②（脊髓）（P193） | 颈椎症、椎间盘脱出等 |
| 脖子疼痛急速恶化 | 骨②（脊髓）（P193） | 颈椎症、后纵韧带骨化症等 |
| 严重肩周炎 | 筋肉（P181） | 肩周炎、纤维肌痛症等 |
| | 血管、血液、淋巴（P228） | 高血压等 |
| 肩部一动就痛 | 关节（P198） | 肩关节周围炎 |
| | 骨②（脊髓）（P193） | 椎间盘脱出、后纵韧带骨化症等 |
| 脖子、肩部疼痛急速恶化 | 骨②（脊髓）（P193） | 颈椎症、椎间盘脱出等 |

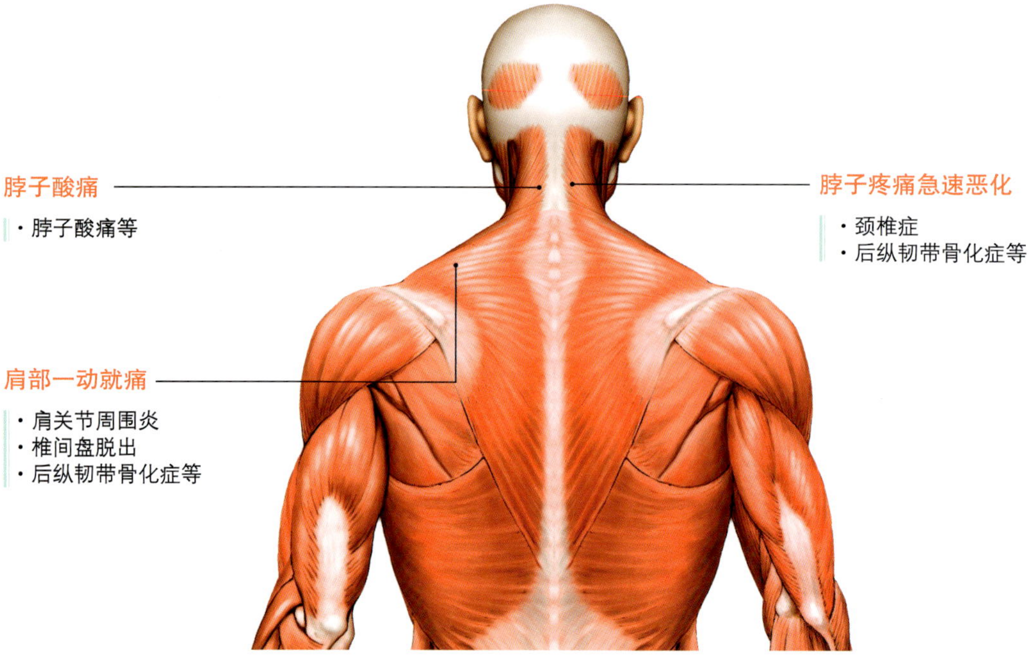

# 如果出现这些症状（手臂、手）

| | | |
|---|---|---|
| 肘部疼痛 | 关节（P198） | 网球肘、高尔夫球肘、腱鞘炎等 |
| 手腕、拇指疼痛、指尖发硬 | 关节（P198） | 腱鞘炎、关节风湿等 |
| 胳膊发麻、疼痛 | 骨②（脊髓）（P193） | 颈椎症、椎间盘脱出等 |
| 指尖发麻 | 脑（P24） | 脑中风等 |
| | 骨②（脊髓）（P193） | 椎间盘脱出等 |
| 指尖不能活动 | 脑（P24） | 脑中风等 |
| | 骨②（脊髓）（P193） | 胸廓出口综合征 |
| 胳膊、手指无力 | 脑（P24） | 脑中风等 |
| | 骨②（脊髓）（P193） | 颈椎症、椎间盘脱出等 |



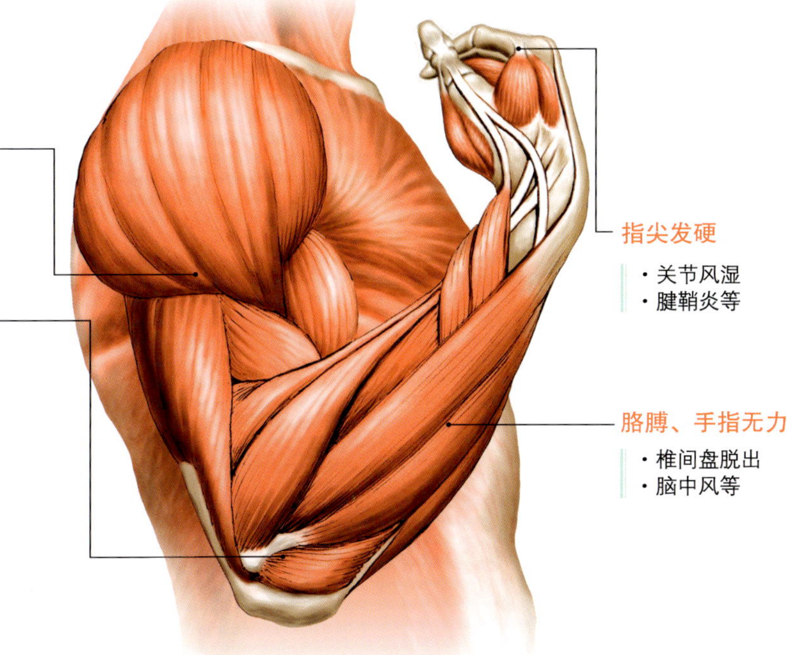

# 如果出现这些症状（腰）

| 症状 | 部位 | 疾病 |
|---|---|---|
| 腰部剧烈疼痛 | 关节（P198） | 腰扭伤、压迫性骨折等 |
| | 胆囊和胰脏（P126） | 急性胰腺炎、胆管结石等 |
| | 肾脏（P138） | 肾盂肾炎等 |
| | 膀胱（P141） | 尿路结石等 |
| | 女性生殖器（P160） | 经前期综合征、卵巢囊肿等 |
| 慢性腰痛 | 关节（P198） | 非特异性腰痛 |
| | 骨②（脊髓）（P193） | 椎间盘脱出、椎管狭窄症等 |
| 腰部麻木 | 骨②（脊髓）（P193） | 椎间盘脱出、变形性脊椎症等 |

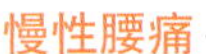
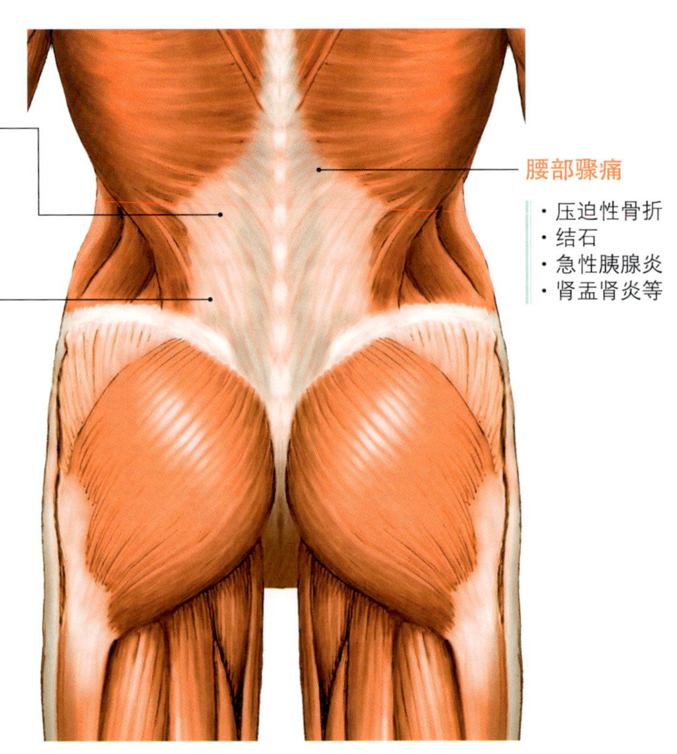

## 如果出现如下症状（下肢、脚）

| 症状 | 部位 | 疾病 |
| --- | --- | --- |
| 股关节痛 | 关节（P198） | 变形性股关节症 |
| 膝痛 | 关节（P198） | 扭伤、变形性膝关节症等 |
| 脚踝痛 | 关节（P198） | 扭伤、腱鞘炎等 |
| 脚拇趾肿痛 | 关节（P198） | 痛风、拇趾外翻 |
| 下肢和足部麻木、行走不便 | 骨②（脊髓）（P193） | 腰椎间盘脱出、椎管狭窄症等 |
| | 脑（P24） | 脑卒中等 |
| 腿肚子和足部水肿 | 肾脏（P138） | 肾盂肾炎、慢性肾脏病等 |
| 行走时容易疲惫 | 骨②（脊髓）（P193） | 椎管狭窄症等 |



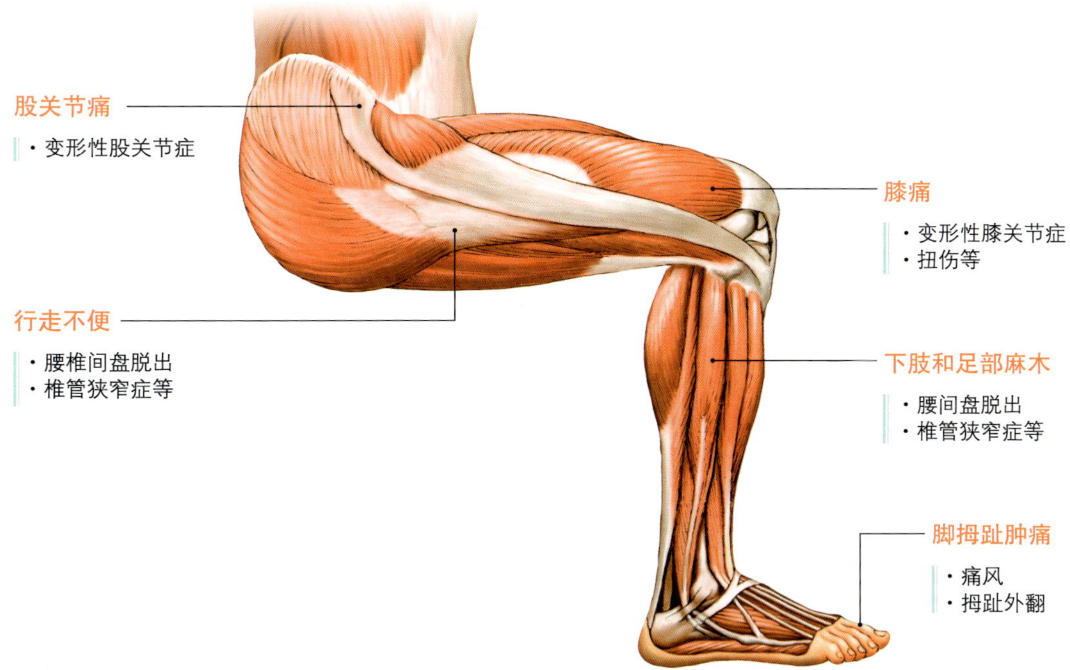

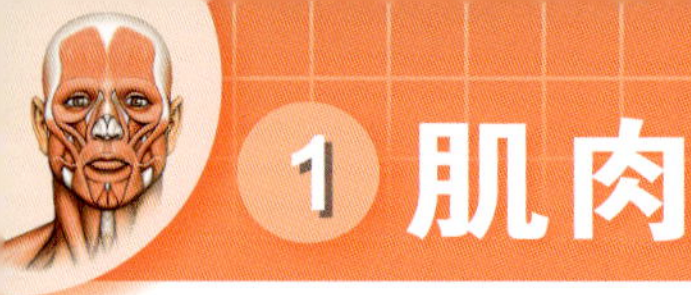

# 1 肌肉

## 全身的肌肉构造！

### 使用数百块肌肉灵活活动身体

全身存在各种各样的肌肉。连接骨与骨之间、使身体能够活动的肌肉叫作骨骼肌，形成心脏壁的心肌，形成内脏与血管壁的平滑肌。因为这些肌肉与骨骼肌相比，数量上相对较少，所以一般说到肌肉时指的就是骨骼肌。

额肌
胸锁乳突肌
三角肌
胸大肌
肱二头肌
腹外斜肌
桡侧腕屈肌
髂腰肌
缝匠肌
股四头肌
髌韧带
胫骨前肌
比目鱼肌
趾长伸肌

## 肌肉也存在很多种类

骨骼肌占体重的 40%，是人体最大的器官，在相互连接的骨骼之间至少拥有一个关节。通过使骨骼肌收缩，可以变换表情、改变姿势、转动身体、提起重物以及行走。

关于肌肉，接近身体的一端叫作起点，较远的一端叫作止点。另外，起点侧叫作肌头，止点侧叫作肌尾，其中间的肌肉主体部分叫作肌腹。有两个肌头的肌肉叫作二头肌，有三个肌头的肌肉叫作三头肌，大腿部的代表性肌肉股四头肌就有四个肌头。

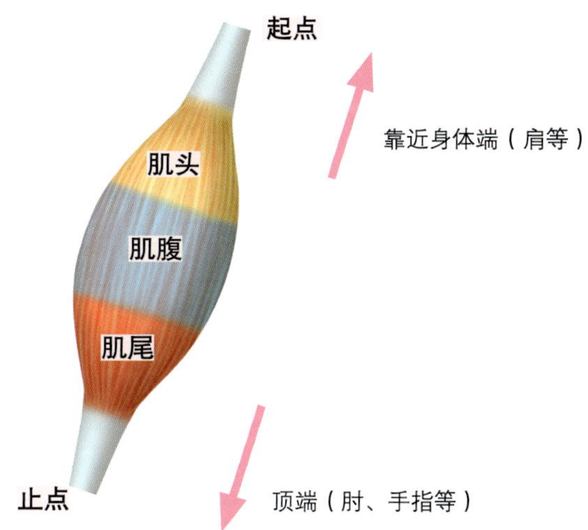


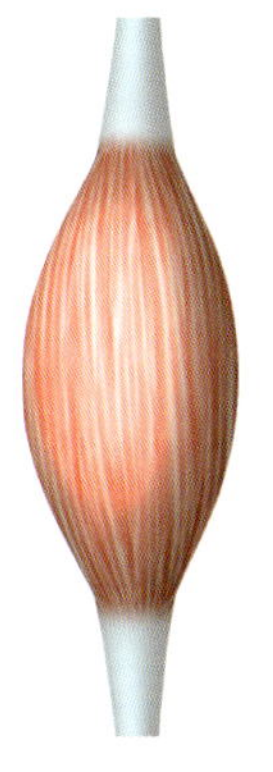

**长肌**
肌肉的基本型。

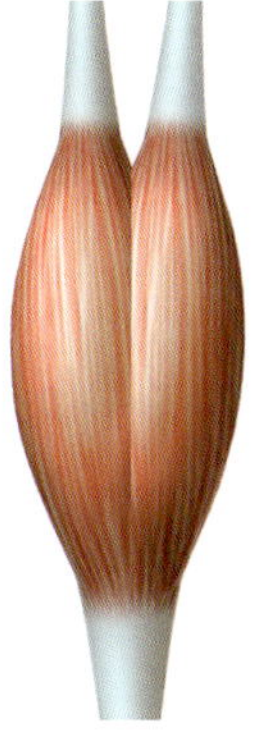

**二头肌**
有两个肌头的肌肉。

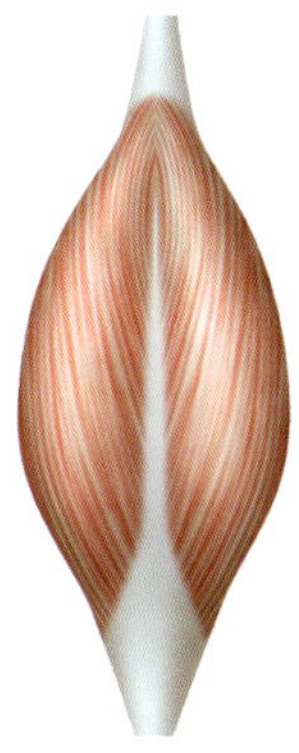

**羽肌**
肌纤维呈倾斜走向的肌肉。

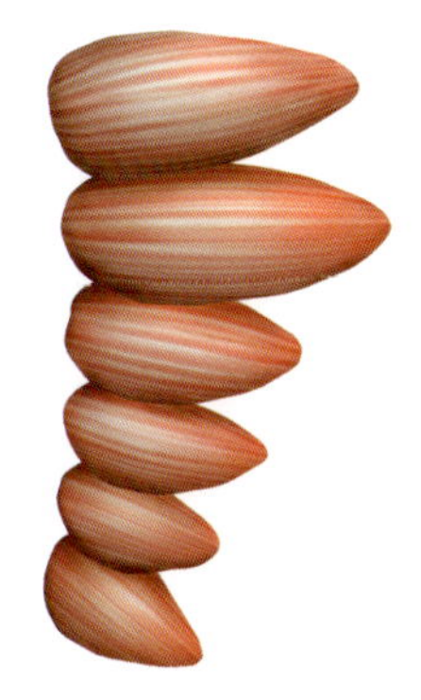

**锯齿肌**
从起点开始呈碎块状展开的肌头。

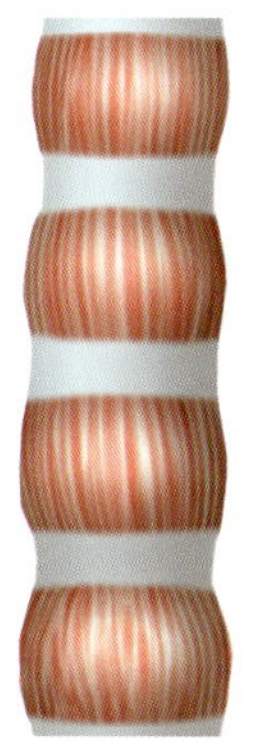

**多腹肌**
有三个以上肌腹的肌肉。

## “腹肌”的构造

另外，有一种肌肉是中间隔着肌腱，被分为至少两个肌腹。有两个肌腹的肌肉叫作二腹肌，被分为两个以上肌腹的肌肉叫作多腹肌。

存在于腹部前面正中线（左右对称分开身体的线）的左右的腹直肌就是代表性的多腹肌。在所谓腹肌处，通过肌肉训练加强锻炼的话，腹肌就会分开，变成从外部可以明显看到的各块肌腹。

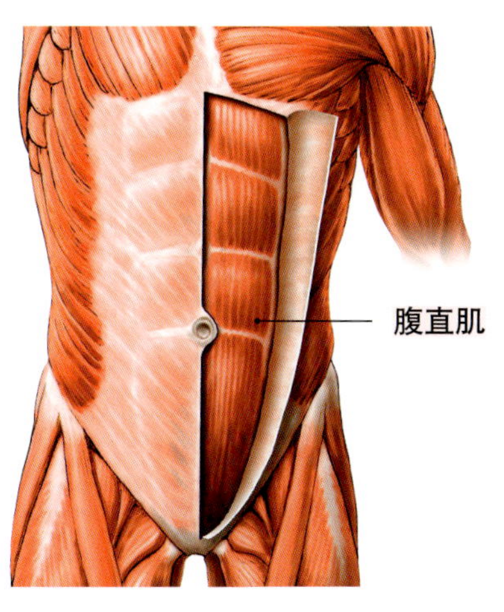

## 肌肉的名字由来

关于肌肉的名称，做表情的表情肌、扩展胸部的胸大肌、使髋关节旋转的大收肌等，是根据肌肉的形状、身体的部位和作用等来命名的。使踝关节跖屈的比目鱼肌因为形状酷似比目鱼而得名。

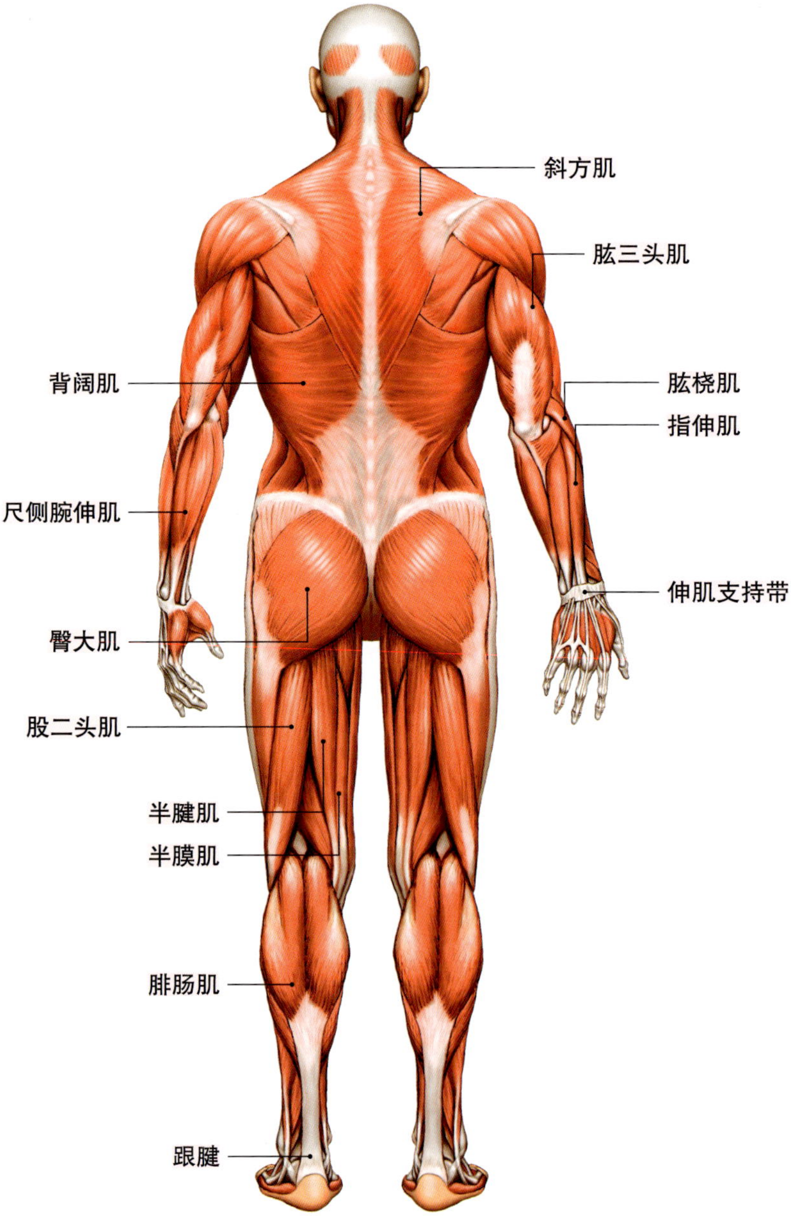

主要的表情肌
额肌
鼻肌
眼轮匝肌
口轮匝肌
颧小肌
颧大肌
颊肌
笑肌


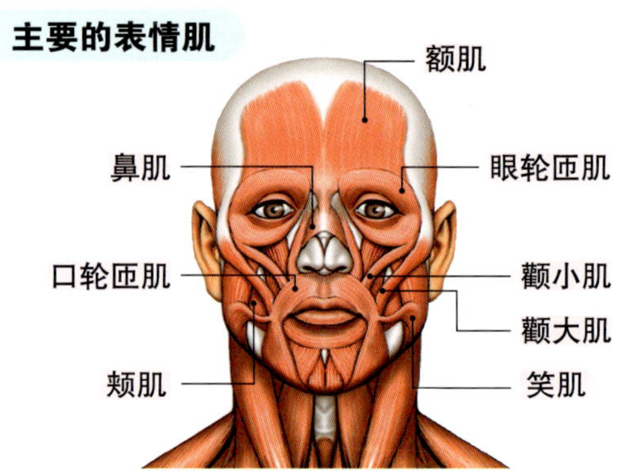

斜方肌
肱三头肌
背阔肌
肱桡肌
指伸肌
尺侧腕伸肌
伸肌支持带
臀大肌
股二头肌
半腱肌
半膜肌
腓肠肌
跟腱

# 肌肉是如何收缩的?

## 由大量的纤维构成的肌肉

骨骼肌是由肌纤维（肌细胞）聚集而成。肌纤维聚集形成肌束，肌束聚集形成一块肌肉，通过肌膜包围肌肉整体的外围。

肌纤维是由更小的肌原纤维聚集构成的。肌原纤维中交替排列着构成蛋白质的两种肌丝，肌球蛋白和肌动蛋白。

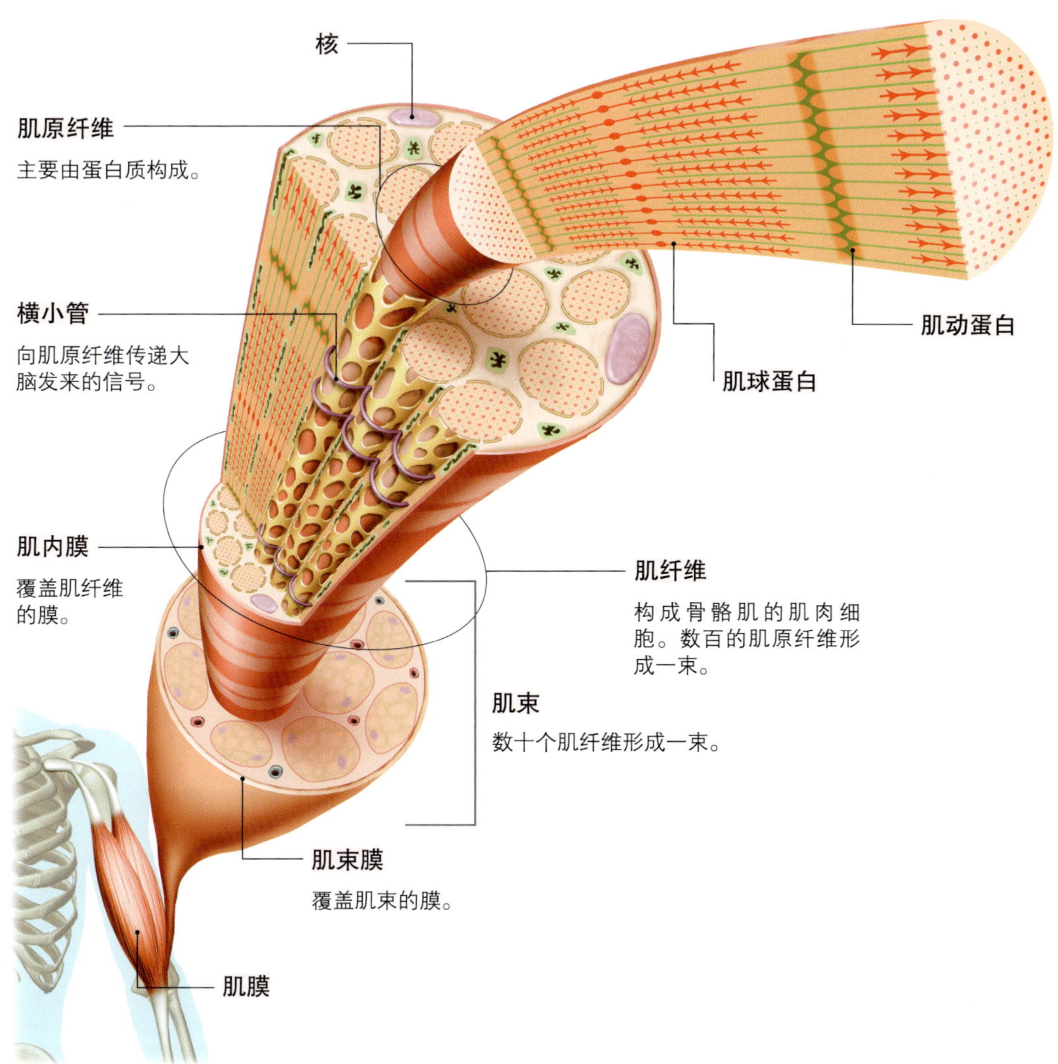

## 腹肌变硬的原因

肌肉根据两种肌丝的反应收缩和放松。例如，当大脑发出收缩肌肉的指令，指令就会经由运动神经被传递到腹部的肌纤维。

根据该指令，电流信号在交替排列的肌球蛋白和肌动蛋白之间传递，使肌球蛋白像把肌动蛋白拉到身边那样拉进来，这种情况称之为滑行。通过滑行，两种蛋白的重叠部分会增加，肌原纤维会变短变粗。肌原纤维束组成的肌纤维也会变短变粗，由此便能够使腹肌紧缩变硬。

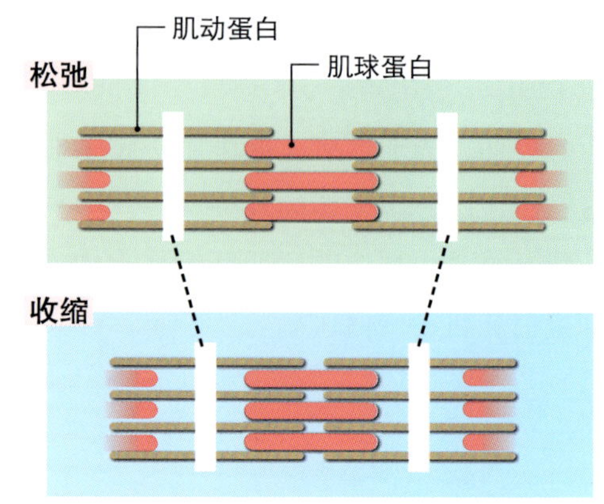


## 一方放松，另一方伸展

此时，收缩后的肌肉与伸展的肌肉属对抗关系，因为其肌动蛋白和肌球蛋白重合的部分会变少，所以肌原纤维会变细变长，这就是肌肉的松弛。

构成肌肉的肌蛋白质会常常反复分解以及合成，如果不能每增长 1kg 体重就摄取 1g 蛋白质的话，肌肉量就会降低。

此外，如果肌肉不能适当承受负重，由于肌肉蛋白质的合成量降低、分解量增加，肌肉量就会减少。如果常卧不起，肌肉量会迅速减少。运动不足以及年龄增长也会引起肌肉量减少。

但是，最近研究表示，只有进行 1 次负重为全部肌肉力量 60% 左右的运动，才会引起运动后肌蛋白量的增加，超过此负重也没有意义。此外也有研究报告表示，相比接近身体极限的运动、少量次数的重型运动来说，进行多次轻型运动与肌肉量的长期持续增加以及最终肌肉量的增加有关系。

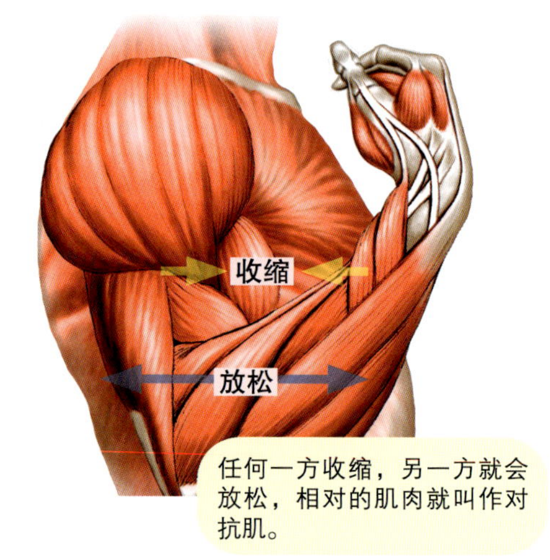


任何一方收缩，另一方就会放松，相对的肌肉就叫作对抗肌。

**肌肉训练的负重与次数的目的**

| 目的 | 肌肉量的维持 | 肌肉力量的提高 |
|---|---|---|
| 负重的强度 | 59%以下<br>（稍微强烈） | 60%以上<br>（强烈的） |
| 反复次数 | 20次左右 | 10次左右 |

# 肌肉疾病

## 注意这些症状

肌肉或关节疼痛，如果不是骨头有异常，就是扭伤或肌肉僵硬。扭伤是伸展韧带时会疼痛的状态，僵硬是肌肉的炎症。肌肉的断裂就是肌肉拉伤（肌肉断裂）。手脚指向异常、方向弯曲叫作弹拨指腱鞘炎。女性多发的拇趾外翻是指脚拇趾向小脚趾一侧弯曲，关节根部凸起变形的症状。运动中肘部疼痛疑为高尔夫球肘或网球肘。虽然肌肉的症状和病症涉及很多方面，但是也存在肌肉被一点一点破坏的肌肉萎缩症等难治之症。

### 肌筋膜疼痛综合征(MPS) →内科、整形外科、麻醉科

因肌肉的原因引起疼痛或麻木的病症也叫作肌痛症。一般称为肩周炎或颈部酸痛等的病症就是肌筋膜疼痛综合征。

颈、肩、腰、下肢等部位多发，也存在多个部位出现病症的情况。疼痛剧烈时也会造成行走困难的情况。

原因是肌肉内痉挛，解除痉挛为一般治疗方法。代表性的是肌筋膜疼痛触发点疗法，在痉挛部位进行局部麻醉注射。所谓触发点是指压痛点，刺激后该部分及其周围就会舒展开的地方。对该点进行针灸治疗据说也很有效。

**触发点的例子**

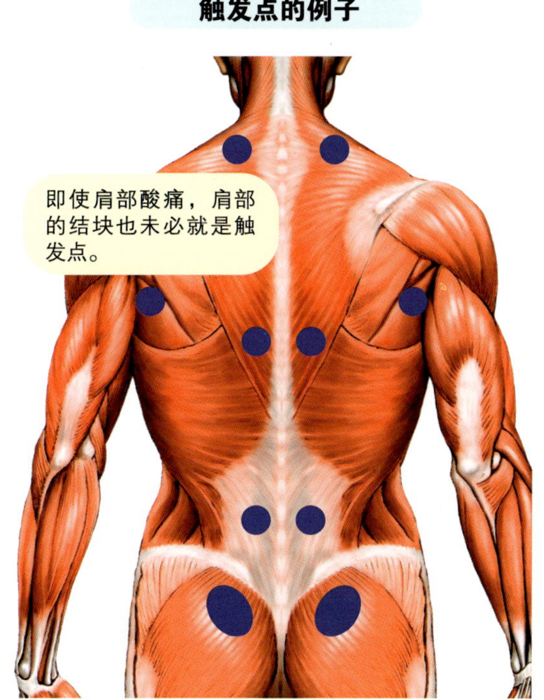


**主要症状**

- 脖子、后背、腰等肌肉疼痛
- 肌肉中有凝结坚硬的部分
- 按压结块会引起麻木或疼痛

  →治疗称为疼痛诱因的触发点可以缓和症状。症状加重的话请去医院。

第五章 全身

## 纤维肌痛症　→内科、整形外科、免疫风湿科

肌肉、肌腱、关节等身体部位出现疼痛和僵硬症状的病症，原因不明。存在因剧烈疼痛导致卧床不起的情况，也会伴随疲劳、抑郁、失眠、口腔干燥症等症状。也有观点认为病因是精神压力，而用抗抑郁药物。也存在通过辅导、认知行动疗法、运动疗法减轻疼痛的情况。

**主要症状**

- 颈、背、肩、腕、腰等多处身体部位疼痛
- 入睡困难、完全失眠、夜晚多次醒来
- 有疲劳感
- 头部像被一根筋拉扯着一样疼痛

→有各种各样的治疗方法。症状十分严重时需去医院咨询。

## 格林－巴利综合征　→神经内科、肠胃科

活动肌肉的运动神经受损害，伴随手脚麻木。由感冒或腹泻开始出现症状，1~2 周的时间达到顶峰，此后，有症状减轻的情况，也有症状加重陷入呼吸困难的情况。被认定为难治之症之一，特点是男性患者居多。有称为单纯血浆交换疗法的治疗方法。

**主要症状**

- 明明什么都没有做，却感觉麻木或有振动感
- 手脚活动困难，起立、提重物困难

→请立即去医院检查！

**格林－巴利综合征的机制**

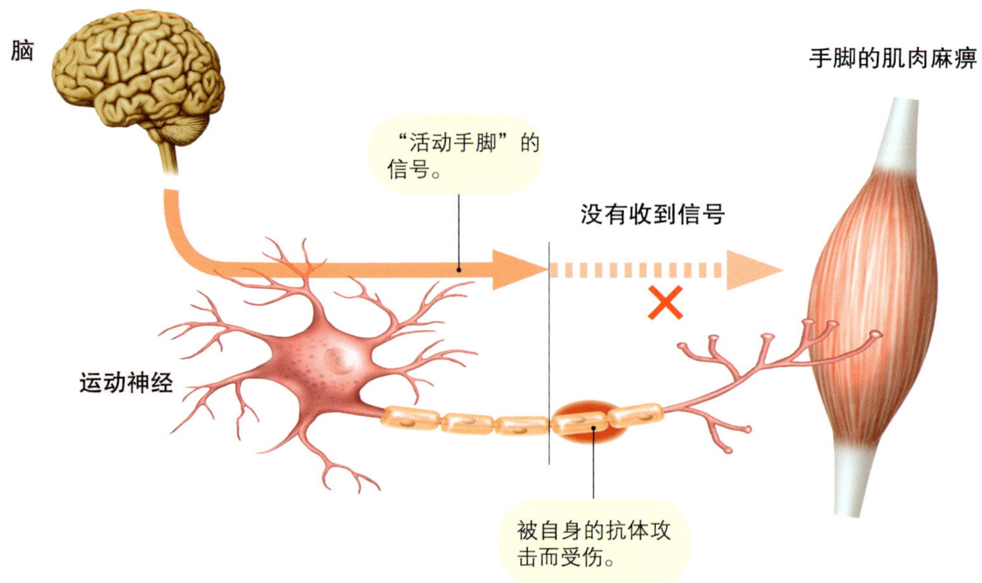

专栏

## 与其增加肌肉，不如控制肌肉不要减少

有人说增加肌肉量就必须对肌肉增加较大的负荷。常常看到运动员锻炼肌肉时举起接近极限的杠铃等画面，但是即使不做到这种程度也是可以加强肌肉的。

运动分为散步等有氧运动和对肌肉加强负荷的无氧运动。增加肌肉是无氧运动，就是所谓的肌肉训练。当然，只进行散步那样的运动是不能增加肌肉的。

但是，如果以减肥为目的，就不需要特别增加肌肉，能够维持目前的肌肉量就够了。据说增加 1kg 肌肉，增加的基础代谢量（即使不活动身体也会消耗的 1 天的热量）为 125~210kJ。虽然人们常说“减肥最好增加肌肉量、提高基础代谢”，但是实际上要做到这一点就必须进行高强度的运动。如果是以不减少肌肉量为目的，与其运动，不如不减少饮食中的蛋白质更重要。

因为构成肌肉的蛋白质的一部分会作为能量被分解，所以必须从食物中摄取该部分蛋白质。一般蛋白质 1 日所需量的标准为 1kg 体重需要 1~2g 蛋白质。体重 50kg 的人需要 50~100g，体重 70kg 的人需要 70~140g。因为食用含有鱼、肉、豆制品等食物的话就是正常摄入量，所以希望大家注意的是不要过少食用这些食品。

尽管如此，也不是说锻炼肌肉就没有意义。特别是腹肌衰弱后容易引起腰痛等症状。中年后腹部隆起的人要注意，腹部隆起，内脏脂肪增长是其中一个原因，腹肌减少会更加突出外形上的隆起。

关于腹肌，即使不进行正式的肌肉训练也可以锻炼。最简单的方法就是收缩腹部，并且是尽量收缩腹部，直至保持到无法坚持，这样也可以对腹肌产生负荷。反复做的话也就相当于进行了多量轻微运动，加强腹肌。特别是一边反复收缩、放松腹部，一边走路是最恰当的。

因为走路是有氧运动，燃烧内脏脂肪，同时收缩腹部可以运动腹肌，所以是非常适合消除腹部隆起的运动，是对想做收腹运动的人推荐的简单肌肉训练。

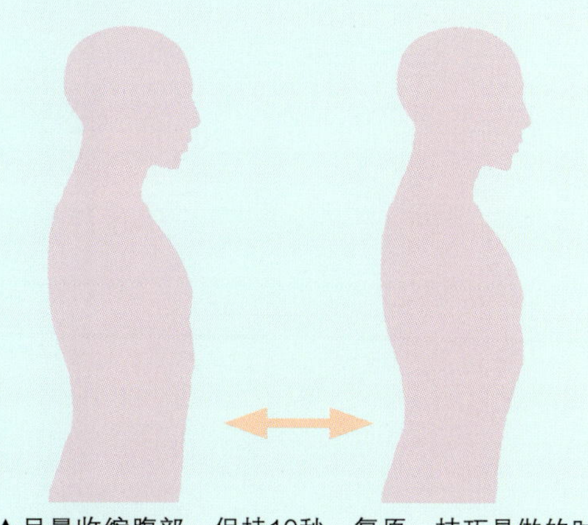

▲尽量收缩腹部，保持10秒，复原。技巧是做的时候不要停止呼吸。

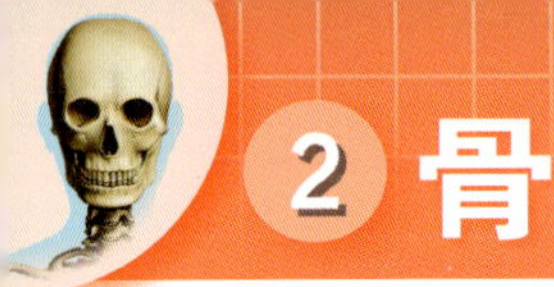



## 全身的骨骼是什么样呢?

### 成为内脏的容器，成为运动的核心

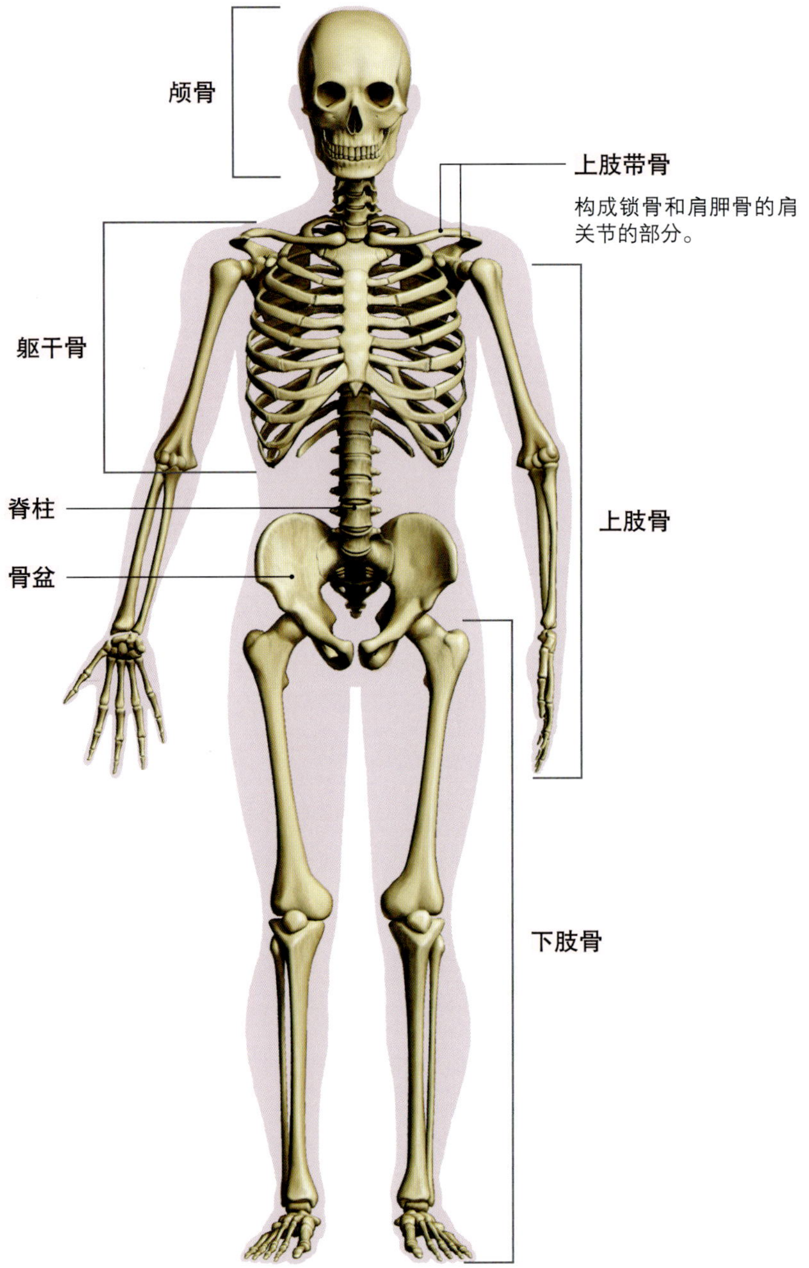

颅骨

上肢带骨

构成锁骨和肩胛骨的肩关节的部分。

躯干骨

脊柱

骨盆

上肢骨

下肢骨

全身的骨骼分为颅骨、躯干骨、脊柱、上肢骨、下肢骨。头骨虽然感觉是一块骨头，但实际是由 23 根骨头组合而成的。因此，在受到外部冲击的时候可以缓解冲击，保护大脑。

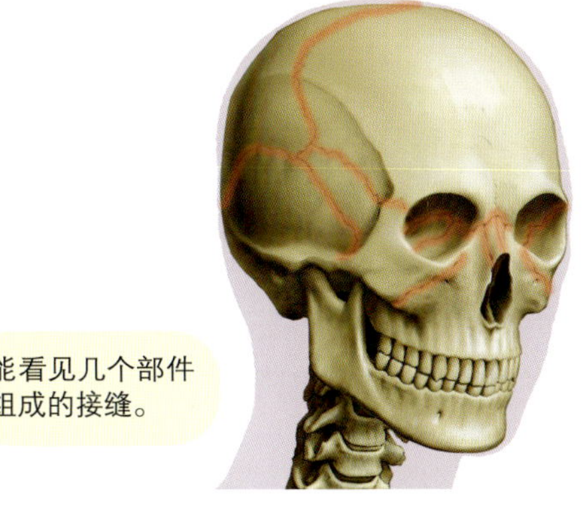

能看见几个部件组成的接缝。

## 形成上半身的脊柱和肋骨

从脖子到腰的脊梁纵向延伸的是脊柱，一般叫作“脊梁骨”。被称为“肋”的是肋骨，脊柱和肋骨形成胸廓，保护心脏和肺等的内脏器官。

锁骨和肩胛骨连接形成肋骨，而且肩胛骨和肱骨结合。腕臂就是上肢，构成腕臂的骨头统称为上肢骨。

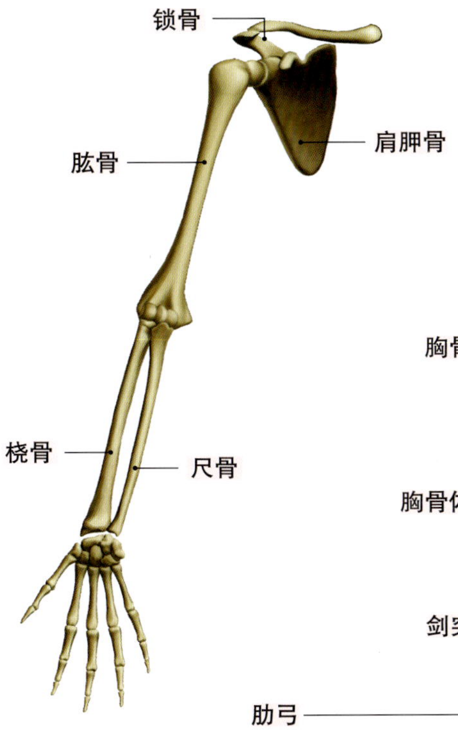

锁骨
肩胛骨
肱骨
桡骨
尺骨

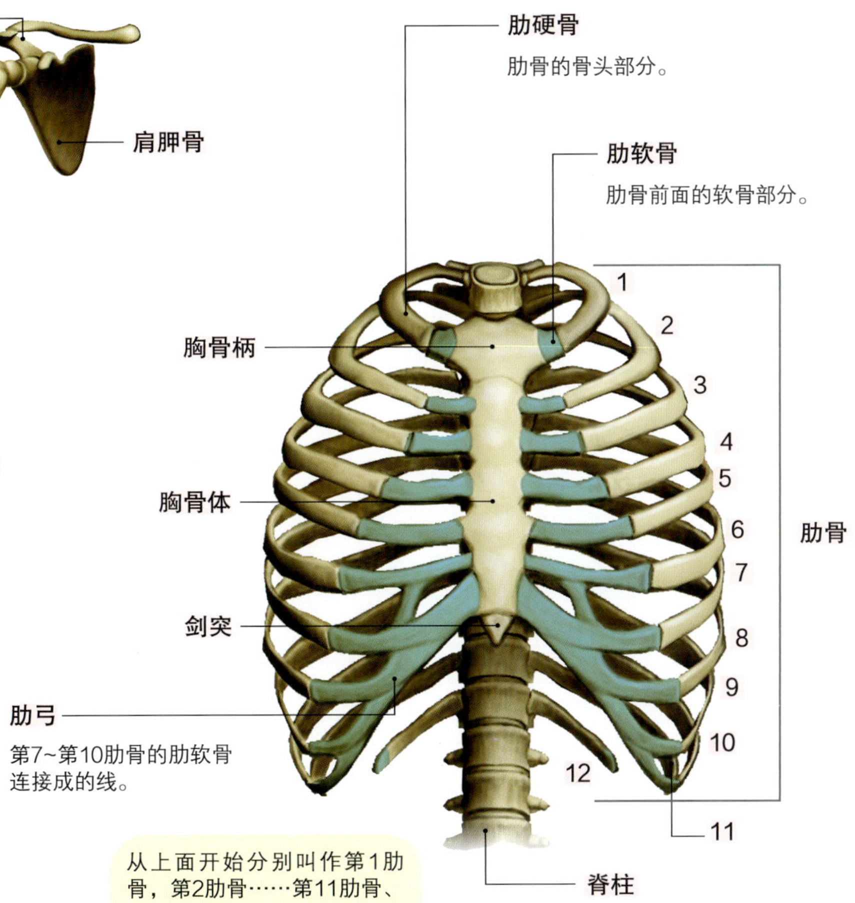

**肋硬骨**
肋骨的骨头部分。

**肋软骨**
肋骨前面的软骨部分。

胸骨柄
胸骨体
剑突

**肋弓**
第7~第10肋骨的肋软骨连接成的线。

1
2
3
4
5
6
7
8
9
10
11
12
肋骨
脊柱

从上面开始分别叫作第1肋骨，第2肋骨……第11肋骨、第12肋骨没有和胸骨连接。

## 支撑上半身的骨盆

站立或者行走的时候，从下面支撑着脊柱的是骨盆，由骶骨和尾骨、髋骨组成。

骨盆有保护内脏和泌尿器、生殖器等腹部的内脏器官的作用。特别是对于女性来说，是支撑有关妊娠和分娩的子宫的重要骨头。

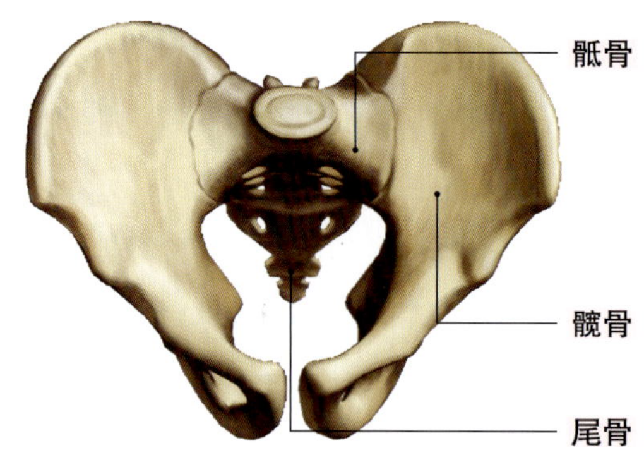


## 为了行走的健壮的下半身

触摸腰部时可以摸到的大骨头是骨盆的髋骨，与下肢的大腿骨相连接。髋骨和大腿的连接部分是股关节。大腿以下的骨头是下肢骨。

上肢骨和下肢骨的周围有肌肉，彼此连接，可使骨头与骨头相互活动。骨头可以通过收缩肌肉来进行活动，由此形成上体和下肢的运动。

人体最大的骨头是在大腿肌肉里面的股骨。

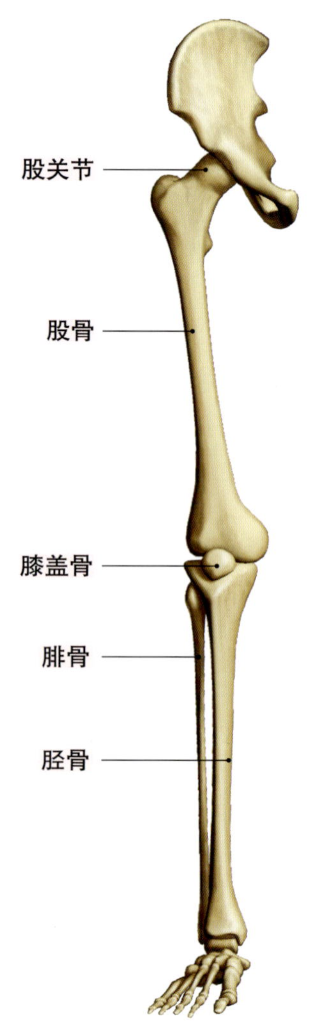

# 颅骨是怎样连接的呢?

## 23根骨头相互组合并守护大脑

颅骨属于头部的骨骼，上面有 15 种、23 根骨头。骨骼的数量比种类多是因为左右 1 对的骨头有 8 种。

颅骨大体分为脑里部分和脸的部分。前者称为脑颅，后者称为面颅。

脑颅是 1 根额骨、枕骨、蝶骨、筛骨、以及 1 对颞骨、顶骨构成的。

一方面，面颅是由 1 根犁骨、下颌骨、舌骨以及左右 1 对的鼻骨、泪骨、上颌骨、下鼻甲骨、颧骨、颚骨组成。

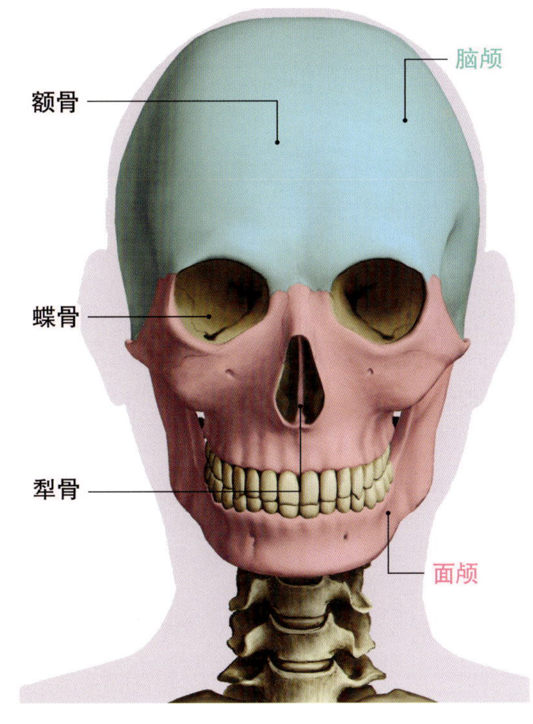


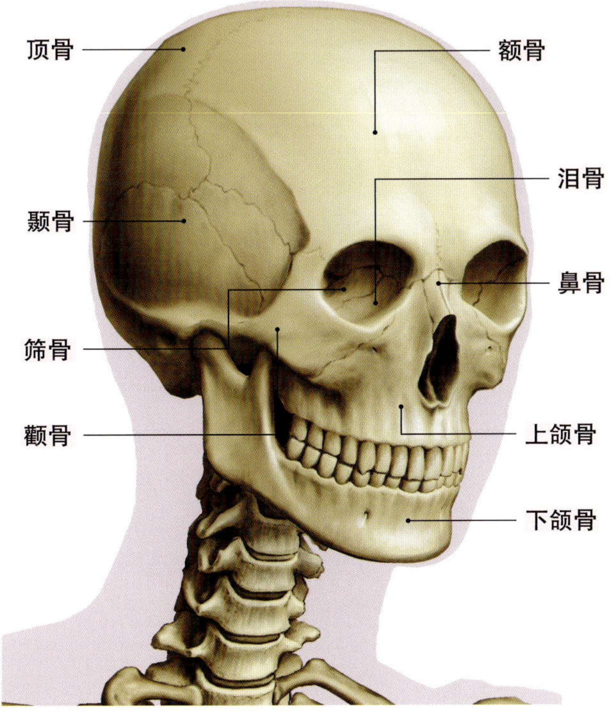


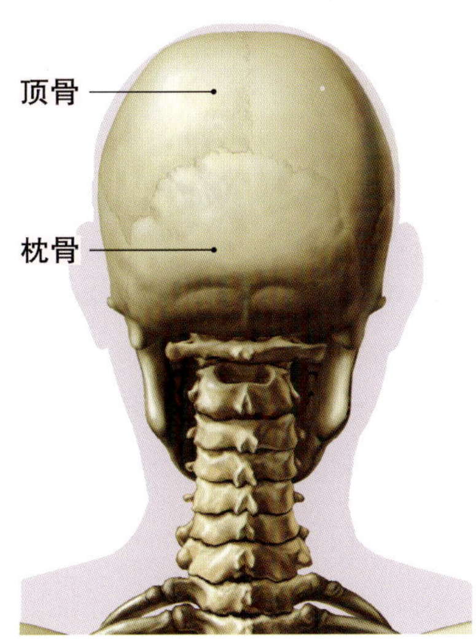

## 形成上半身的脊柱和肋骨

下颌骨和舌骨以外的骨头是骨头和骨头咬合紧贴着结合。紧贴的部分能看见接缝，因此这个结合的方法叫作“骨缝结合”。

颅骨结合复杂，是为了在受到外部冲击时，能够分散冲击，保护大脑。

颅骨通过内部的空洞化减轻头盖整体的重量。特别是颞骨，它是头盖中最薄的骨，这个部分如果受到冲击的话，就会有骨折的危险性。

婴幼儿的时候，颅骨的缝合还未完成，骨和骨之间通过膜结合。这是为了在出生的时候，通过颅骨变形，使婴儿更容易从狭窄的产道通过。随着成长，膜渐渐消失，在儿童时期完成缝合。

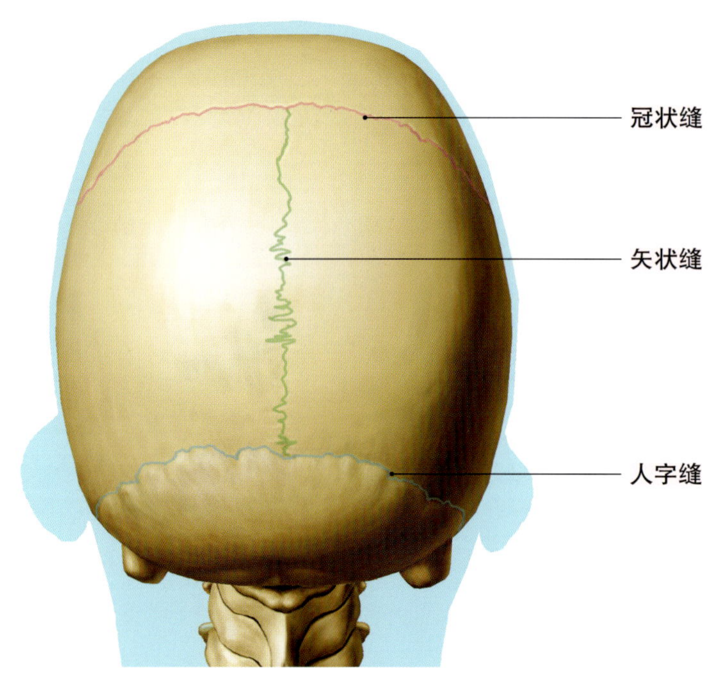


## 头上唯一的关节

头盖上唯一的关节是颌关节，连接着下颌骨的两端和通过缝合一体化的脑颅左右的颞骨。颌关节用于吃饭和说话等，所以容易使用过度，颌关节出现疼痛时就会出现颌关节症的症状。

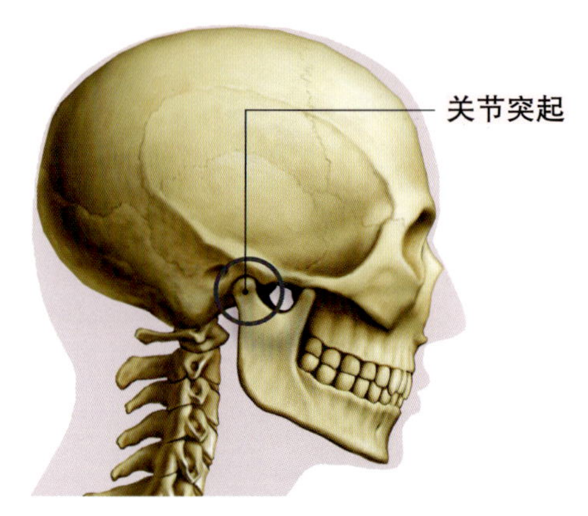

# 脊柱的构造是什么样子?

## 连接头到腰的脊髓的通道

脊柱一般称作脊梁骨，在解剖学上叫作脊椎。脊椎由是形状类似于槌子一样的骨头堆积起来的，一个一个的骨头叫作椎骨。

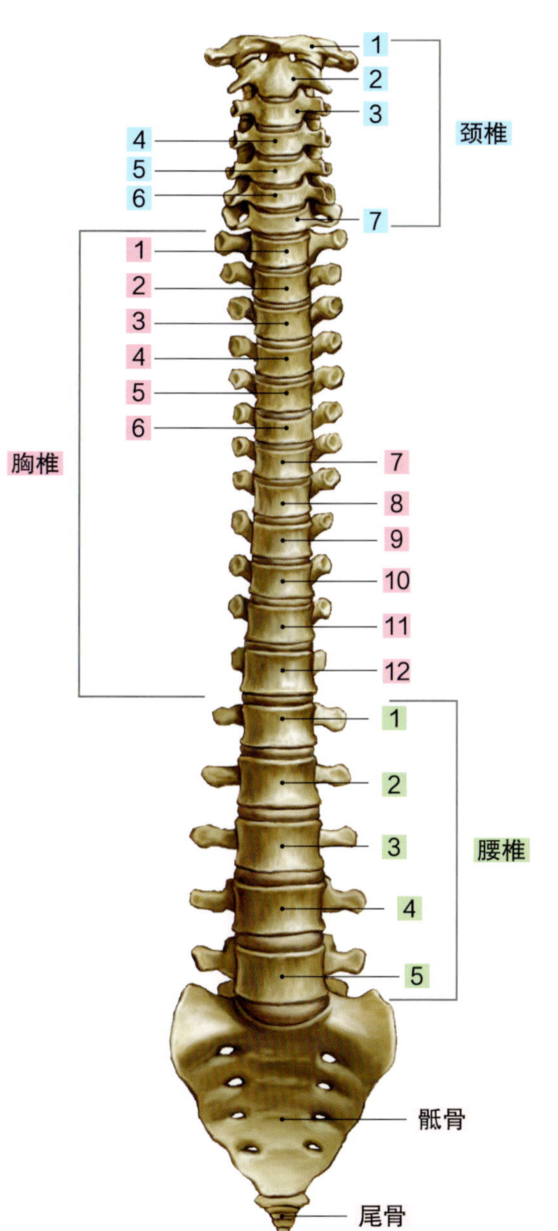


### 支撑全身身体的枢轴

贯穿颅骨到骨盆的脊椎是由颈椎、胸椎、腰椎、骶骨、尾骨构成。

颈椎是支撑头部的骨头，由7个椎骨构成。

胸椎是由12个椎骨构成，分别和左右1对的肋骨连接。

腰椎由5个椎骨组成，为了支撑上身的重量，变得比颈椎和胸椎大。

虽然骶骨在出生时有5个，尾骨有4~5个，但是随着成长最后会变成1个。有说法认为这是进化过程中消失的尾巴的残余。



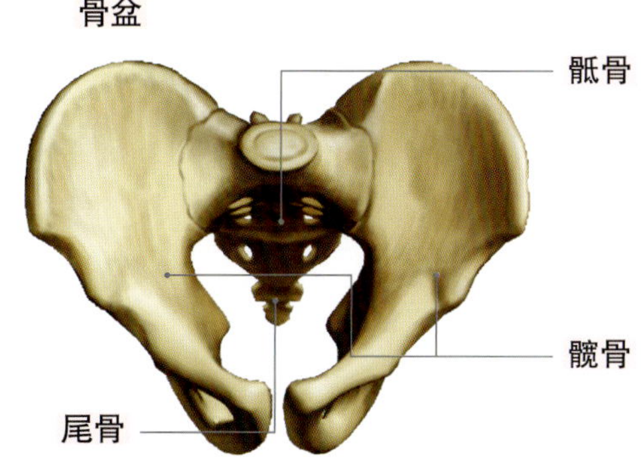


支撑脊柱以下的骨盆是由腰椎最下面的第 5 个腰椎、骶骨、左右的髋骨、尾骨构成，是连接上半身和下半身的部分。男女的骨盆形状大不相同。女性的更宽一些，为了更容易生产，下面的开口部分很大很圆。

## 椎骨的构造是怎样的呢？

椎骨由腹部上的圆盘形椎体和后背的椎弓构成。椎弓的斜侧左右各伸出 1 个横突，正后方有 1 个棘突。

椎骨和椎骨之间夹着椎间盘。椎间盘由软骨构成，内部的中心部分有髓核，周围包裹着纤维环。

## 脊髓的通道

椎骨的椎弓上，有叫作椎孔的空腔，与椎骨相连接后，通过椎孔形成隧道一样的形状。

这个隧道在脊柱管上，中间有中枢神经脊髓通过。随着老化骨头的变形等，脊髓被压迫，会出现疼痛或者麻木的症状。

**颈椎的椎骨**

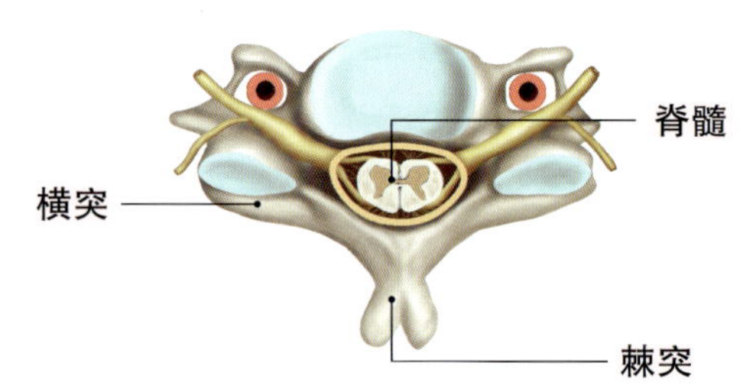


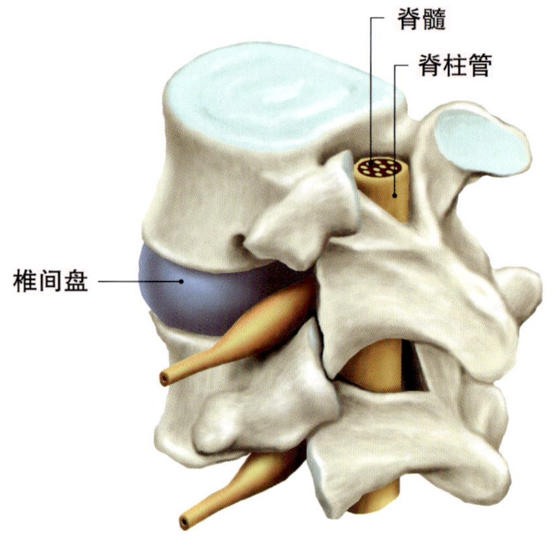


**胸椎的椎骨**

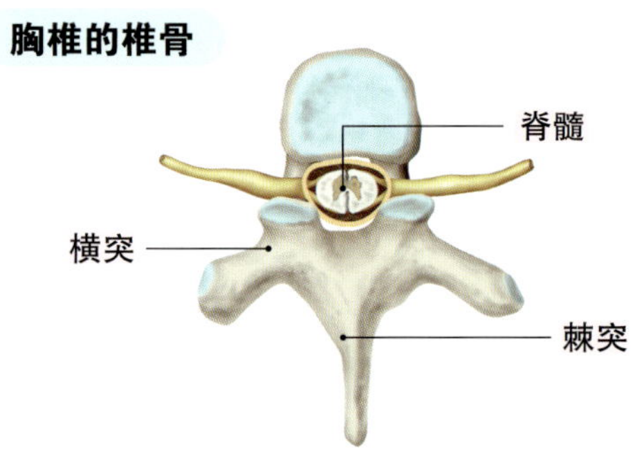


**腰椎的椎骨**

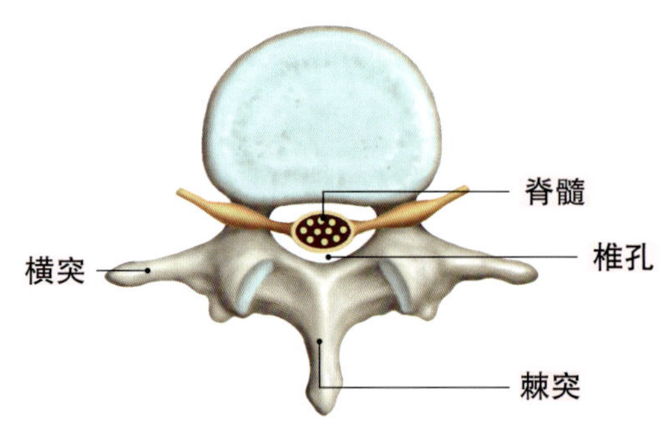


**脊椎的截面**

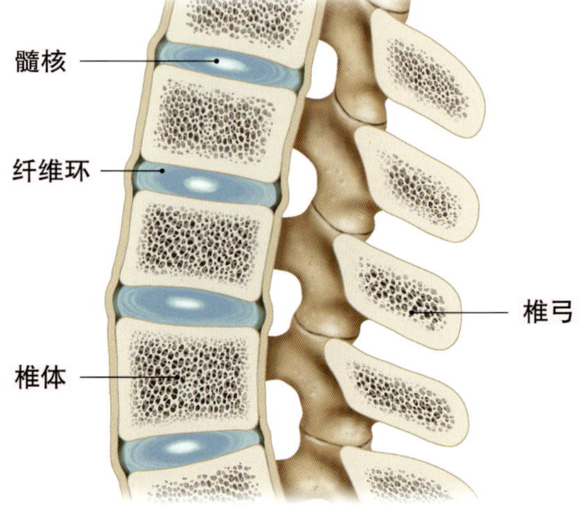

# 骨头的疾病①

## 注意这些症状

骨头变脆弱的骨质疏松症没有自觉症状，只有通过骨密度检查才会知道。但是病情进展后，可能引起压迫背骨的压迫性骨折，会出现剧烈疼痛等症状。虽然骨肉瘤有持续的疼痛，但是因为初期不会剧烈疼痛，可能会让人对肌肉痛置之不理，所以需要注意。骨髓炎除有局部疼痛和肿胀、发热等症状以外，急性情况下会出现发烧和食欲不振、浑身疲劳等全身症状。如果慢性骨髓炎长时间持续，皮肤上就会出现叫作瘘孔的洞，有脓流出来。

### 骨质疏松症 →整形外科、内科、妇产科、外科

骨头中间变得稀疏，骨头变得脆弱的疾病，即使稍微受到点撞击也容易骨折。很多因为骨折而卧床不起，所以护理是很必要的。另外，如果得了骨质疏松症，仅仅因为体重增加就会引起压迫性骨折，出现疼痛。女性闭经后，因为钙的吸收变差，所以很容易发病。可以用钙片和增加骨密度的药治疗。

**主要症状**

- 后背和腰部疼痛
- 身高缩减
- 背部肌肉变圆
- 只是跌倒或者打喷嚏就会骨折
  →出现自觉症状的时候大多病情已经严重。请立即去医院检查。



**容易骨折的部分**

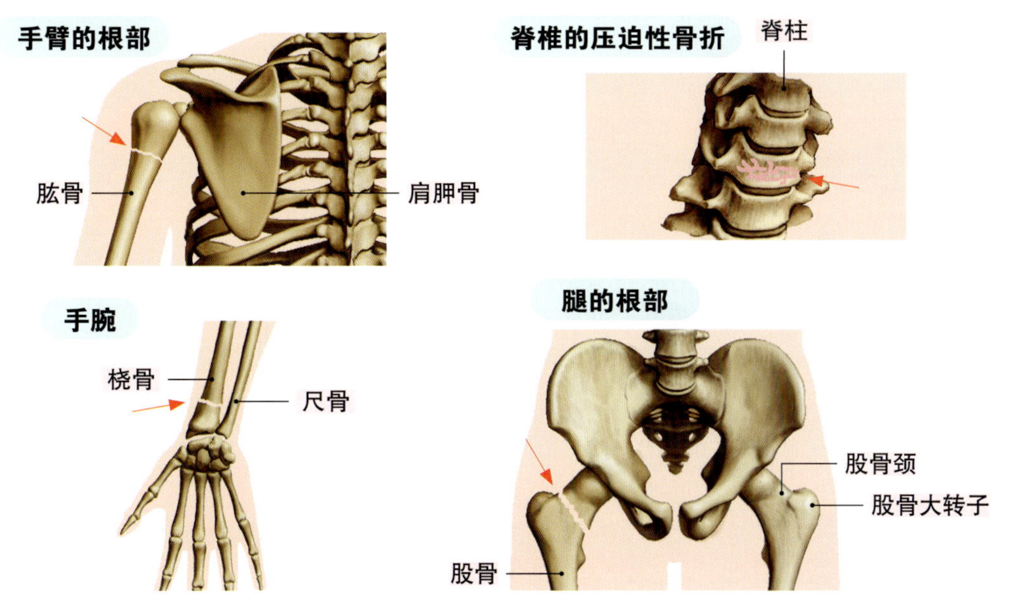

## 骨髓炎　→整形外科

细菌侵入骨头内部的骨髓，引起化脓性炎症的疾病，有急性和慢性两种。虽然抗生素对急性骨髓炎治疗效果显著，但是慢性化的骨髓炎会反复复发，治疗困难。抗生物无效的细菌或者抵抗力下降的时候，炎症也会遍及全身引起败血症。因为骨头腐烂、血液循环障碍，抗生素很难对慢性化脓性骨髓炎有效果。这种情况下就要决定是否手术了。

**主要症状**

- 胳膊或者腿等有红肿发热，一碰就痛
- 活动肿起来的部分时，疼痛加剧
- 冷敷、热敷都不能减轻疼痛

→请在慢性化之前治疗！

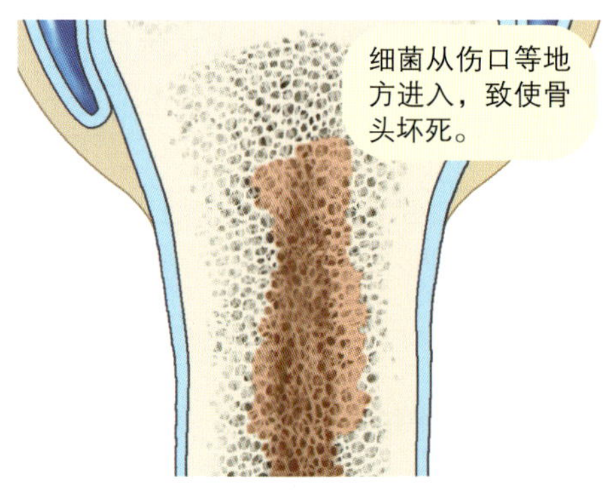


## 骨肉瘤　→整形外科

骨肉瘤骨头恶性肿瘤的一种，是原发性恶性骨肿瘤中最常见的骨癌。从靠近膝关节和肩关节的地方发病，如果置之不理就会向肺部转移。以前的治疗方法是截去发生肿瘤的手臂或腿，但是现在保留手臂或者腿的手术成了主流。保留手脚的手术可以用人工骨或者人的骨头重建切除的骨头。

专栏

### 骨质疏松症和牙周炎

99% 的钙在骨头中，剩余 1% 在血液中。如果血液中的钙和磷的比例不是 1 ∶ 1，就不能维持生命。因此，如果从食物中摄取的钙很少，就会产生问题。

如果血液中的钙浓度低，就会从钙的储藏库——骨头中借，以此保持血液中的钙浓度。从骨头借出的钙如果不从体外补给的话就不能填补上了。

而且，如果慢性钙不足，钙就会不断地从骨头流向血液。如果没有给骨头补充足量的钙,就会引起骨质疏松症( 191 页 )。

骨头中最慷慨借出钙的部分是颌骨。所以，钙不足后，形成骨质疏松症的前兆出现在口中。

也就是说，牙周炎就是口中的骨质疏松症。这就是“若不趁现在制止，不仅是口，全身都会变得严重”的前兆。

**主要症状**

- 手脚等身体的一部分肿胀，但是没有特别疼痛
- 肿胀一点一点变大
- 出现疼痛，逐渐变得严重

→初期的时候，大多不能映射在X线上。症状没有痊愈时，请接受CT或者MRI检查。

# 骨头的疾病②

## 注意这些症状

这个项目的区分方法仅是权宜之计，总结为由于脊柱（脊梁骨）和椎间盘等的变形，引起神经和脊髓受到压迫，出现疼痛和麻木等症状。主要是颈部和腰部的脊髓神经受到压迫，但是症状不仅仅是脖子和腰部的疼痛，前者主要出现在胳膊和手，后者主要是下肢和脚出现麻木或者疼痛等症状。另外，也会因为脑中风（脑梗死）引起手和胳膊、下肢和脚的麻木，所以需要注意。不管是哪种情况，排尿和排便困难的时候，延误治疗就会出现后遗症，所以请尽早去医院就诊。

### 颈椎病　→整形外科、神经内科、内科

随着年龄的增长，颈部的骨头会逐渐变形，脊髓神经和脊髓受到压迫，出现麻木和疼痛的症状。前者叫作神经根性颈椎病，后者叫作脊髓性颈椎病。到了中老年，虽然能够多次看见颈椎的变形，但是即使变形却没有压迫神经或者脊髓，就不需要治疗。缓解疼痛的药或者神经阻滞注射等不能改善的情况下，有必要通过手术来消除压迫。

**主要症状**

- 肩酸、头痛
- 耳鸣
- 手指、脚趾麻木
  →请马上到医院检查！如果恶化，走路和拿筷子都会变得困难。

**脊髓性颈椎病**

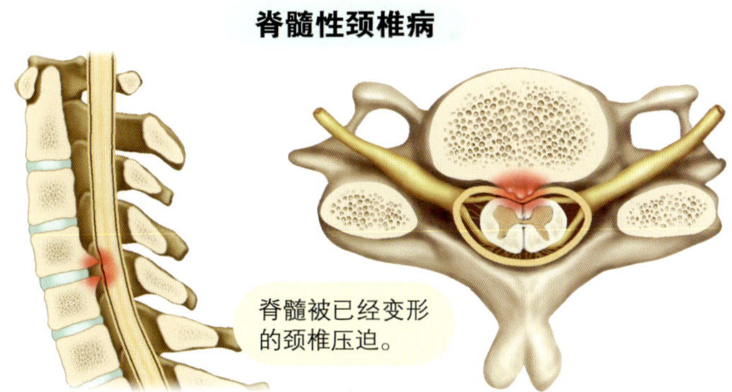


**神经根性颈椎病**

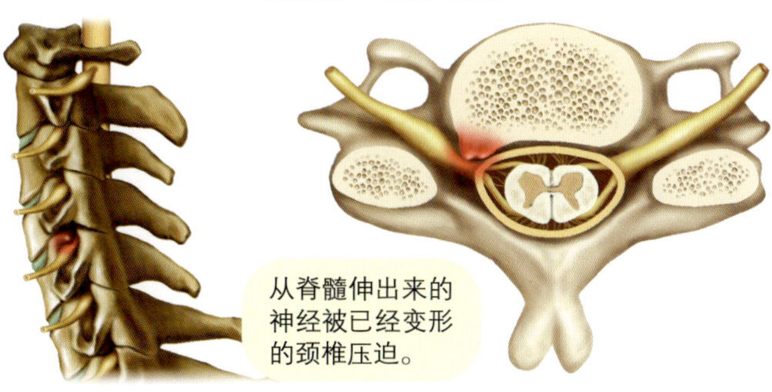

## 椎管狭窄 →整形外科

随着年龄的增长，骨头会变形和椎间盘突出等，椎管变得狭窄，压迫脊髓。变形型脊椎病和腰椎滑脱等疾病进展后，也会引起椎管狭窄。如果椎管变狭窄，除了下肢出现疼痛和麻木的症状以外，会出现间歇性跛行，如果不休息就不能长距离走路。症状轻的情况下，用药和整形矫正等可以抑制症状，但是恶化到妨碍走路时，请考虑手术。

**主要症状**

- 胳膊疼痛、麻木
- 脚麻木、疼痛，不能长时间持续走路
- 坐下或者弯腰时症状减轻，可以行走

→有各种各样的治疗方法，用针灸或者做伸展体操也可以改善症状。首先要去医院进行检查。

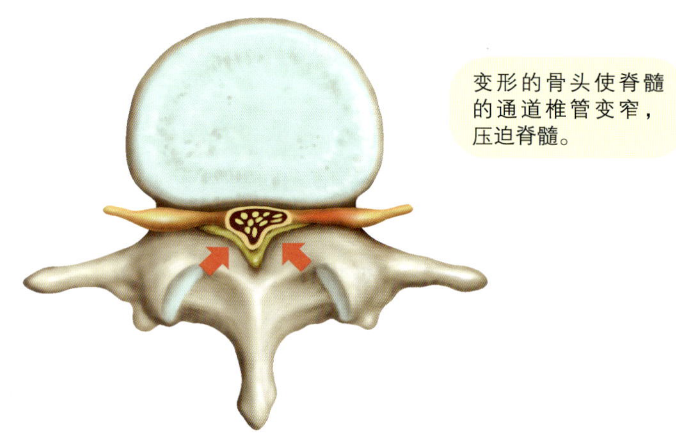


## 椎间盘突出 →整形外科

构成脊柱的椎骨和椎骨之间夹着叫作椎间盘的软骨组织。这个椎间盘向外鼓出就是椎间盘突出，突出压迫神经，胳膊和下肢会出现麻木或者疼痛。虽然腰部突出非常多，但是也有颈部的突出。因为多数人描绘成腰椎突出，所以脖子的突出称作颈椎突出等，以此区分。腰椎突出主要是下半身，颈椎突出是胳膊或者肩膀等出现症状。突出可以自然消除，也可以用药物等抑制症状。手术适用的例子并不多。

**主要症状**

- 站立很难受
- 无法久坐，坐下后难以站立起来
- 向前倾时腰腿的疼痛会加重
- 碰到腿的感觉迟钝

→如果不妨碍生活，不需要手术。与医生商谈，改善症状。

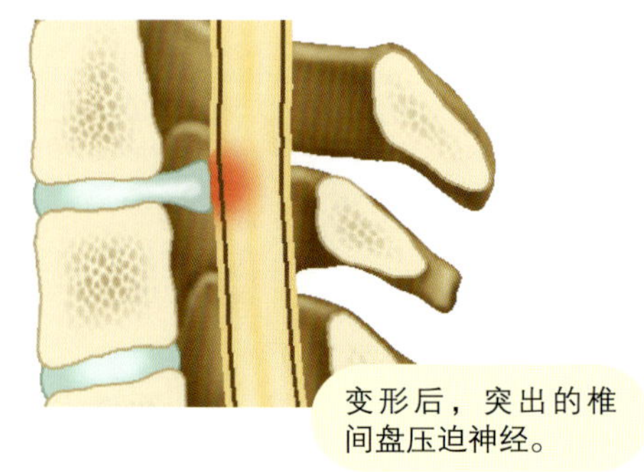

## 胸廓出口综合征 →整形外科

锁骨周边的神经和血管受到压迫的疾病。因长时间伏案工作，肌肉板结或扭曲的骨骼压迫所致。出现手臂麻木、全身无力、水肿、血液循环不畅等症状。做伸展体操，热敷锁骨和肩部可改善症状。根据症状程度可使用消炎止痛剂或者进行手术。

**主要症状**

- 脖子和肩酸痛
- 手臂无力、麻木
- 手臂抬到肩部以上时，血液循环变差，手变青白
  →可能患有胸口出口综合征。也可能是别的疾病所致。请在症状恶化前去医院检查。

专栏

### 颈椎强直增多

由于经常的低头姿势，脖子的生理曲线消失，就会形成颈椎强直。

长时间的电脑工作是最具代表性的原因。除此之外，大多是芭蕾舞、舞蹈等因为运动进行过度矫正姿势的人。拳击、摔跤、柔道等格斗武术对头部或者脖子的冲击很强，不得不拉下巴，呈后背变圆的姿势。

如果过分在意姿势，总是拉下巴，脖子就会失去自然的弧度，不仅变笔直，脖子还会变成相反曲线也是常见现象之一。

另外，因为滑雪或者滑雪板滑倒、车的碰撞事故等导致“甩鞭损伤”而形成颈椎强直的病例，但是大部分的颈椎强直都是起因于“驼背”。要注意后背变圆，脖子向前倾的姿势（也叫作脖子驼背）。觉得自己不是驼背的人也有可能是“隐形驼背”。

还有，下半身大多因脚踝变形而骨盆扭曲。漂亮的倾斜骨盆可以保持脖子漂亮的弯曲。身体的变形不仅是一部分，必须要治疗全身。

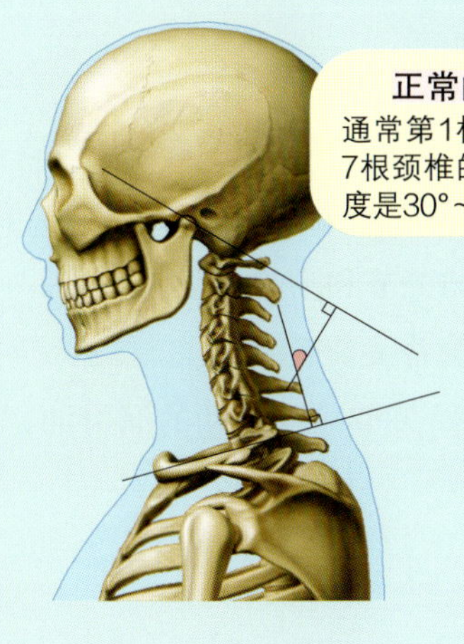

**正常的曲线**
通常第1根颈椎到第7根颈椎的生理弯曲度是30°~40°。

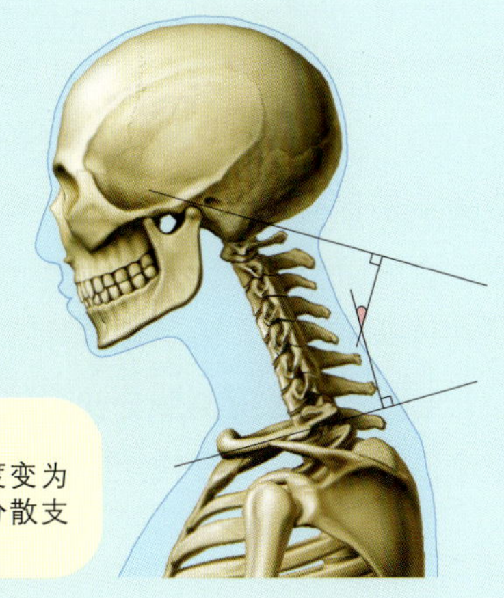

**颈椎强直**
颈椎的生理弯曲度变为30° 以下，不能分散支撑头部的负荷。

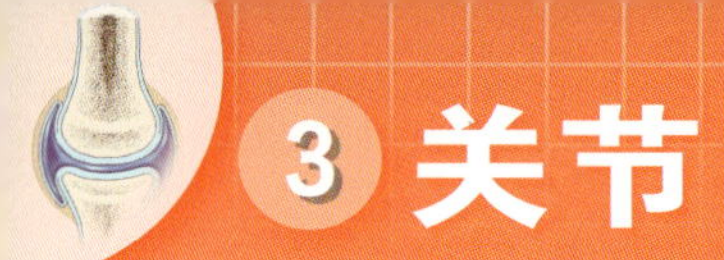

# 3 关节

## 关节是弯曲的结构！

### 使身体顺畅活动的支点

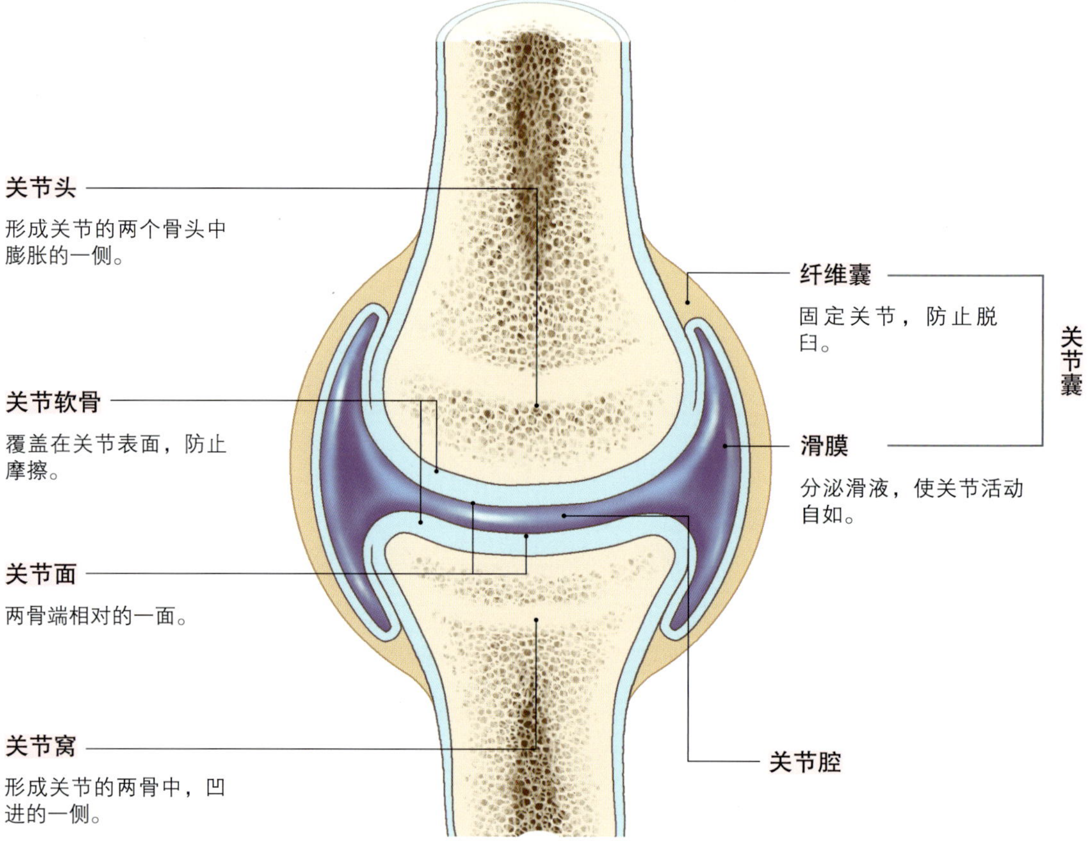

**关节头**

形成关节的两个骨头中膨胀的一侧。

**关节软骨**

覆盖在关节表面，防止摩擦。

**关节面**

两骨端相对的一面。

**关节窝**

形成关节的两骨中，凹进的一侧。

**纤维囊**

固定关节，防止脱臼。

**滑膜**

分泌滑液，使关节活动自如。

**关节囊**

**关节腔**

关节是骨与骨连接的部分，有如颅骨一样固定不动的不可动关节和可以活动的可动关节构成。在可动关节中，又分为腕、肘、胯、膝等充分活动的关节和活动受限的关节。

在可动关节中，为了骨与骨不直接接触，骨的前端覆盖着关节软骨。

骨与骨的间隙有滑膜分泌滑液。滑液一方面的作用是使关节顺畅活动的润滑油，另一方面也给没有血管的关节软骨供给营养。

## 各种各样的关节形状

因肘的肱尺关节、膝关节、手的指节间关节像门的合页一样围绕一根轴活动，故称屈戌关节。

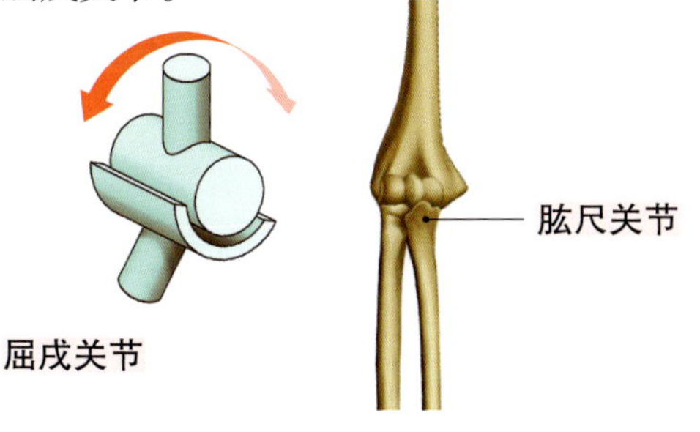


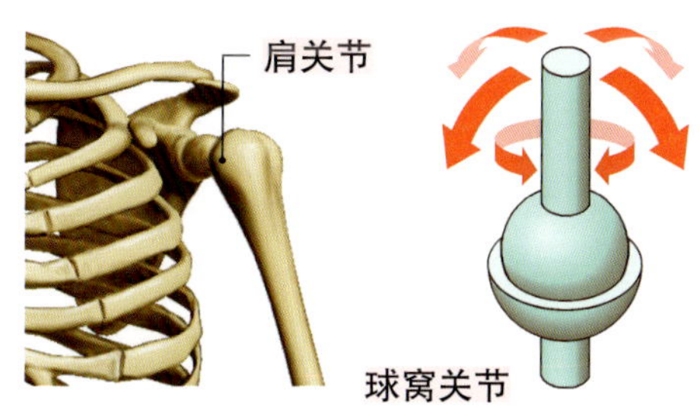


肩关节由半球状关节头和浅关节窝组成，可向任意方位自由活动，故称球窝关节。

手足的拇指等腕掌关节叫作鞍状关节，互相拥有鞍状的关节面，可自由活动。

手腕的桡腕关节叫作椭圆关节，关节窝呈相应椭圆球一半形状，可前后左右活动。

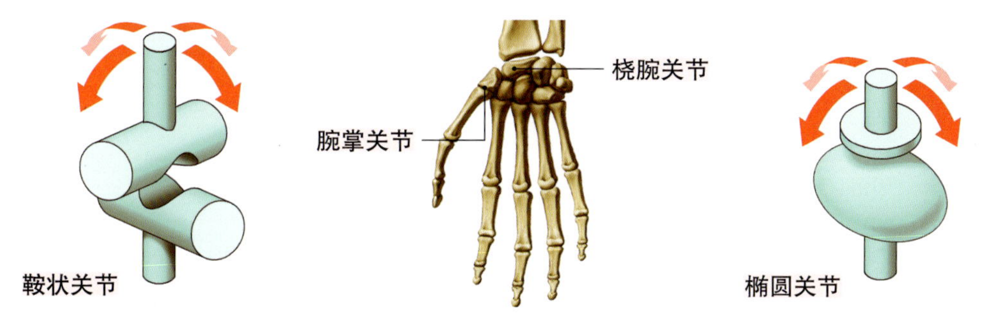


肘的上桡尺关节和手腕的下桡尺关节可环绕肘和手腕的内侧和外侧，称为车轴关节。

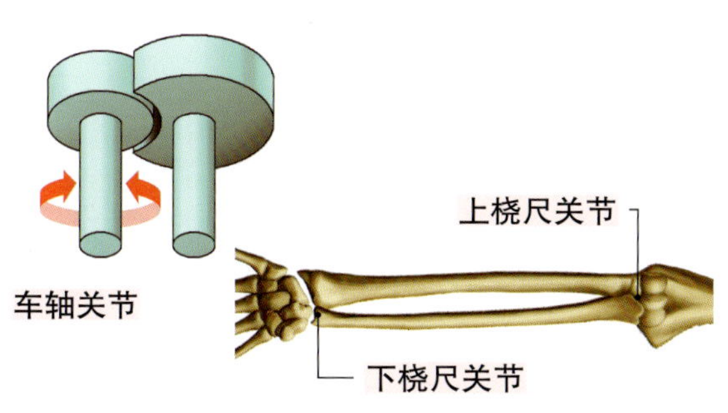


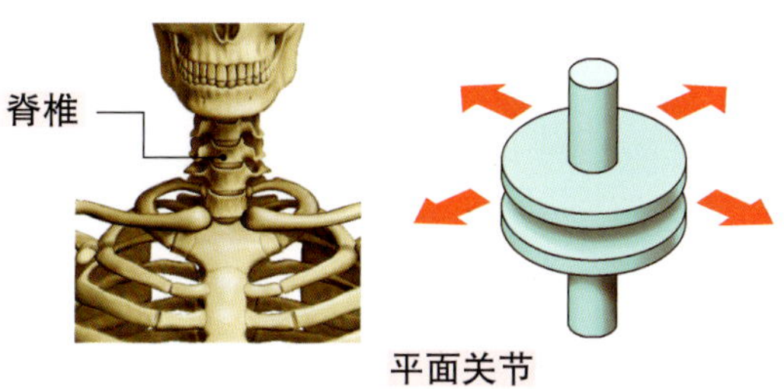


脊椎等的椎间关节的关节面相互之间接近平面，有只能做平面移动程度的活动的特征。

# 关节疾病

## 注意这些症状

在肩、肘、手腕、腰、股、膝、脚腕、手足的指关节上，由于肌腱、肌肉的炎症，会出现肩周炎、腱鞘炎、闪腰、网球肘、高尔夫球肘等由关节病变引起的疾病。弹响指是手指屈、伸活动时感觉酸胀、疼痛的疾病，是腱鞘炎的一种。因骨头的脊髓压迫引起的慢性腰痛较少，大部分还是由于肌肉炎症引起的。一方面，大腿和膝盖的疼痛是由于年龄增加，关节软骨磨损，骨与骨直接接触引起疼痛。脚拇趾趾根肿胀、疼痛可能是患有拇趾外翻或痛风（高尿酸血症）。

### 非特异性腰痛 →整形外科

说自己腰痛的人中约85%不是因为骨变形压迫神经，这种腰痛叫作非特异性腰痛，原因多数为肌肉过度劳损。近年来引起注意的是由于压力引起的心因性腰痛，主要是心理问题，即使是轻微的疼痛，通过大脑放大痛感而引起。抑郁症多伴有腰痛，心因性腰痛必须要消除压力。

**主要症状**

- 下肢没有疼痛麻木，只是腰慢性疼痛
- 去医院也找不到原因

→没必要住院治疗，如果症状长期持续的话，请咨询医生。

**特异性腰痛的原因**

- 椎间盘突出
- 椎管狭窄症
- 压迫骨折
- 脊椎炎
- 癌症脊椎转移
- 内脏疾病

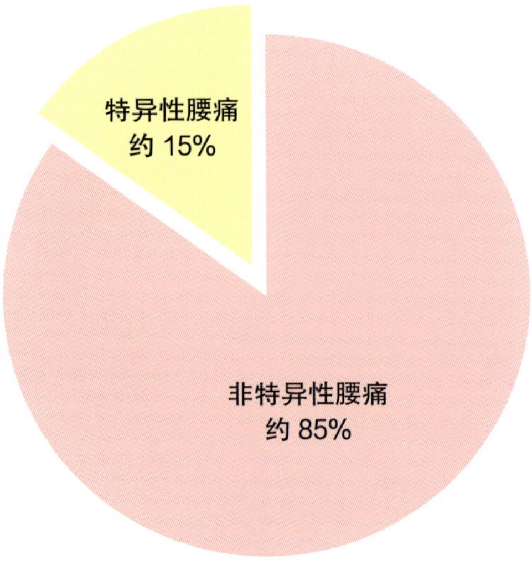

特异性腰痛 约15%

非特异性腰痛 约85%

**非特异性腰痛**

所谓“闪腰”也是急性非特异性腰痛的一种。特点是下半身没有症状，也没有特别的疾病和受伤，只是腰痛。

## 变形性膝关节症 →整形外科

膝关节有软骨，作用就像润滑油，使膝关节顺畅活动。由于老化使膝软骨磨损而产生的疼痛是变形性膝关节症，初期症状为开始走路就会出现疼痛，走起来后疼痛消失。通过强化大腿肌肉，减轻对膝盖的负担，可防止恶化。注射使关节活动顺滑的玻璃酸也十分有效。

**正常的关节**

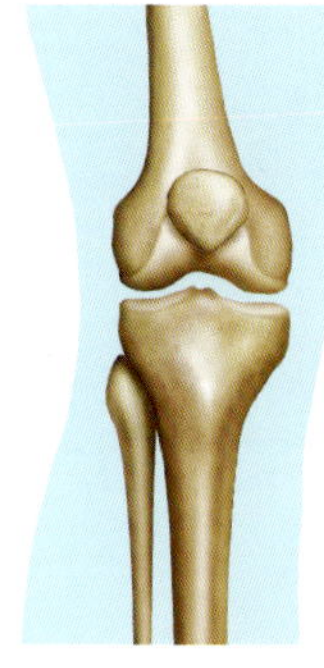

**变形的关节**

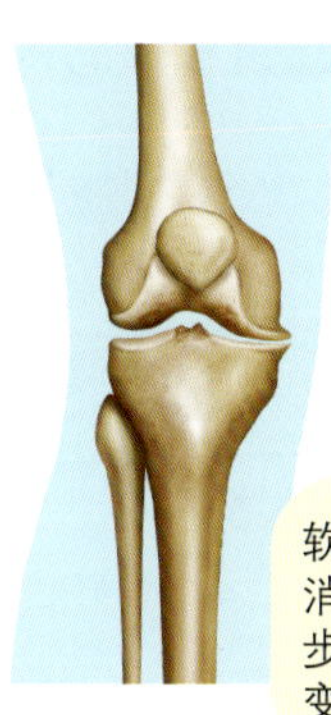

软骨磨损，关节间隙消失产生疼痛。进一步发展后，关节就会变形。

**主要症状**

- 活动时膝盖出现疼痛
- 膝盖不能完全伸展
- 膝盖不能很好地弯曲，不能正坐等
  →恶化后走路会变得困难，也会因行动范围狭小而诱发认知症。请去医院治疗！

## 变形性股关节痛 →整形外科

骨关节使骨盆两侧的臼盖和股骨相连接，之间有软骨。随着年龄增加而使软骨磨损，产生疼痛。因为股关节是全身的支点，疼痛破坏了平衡，也使膝盖和腰产生疼痛。即使不产生疼痛，也推进了股关节的老化，所以要特别注意预防，有意识地正确行走。症状加重时，要进行人工股关节的置换手术。

**主要症状**

- 站起时和开始走路时股关节疼痛
- 臀、大腿根部、膝盖僵硬
- 股关节活动范围变小
  →恶化后走路也变得艰辛。如果感到异常，请去医院！

## 腱鞘炎 →整形外科

肌腱连接着肌肉和骨头，肌腱发生炎症而引起的疾病。手腕痛最具代表性，但只要有肌腱的部分都可能产生。在运动中由于过度负担而引起的网球肘和高尔夫球肘等，也称为肘部腱鞘炎。使患部镇静，可用药或进行手术。

**主要症状**

- 关节肿胀，一触摸就痛
- 活动关节时，有拉扯般的疼痛
  →可能患有腱鞘炎。如果2周以上症状无法治愈，请去医院做一次检查。

## 关节风湿 →整形外科、内科、免疫风湿科

手脚的指头和膝盖等关节出现僵硬、疼痛、肿胀等病症，特点是左右对称地出现关节炎。为自身免疫疾病的一种，本身是保护身体免受疾病侵扰的免疫，现在却反来攻击自身关节。患者多为女性，典型的初期症状为早晨手僵硬。继续发展则会关节变形。常使用消炎镇痛药和抑制免疫失控的免疫抑制药来治疗。最近生物学的制药备受关注。

**主要症状**

- 早起不久出现手指僵硬、活动困难
- 易疲劳，持续微热

→可能患有关节风湿。请在关节无法活动之前接受治疗。

**风湿导致的手指变形**

鹅颈变形

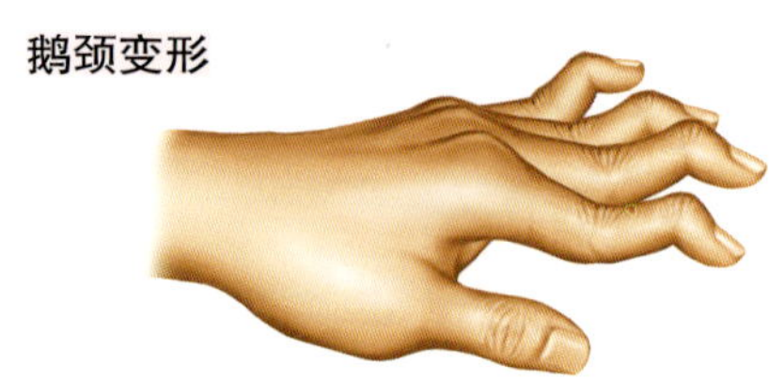

扣眼儿变形

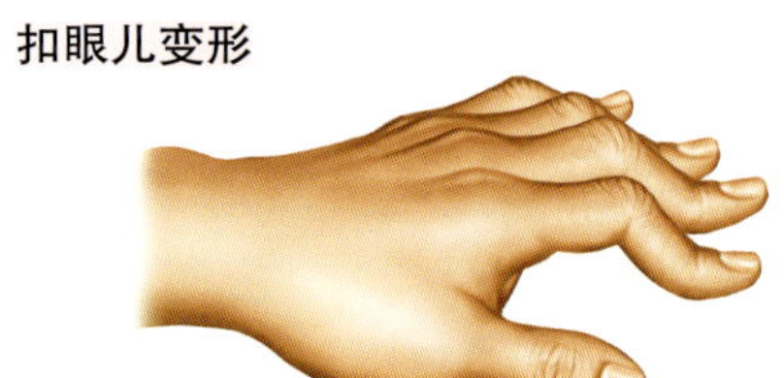

Z 变形

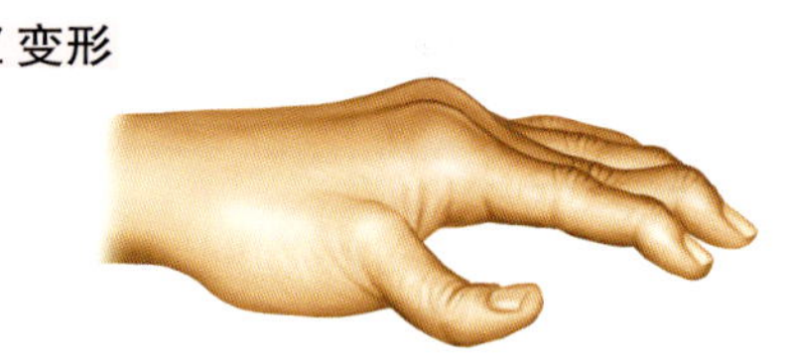

## 痛风（高尿酸血症） →整形外科、内科

血液中尿酸值高被称为高尿酸血症，由此引发脚趾、脚腕、膝盖等急性关节炎为痛风发作，多见于脚拇趾趾根部。对高尿酸血症置之不理则会并发尿路结石、肾功能障碍，因此，尿酸值高的人要减少啤酒、鱼肉等含有嘌呤碱的食物摄入，降低尿酸值十分重要。痛风发作可内服药物进行抑制。

**主要症状**

- 膝盖、脚趾疼痛，感觉发热
- 脚趾变形
- 站起时闪现疼痛
- 一旦疼痛会持续一段时间，几天后痊愈

→即使疼痛消失，接下来可能会被难以忍受的剧痛侵扰。包括改善尿酸值，请到医院进行治疗。

## 肩周炎（四十肩、五十肩） →整形外科、内科

肩部发生炎症，活动会痛，无法很好进行活动的病症。虽普遍认为因肩部活动范围广、经常活动，所以容易出现炎症，但详细原因仍不得而知。半年到一年自行恢复的情况很多，多认为针灸等可以有效治疗。

**主要症状**

- 穿脱衣服艰难
- 无法抬肩
- 腕部无法后转

→可能是肩周炎。可以尽快恢复，请去医院检查。

## 拇趾外翻 →整形外科

大脚拇趾变形，向小脚拇趾侧弯曲的病症，穿鞋会出现疼痛、红肿。多发于穿高跟鞋的女性，一旦严重化，拇趾根部关节脱臼，与相邻脚趾重叠。扁平足是原因之一，所以也有使用脚底板等装备来改善扁平足的治疗方法。此外，也有改善拇趾外翻的运动疗法。

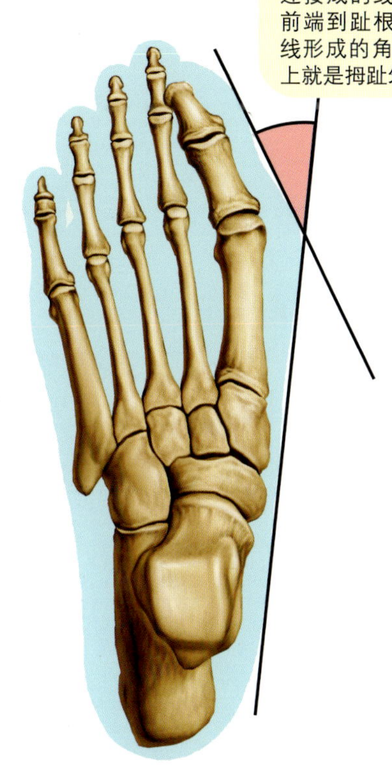


**主要症状**

- 大脚拇趾向小拇趾侧弯曲
- 大脚拇趾根部突出
- 脚食趾根部边缘经常长茧
- 脚趾萎缩

→放任不管的话，走路时姿势会凌乱，膝盖和腰会出现疼痛。请趁着症状较轻时进行改善治疗。

**专栏**

### 不给关节造成损伤的走路方式

为了减轻关节的负担，要锻炼关节周边肌肉。锻炼大腿等下肢肌肉可以保护膝盖和股关节，锻炼腹肌可以预防腰痛。

步行是锻炼下肢肌肉最简单且有效的方法。现代人过于依赖没有步行的生活，结果罹患慢性运动不足症，导致下肢肌肉衰弱，关节负担也变大。为了身体健康，最近步行的人增多，但如果走路方式不对，反而使关节承受更大的负担。

不让关节承受负担的走路方式的关键是，落脚时从脚后跟着地，起脚时以脚尖蹬地。记住这个要领，使体重在左右脚之间稳定移动，有节奏地前进，这就是不给关节增加负担的正确走路方式。

同时，走路姿势也很重要。要有意识地以将头部用线吊起的感觉行走，两肩水平放置。左右不论向哪边倾斜，都会给一侧的关节和膝关节造成负担。掌握这种走路方式，走再长的路也不易疲劳，走路也会变得快乐。步行效果明显提高，所以也推荐给想减肥的人。

## 皮肤有多厚呢?

### 向大脑传达触觉，调节体温等

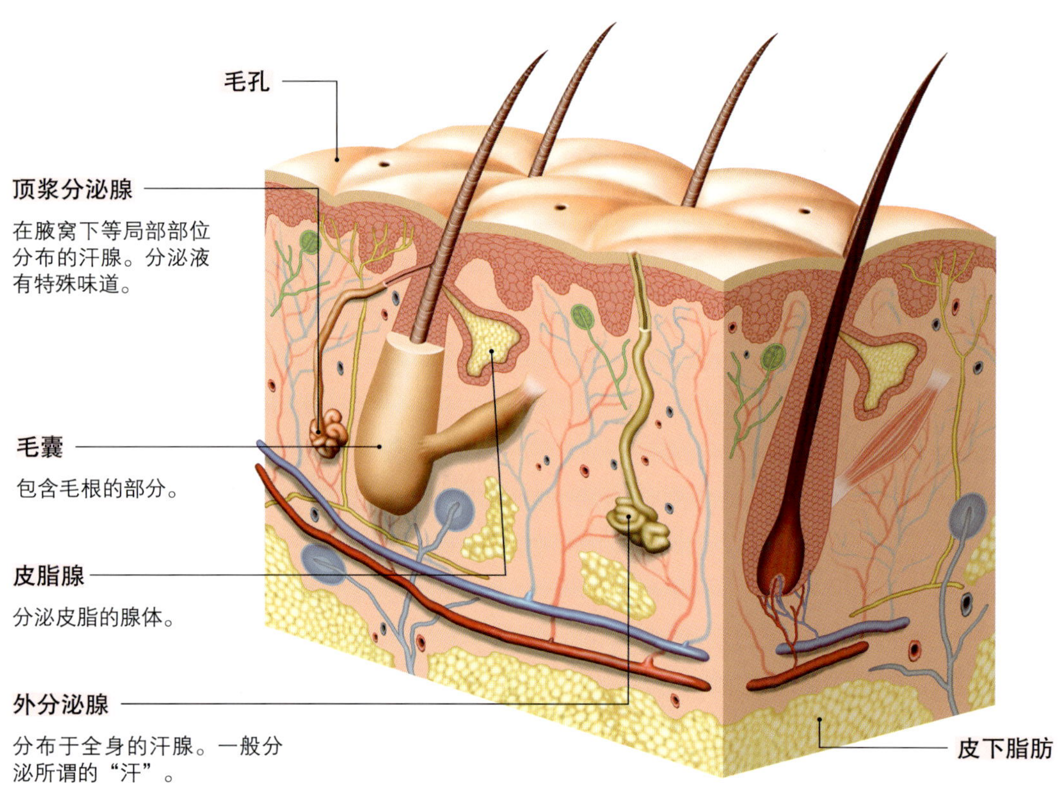


皮肤有 3 层构造，分别是表皮、真皮、皮下组织。

表皮厚 0.3~1mm，且分为 4 层，从接近真皮距离来看，分别称作基底细胞层、刺细胞层、颗粒层、角质层。最深部的基底细胞层和真皮粘连着。

基底细胞层负责分裂制造新的细胞，反复分裂并向上推挤。最终到达角质层，之后形成皮屑脱落。这种表皮细胞更换的过程就是新陈代谢，大约以4周为1个周期反复进行。

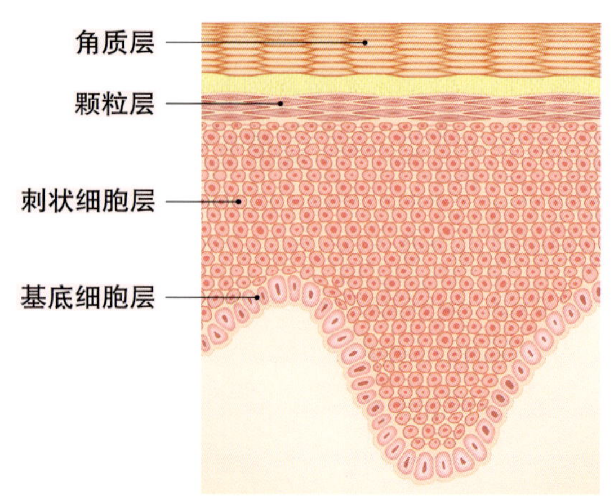

## 分布有神经、血管、毛根的真皮层

真皮中存在着能感知到来自于血管、皮脂腺、毛根、汗腺、弹性纤维、外界刺激的感觉受体。厚度是表皮的 10 倍。

皮下组织大部分是脂肪组织，积累了中性脂肪的脂肪细胞聚集在此处。脂肪细胞的性质是积存剩余能量预防饥饿。积攒下来的脂肪就是皮下脂肪。

皮肤相当于能捕捉到痛觉、触觉等刺激的感觉器。从外界受到的刺激经真皮处的感觉受体接收，这一信息再通过感觉神经被传达给大脑。

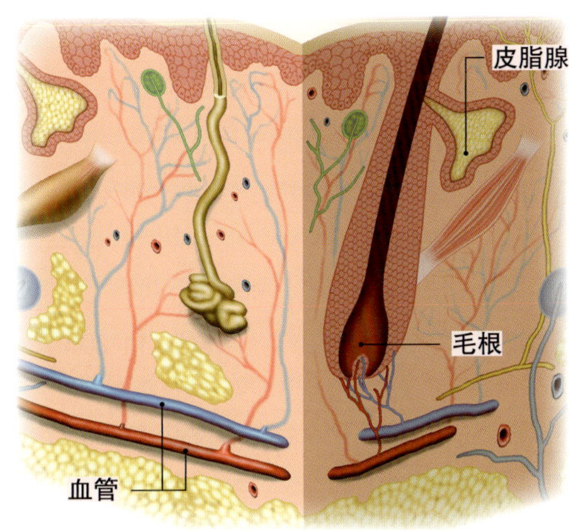


## 多种多样的作用

表皮的基底层有黑色素细胞，当表皮受紫外线照射时，就会制造黑色素。皮肤经日晒会变黑就是这个原因，经紫外线照射，会产生活性氧，可以预防皮肤发炎。

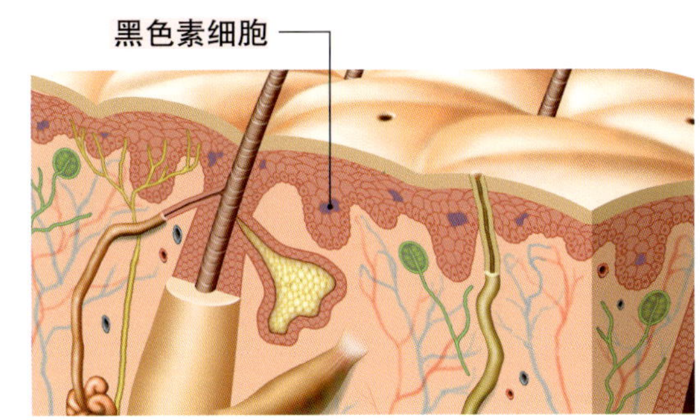




专栏

### 阴天也会照到紫外线因而促进光老化

即使没有沐浴阳光下，紫外线也会一点点地使皮肤老化，这就是“光老化”。据说大多数时候都露在外面的手和脸的老化原因，大约 80% 就是因为光老化。

紫外线按照光的波长长度可分为 A 波（UVA）、B 波（UVB）、C 波（UVC），波长短的 UVB 会迅速引起皮肤变化，而波长长的 UVA 因为要深入皮肤深部，所以需要花费很长时间给皮肤带来坏影响。虽然太阳发射出的多数有害紫外线会被臭氧层吸收，但 UBA 很容易就能穿过云层和玻璃窗，所以即使阴天或者在向阳的家中，如果不采取方法应对紫外线，也会促进光老化。

# 如果出现这些症状（皮肤）

| | | |
|---|---|---|
| 皮肤上起疙瘩 | 皮肤（P205） | 荨麻疹、湿疹等 |
| 嘴巴周围有疙瘩 | 皮肤（P205） | 口唇疱疹 |
| 脚趾头和脚掌发痒 | 皮肤（P205） | 脚癣（足癣） |
| 阴部发痒 | 皮肤（P205） | 阴部疱疹 |
| 慢性湿疹、发痒 | 皮肤（P205） | 特异性皮炎等 |
| 脸部和背部长瘤子 | 皮肤（P205） | 粉瘤（脂肪瘤）等 |
| 带状湿疹、发痒 | 皮肤（P205） | 带状疱疹 |
| 脸部有蝴蝶形状的湿疹 | 皮肤（P205） | 全身性红斑狼疮（胶原病） |
| 皮肤发硬 | 皮肤（P205） | 硬皮病（胶原病） |

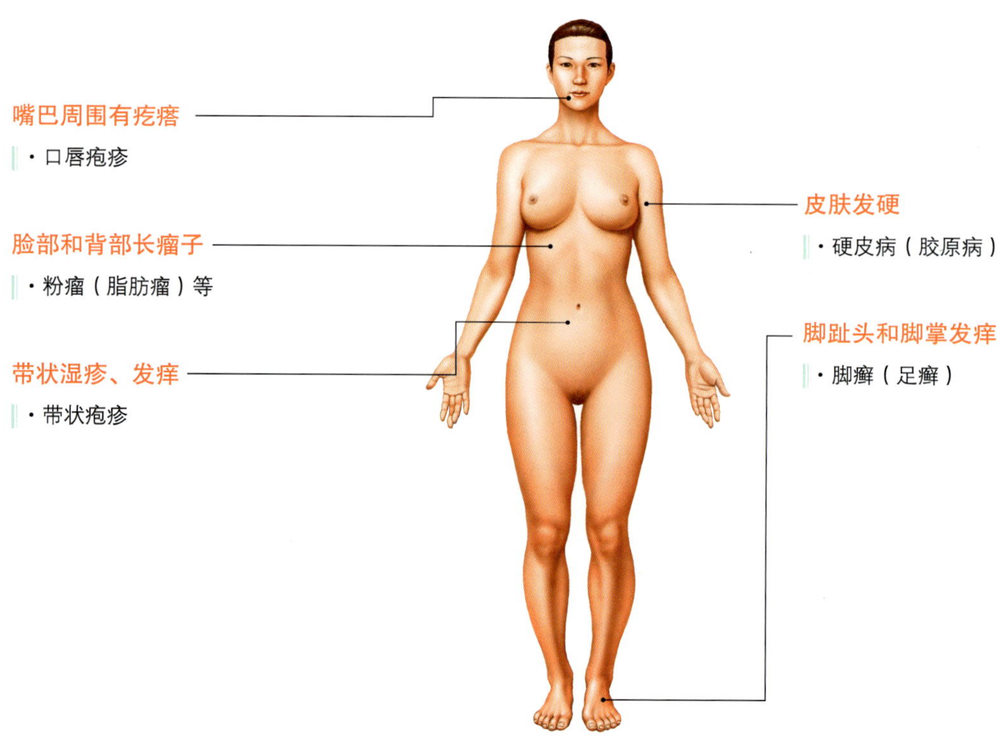

# 皮肤疾病

## 注意这些症状

脚癣是脚和手以及指甲感染白癣菌后皮肤发痒的疾病。出红色的疹子、水肿是湿疹。荨麻疹是反复出疹，大多伴有发痒症状。嘴唇和周围有红肿、糜烂症状是口唇疱疹，原因是感染病毒。也有发生在阴部的阴部疱疹。长在脸部以及全身的瘤子大多是粉瘤（脂肪瘤），属于良性肿瘤。其余还有烫伤、褥疮等，皮肤科诊治的疾病种类十分多样。

### 特异性皮炎 →皮肤科、内科

反复出现伴有瘙痒的湿疹，过敏性体质就容易出现特异性皮炎。在明确鸡蛋、牛奶、小麦等食品是过敏源（导致过敏的原因物质）的情况下需要远离这些食品。类固醇涂抹药可有效治疗，但有副作用，会使皮肤变薄。而且，如果皮肤干燥，屏障保护功能会下降，注重涂抹保湿乳等皮肤护理十分重要。

**主要症状**

- 皮肤干燥
- 毛孔隆起、皮肤变硬、皮肤触感粗糙
- 强烈瘙痒
  →可以利用市面上销售的药品或者保湿处理，但是症状严重的话请去医院治疗。



**特异性皮炎的机制**

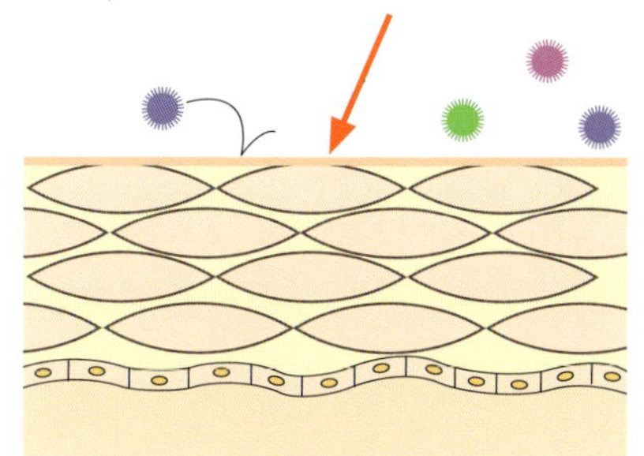

**健康的皮肤**
有皮肤屏障保护，防止细菌和过敏源入侵。

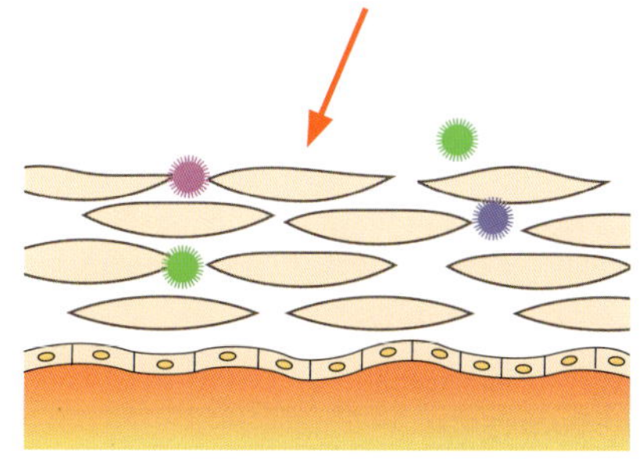

**特异性皮炎**
皮肤屏障变弱，细菌和过敏源入侵，引起湿疹。

## 带状疱疹 →内科、皮肤科

沿着身体轮廓出现带状红疹和水肿，并伴有疼痛的疾病。原因是儿童时期感染的水痘病毒（疱疹病毒）潜伏在身体里，因疲劳等导致免疫力下降时出现病症。可以注射抗病毒剂、消炎止痛剂，如果患部感染细菌，可以利用抗生素治疗。有强烈痛感时神经阻滞疗法可有效治疗。为防止免疫力下降，注意休养十分重要。

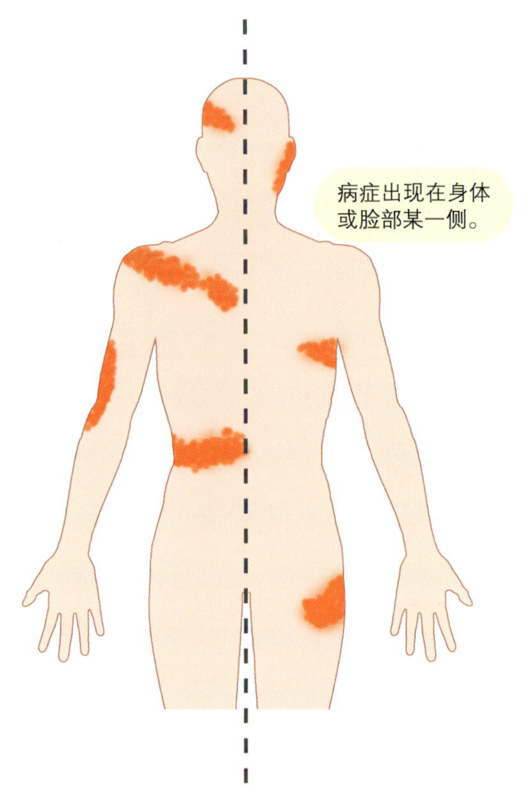


**主要症状**

- 皮肤刺痛、一阵阵地作痛
- 疼的地方出现水肿和红疹
- 左右某半侧症状严重

  →出现疹子后请立即去医院！治疗晚的话疼痛会慢性残存。

## 胶原病 →皮肤科、内科

胶原病是皮肤、关节、肌肉等结缔组织和血管发炎的疾病，硬皮病会影响皮肤和肌肉，全身性红斑狼疮（SEL）会影响皮肤、内脏等全身脏器。是自体免疫疾病之一，根治疗法尚未确立。可使用类固醇剂改善免疫异常，但出现严重副作用时，就要投放免疫抑制剂，被指定为难治之症。

**主要症状**

- 没有感冒却发高烧
- 关节和肌肉僵硬
- 天气凉时指尖发白发紫
- 容易疲劳、体重减轻

  →请立即去医院！

**指尖变色的雷诺氏现象**

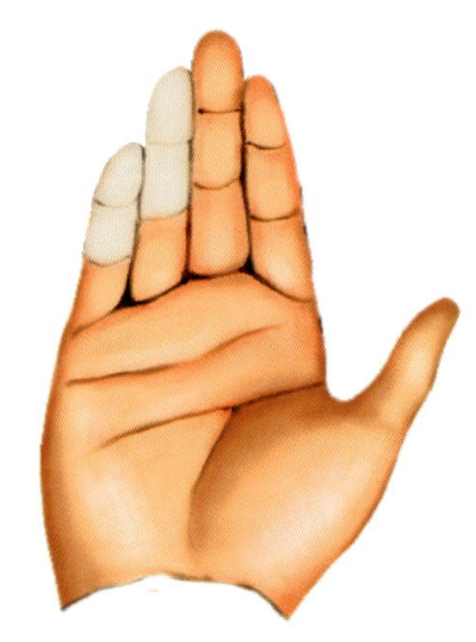

## 褥疮 →皮肤科、内科

一直躺着，寝具会持续压迫皮肤，流向皮肤和皮下组织的血液不通，这些组织就会坏死。这就是褥疮，多见于需要护理的老年人。特别是一直处于低营养状态的话，肌肉和脂肪组织减少，骨头突出，容易生褥疮，充分补充营养十分重要。自己不能变换姿势时可以使用体压分散寝具来有效预防。

**主要症状**

- 背部等地方带有红痕
- 内出血、水肿
- 形成紫色乌青和黑色溃疡

→出现红痕时请告诉医生。组织坏死的话就需要手术了。

## 粉瘤（脂肪瘤） →皮肤科、整形外科

皮肤表面的角质老化后变成污垢脱落。污垢积存在曾装有角质的袋状物里就是粉瘤。外表看起来像瘤子一样，摸起来是硬硬的包块。可以出现在全身各处，但多长在头部和脸上。属于良性肿瘤，发炎后有痛感，需要治疗。逐年渐渐变大，极少数会并发成皮肤癌，建议尽早摘除。

**主要症状**

- 出现类似痤疮一样的包块，渐渐变大
- 包块中心可看见黑点
- 包块散发强烈的恶臭味

→有痛感时请去医院。自己弄破会化脓，在同一部位再次长出。

## 脚癣 →皮肤科

白癣菌是霉菌的一种，寄生在皮肤的角质层中。约不到90%的人是在脚部发病，也会寄生在手等部位。脚癣有多种类型，有脚趾尖渗液发胀的趾间型、水肿并伴有强烈瘙痒的小水疱型，还有皮肤粗糙、龟裂的角质增殖型等。治疗时，尽量保持患部清洁，通过涂抹药物或内服药物减少病菌。约3个月就可以痊愈。

**主要症状**

- 脚趾间发胀、脱皮
- 脚部发痒、水肿
- 皮肤干燥、龟裂

→可能患有脚癣。若置之不理，病菌会增加，感染周围人群。担心的话请去医院。

## 神经如何分布全身?

### 以脑和脊髓为中心向末端扩展延伸

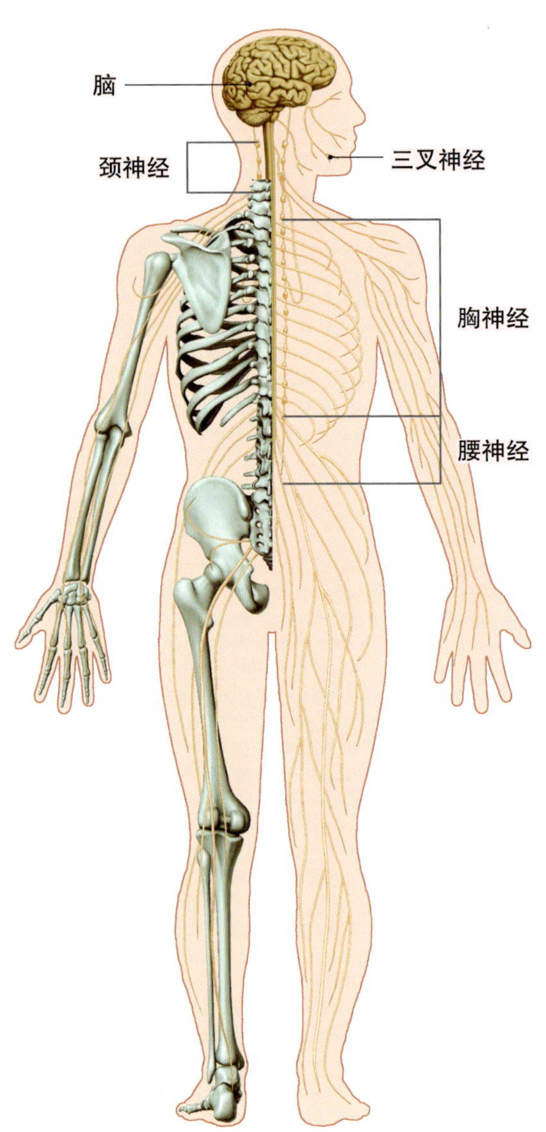


在神经中，有像网一样张开环绕全身的末梢神经系统和收集并处理末梢神经系统集合的信息的中枢神经系统。

中枢神经系统由脑和脊髓构成，脑有颅骨，脊髓在脊柱（背骨）中，由坚固的骨头保护。（参考 189 页）

#### 收集信息的末端和处理中枢

脑分为大脑、间脑、小脑、脑桥、延髓。末梢神经中从脑直接进出的 12 对神经叫作脑神经。

脊髓分为颈髓、脑髓、腰髓、骶髓。与脊髓相连的末梢神经叫作脊髓神经，8 对颈神经、12 对脑神经、5 对腰神经、5 对骶骨神经和尾骨神经。

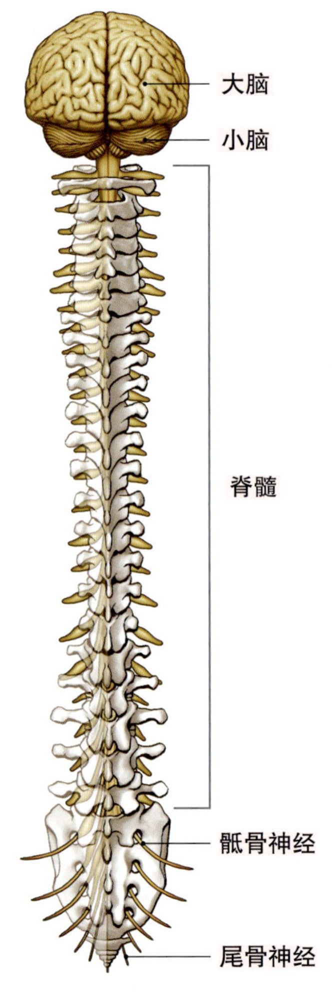

## 感觉到危险时瞬间移动的反射

从全身末梢神经系统传来的信息会首先被传递到脊髓，然后传递到大脑，最后由大脑发出指令并通过脊髓传递给全身。但是，被东西绊倒或者突然出现危险等必须保住身体的时候，这种信息被传递到脑之前，脊髓作为中枢产生效力。这叫作脊髓反射。

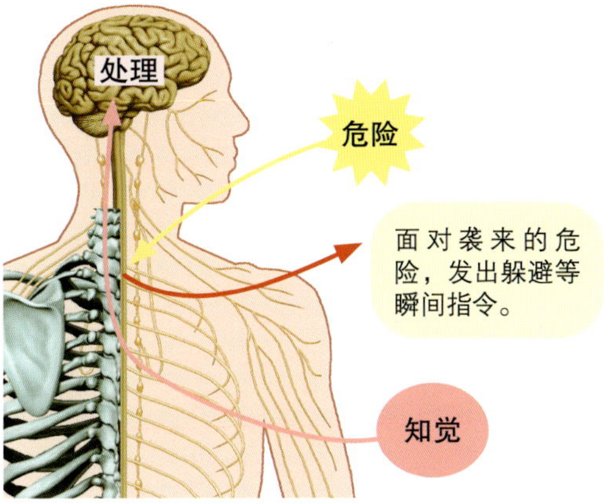

## 与身体所有功能相关

末梢神经系统分为躯体神经系统和自主神经，躯体神经系统能有意识地控制身体活动，而自主神经即使没有意识也能调节身体机能。

躯体神经系统分为知觉神经和运动神经。知觉神经向中枢神经传达视觉、听觉、皮肤感觉等全身感觉器官捕捉到的信息。运动神经将中枢神经传来的刺激传达到肌肉，通过收缩肌肉活动身体。自主神经分为交感神经和副交感神经。交感神经主要是使身体处于兴奋状态，副交感神经有使身体放松、活跃内脏活动的作用。

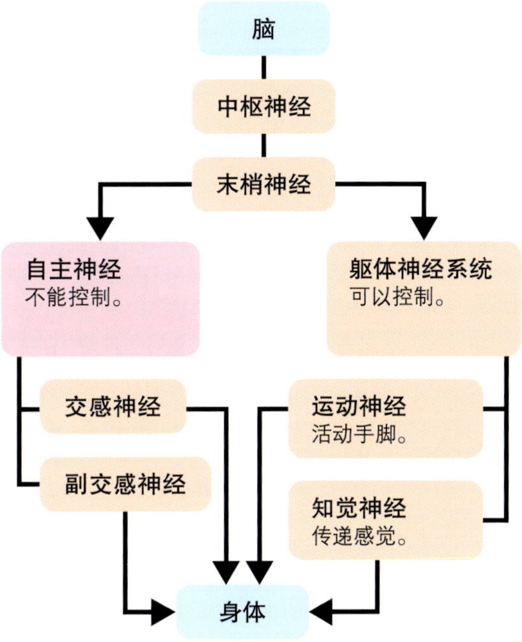

# 神经疾病

## 肋间神经痛　→整形外科、内科

有一种在后背、身体侧面针刺般刺痛的症状，严格来说不算疾病。多为突发性，原因不详，也可能由压力引起。原因为肺炎和变形性脊椎症时，治疗此疾病即可改善。治疗以缓解疼痛的神经阻滞疗法为中心。

**主要症状**

- 伸展、扭动身体的话，背骨和肋骨疼痛
- 呼吸伴随着疼痛

→可能患有肋间神经痛。首先要去医院检查疼痛的原因，接受适当的治疗。

## 将外界信息传达给脑的知觉神经

眼、耳、鼻、皮肤等感觉器官所捕捉的信息（作为电信号）会从脊柱后侧的后根开始，经由脊髓的后角，传向大脑皮质的感觉区。传递这些感觉器官信息的是知觉神经。

在知觉神经中，有看东西的视神经、闻气味的嗅神经、听声音和维持平衡感的内耳神经以及感知味觉的舌咽神经等。

感觉器官捕捉信息后，与之对应的知觉神经产生兴奋，将信息转变为电信号。比如，皮肤的真皮中有感知温度的知觉神经，触热后产生兴奋。这种兴奋转换为电信号，传送到大脑。

传达给大脑的电信号在大脑皮层的神经元之间传递，并进行信息解读（参照 16 页），因此才能感知热度。

**上行传导束（从感觉器官传向脑）**

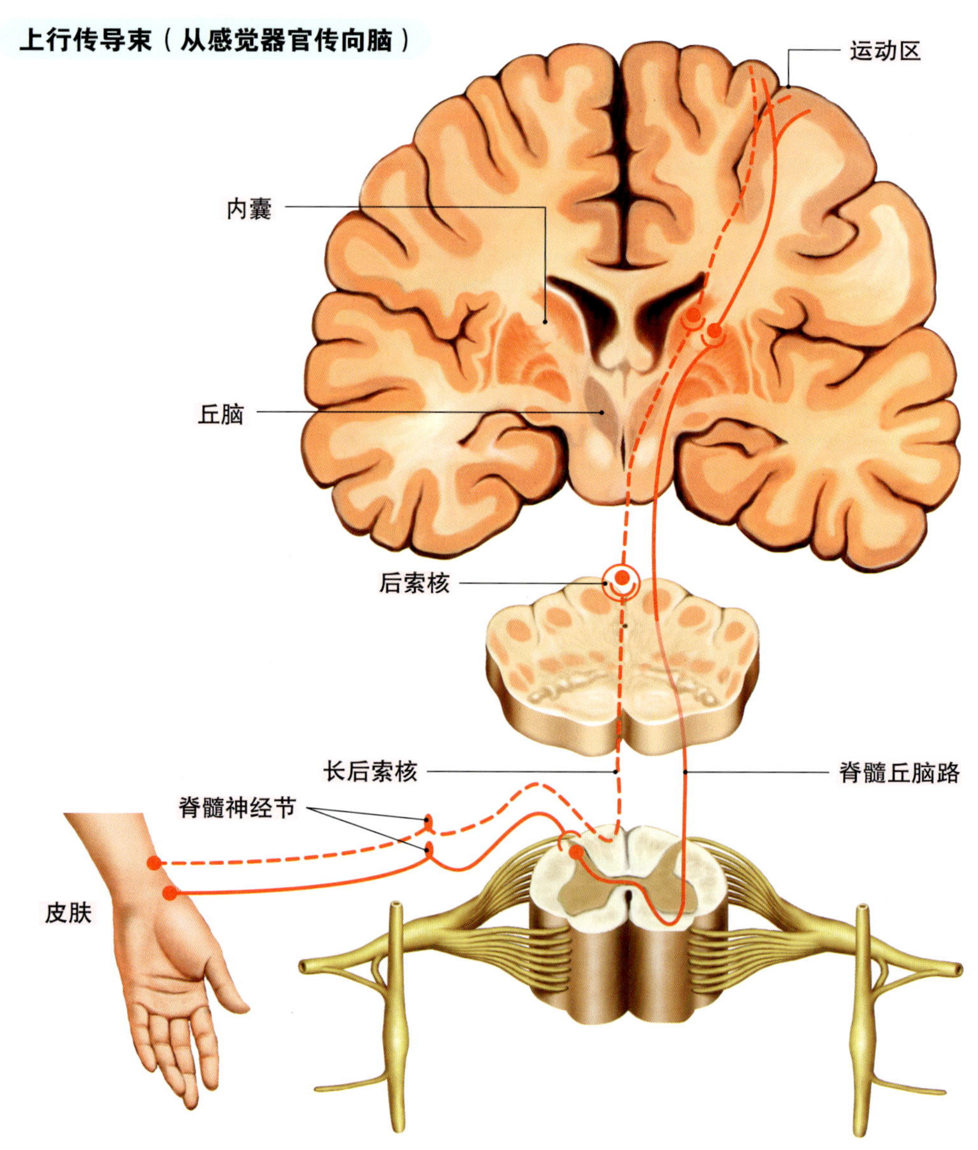

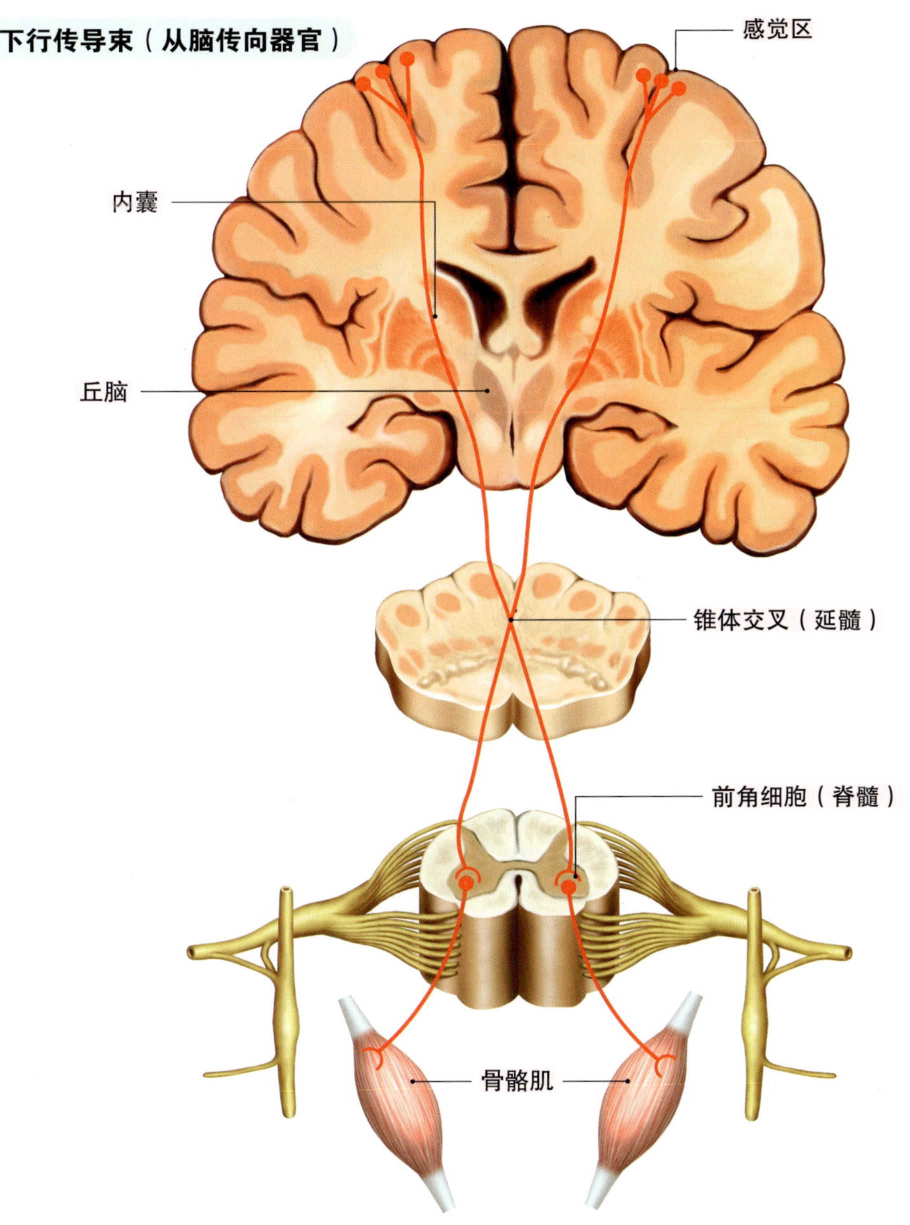




## 处理信息、活动身体的运动神经

与此相对，从大脑皮质的运动区发出的指令，经由支配运动的小脑、脑干被运送到脊髓。在脊髓中，通过脊柱腹部侧前角的运动神经，传达到做动作时必要的身体组织。

到运动神经的脊髓为止的回路称为锥体路，在延髓下部交叉。因此，左脑的指令传递到从延髓向右分支的运动神经，右脑的指令传递到向左分支的运动神经。

运动神经末端与肌肉相连。因此，可以按照脑指令活动肌肉。同时，肌肉对应的骨骼和关节也能进行动作。

# 自主神经传递什么?

## 调整身心平衡

即使没有意识，心脏等内脏也会无休止地活动。自主神经为维持生命而活动。

自主神经存在于脑神经和脊髓神经之中，分为交感神经和副交感神经，两者作用相反。以心脏和血管为例，交感神经促进心跳，副交感神经抑制心跳。还有，交感神经使血管收缩，副交感神经使血管扩张。

除此之外，呼吸和体温调节、出汗、排便、排尿、消化等生命活动也由自主神经负责。紧张时，交感神经处于优先地位，心跳数值上涨，血管收缩，血压升高。与此相对，休息时，副交感神经处于优先地位，心跳放缓，血管扩张，血压下降。

**交感神经和副交感神经的路径和作用（模式图）**

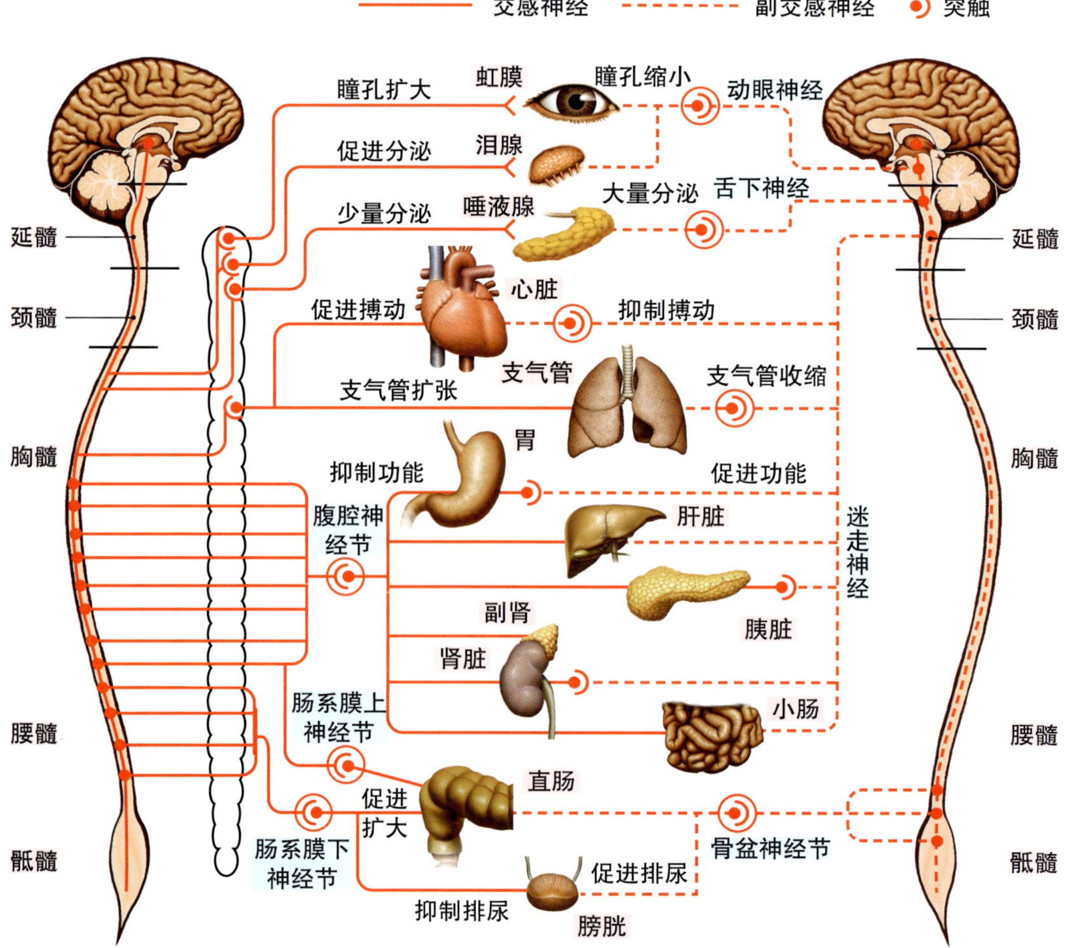

## 交感神经和副交感神经

自主神经的特点是在到达目的器官之前形成突触，神经细胞在此交换，此部分叫作神经节。

交感神经沿脊髓向下延伸，神经节由神经纤维链接，形成交感神经干，从这里向各器官分支成交感神经。

与此相对，副交感神经和支配脑、脊髓的神经使用相同的回路，在脑神经中有动眼神经、面部神经、舌咽神经、迷走神经。脊髓神经中包括骨盆内脏神经。

迷走神经从颈部到腹部内脏都有分布，生殖器和肛门则由骨盆内脏神经支配。副交感神经的神经节大部分在脏器附近或在脏器之中。

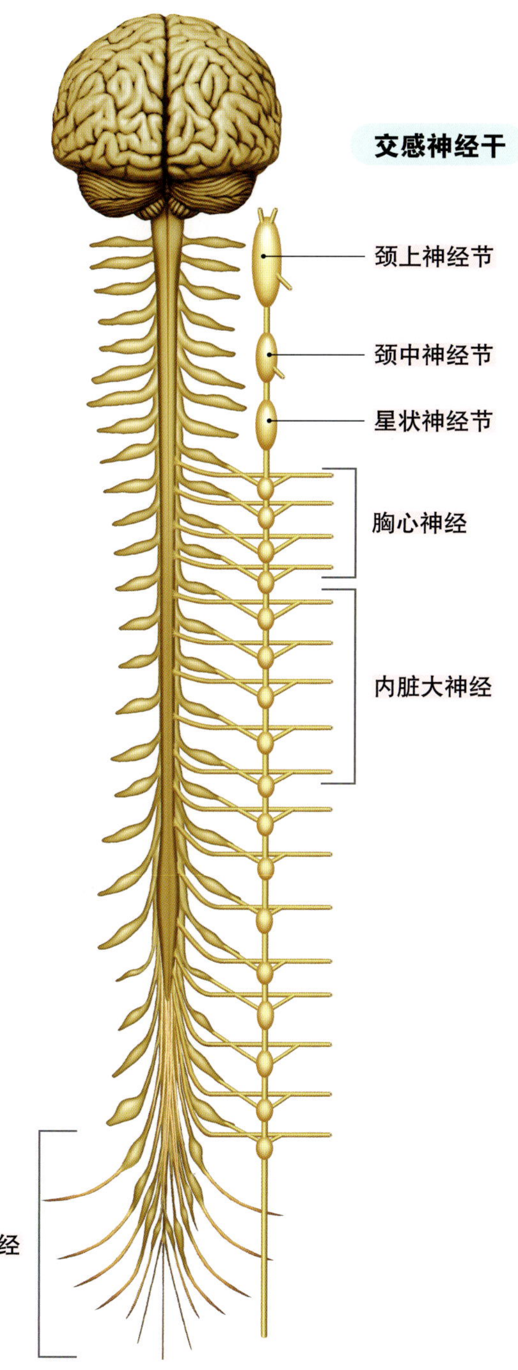


## 锻炼自主神经

就像我们可以有意识地停止平时无意识间的呼吸一样，我们也能够控制自主神经。例如，指尖觉得冷时，心中默念“手指变暖”，副交感神经就会慢慢起作用，然后就真的变暖了。这叫作自主神经训练法，能够控制好的话，可改善寒性、便秘、身体不调。

专栏

## 如何保持自主神经的平衡

我们很多人都知道交感神经使身体紧张，副交感神经使身体放松。

交感神经和副交感神经是负责控制自主神经的神经系统，是与我们的意志无关的神经，有使心脏跳动、调节体温、分泌激素等各种各样的作用。

以心脏为例，在遭遇危险状况时，为了躲避，身体会变得紧张，心脏跳动变快，血压上升。发挥这种作用的就是交感神经。另一方面，当躲避危机而松了一口气时，副交感神经处于优先地位，使身体休息，心脏跳动放缓，血压下降。

一般在身体活动的白天，交感神经处于优先地位，傍晚身体休息时，副交感神经处于优先地位。这虽然是极端例子，但是日升而作，日落而息，这样传统、规律的生活就能使交感神经和副交感神经保持平衡。

但是，现代人夜里看电视、很晚起床等生活方式使生活节奏很容易被打乱。由此，有很多人的自主神经失衡。

另外，在产生烦恼等精神压力时，自主神经倾向于交感神经优先，应该睡眠的时间却无法入睡、失眠等有身体不适的人也很多。

为调整自主神经平衡，摆正生活节奏十分重要。电视等视觉的刺激使交感神经处于优先地位，身体无法切换到休息模式。一直看电视看到睡觉前的人应该关闭电视，熄灭屋内灯光，保证放松时间。

进食时副交感神经处于优先地位，胃酸充分分泌，肠道活动活跃。但是，依旧是交感神经保持优先地位的话，胃肠活动不佳会导致缺乏食欲。吃饭时是副交感神经处于优先地位的机会，所以请慢慢品味。

活动身体也能调节自主神经平衡。不需做什么复杂的准备就能进行运动，走路即可。但并不是“缓慢”“无精打采”式的走路，而是挺起腰背、稳定的走路，这样才能调节自主神经。

压力会导致慢性自主神经优先，所以感到压力时就去减压吧。保持欢笑和生活目标可以有效减压。生活目标或许夸张些，但拥有爱好也可以消除紧张、远离压力。吃美味的食物、好好地洗个澡，推荐在普通的日常生活中减压。不过，如果你有“吃了就会胖”等罪恶感，美食就失去了意义，而且可能会成为新的压力，所以需要注意。

第六章

# 循环器官

*circulatory organ*

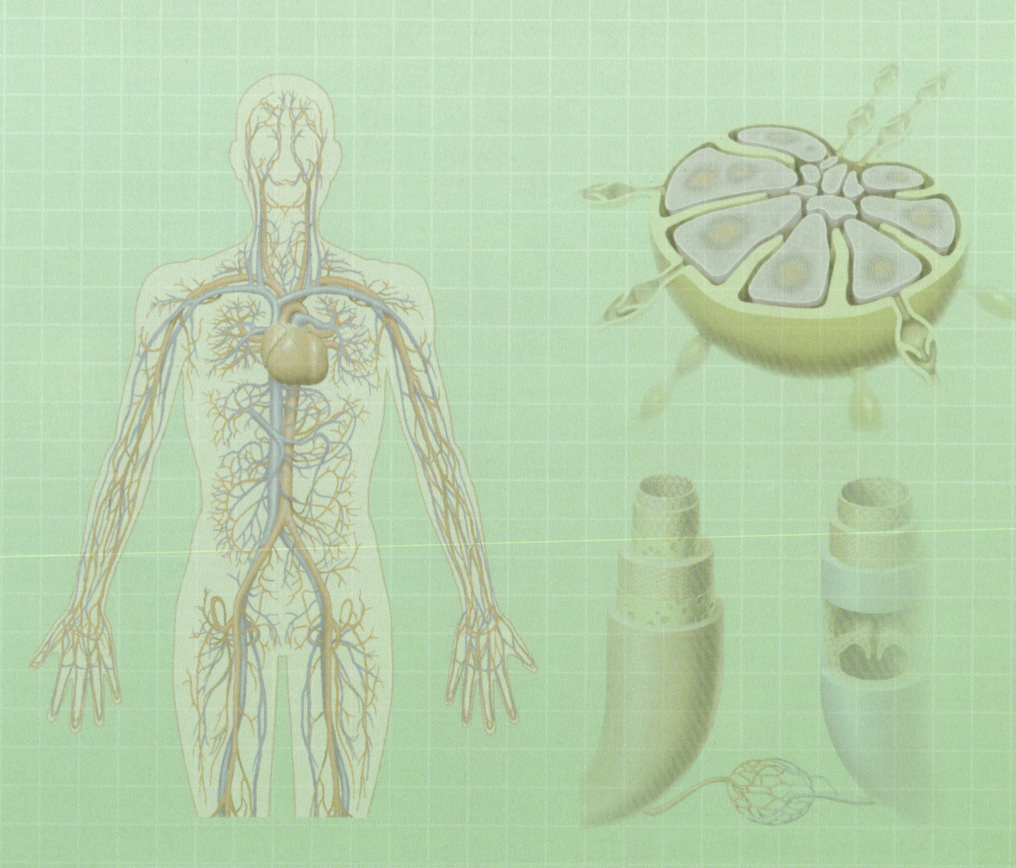

被胃消化的营养、被肺收入的氧会加入血液中被运往全身各处，代谢物则被淋巴液回收。如果血液或者淋巴液的成分失衡，血管或淋巴管出现异常，身体就会出现问题。本章将对环绕全身的循环器结构进行说明。

# 1 血管

## 动脉和静脉是如何流动的?

### 从心脏流向全身的动脉构造


总颈动脉
锁骨下动脉
主动脉弓
从上行主动脉变为下行主动脉的部分。
上行主动脉
腋动脉
下行主动脉
从胸腔贯穿横膈膜，进入腹腔，分支成髂总动脉。
髂总动脉
分支成为下肢和骨盆部的内脏提供血液的血管。
股动脉
腘动脉

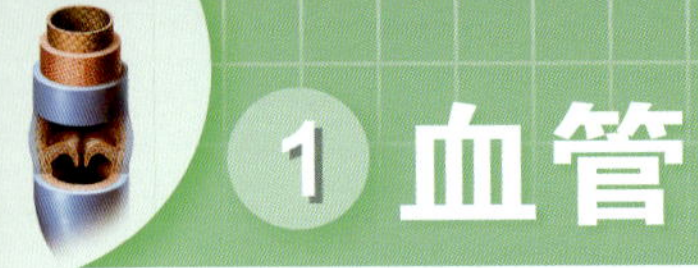

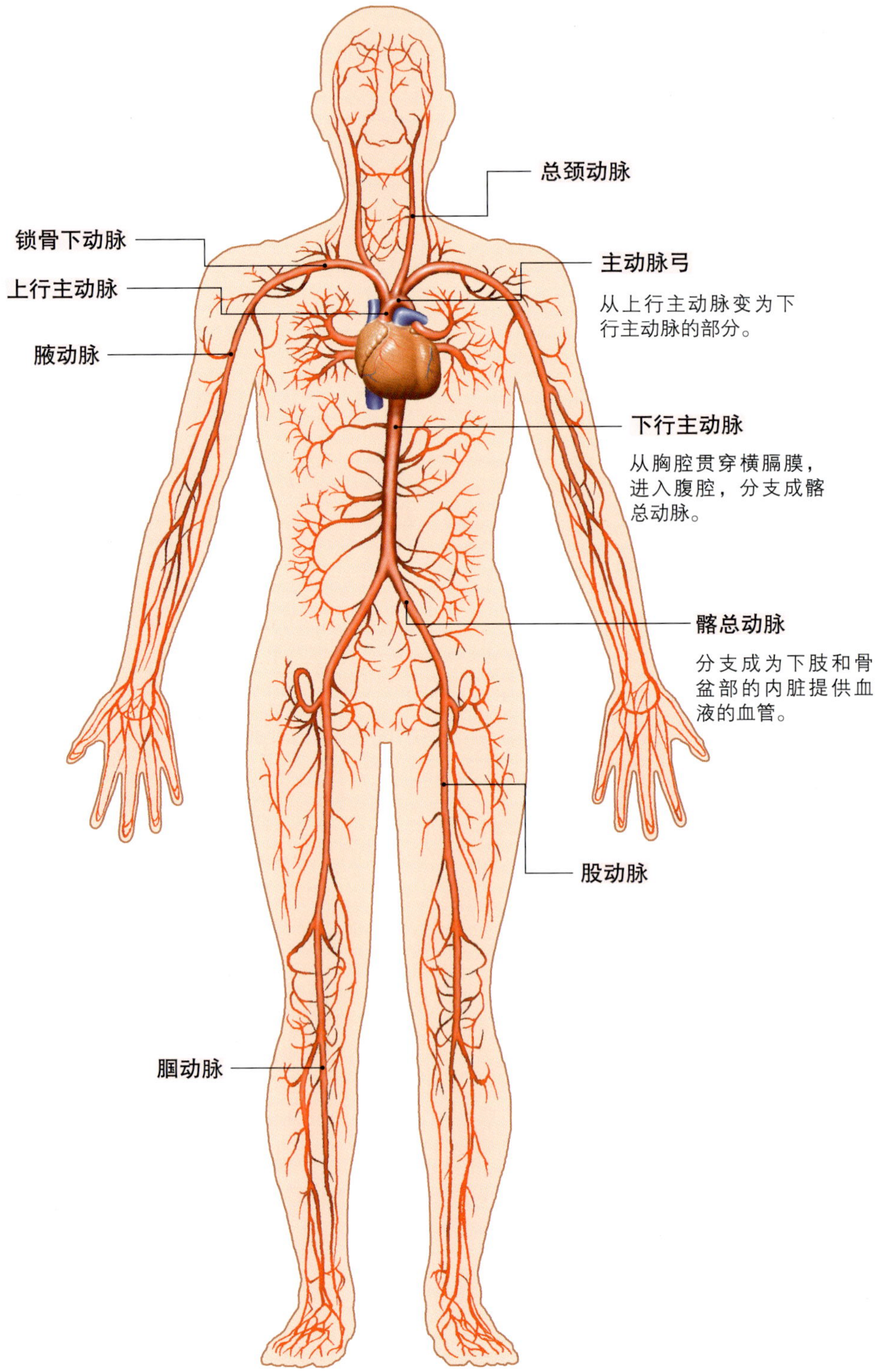

## 向头部输送血液的颈动脉

从心脏延伸出的动脉形成U字形的主动脉弓，然后连接着朝向头部和上肢（手臂和手）的动脉。

朝向头部的血管中，为脑部运输血液的是颈内动脉，因动脉硬化等疾病使此血管内腔变窄，流入脑部的血流变差，血块（血栓）容易堵塞，增加发生脑梗死的危险。

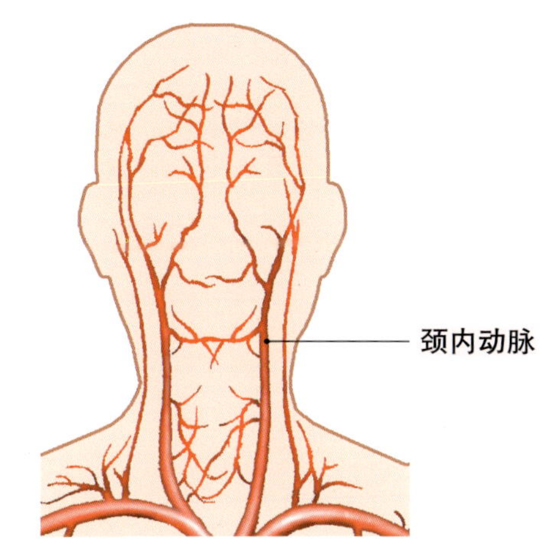


## 左右构造有着微妙不同的手臂动脉

流向上肢的动脉左右分支方法不同。右边主动脉弓发生U形旋转，形成下行主动脉的中途，与头臂干相连，然后分支成总颈动脉和锁骨下动脉。

左边从主动脉弓开始，先与总颈动脉相连，主动脉弓形成下行主动脉后与锁骨下动脉相连。

锁骨下动脉分支成腋动脉、肱动脉，在胳膊肘分支成桡动脉和尺动脉。

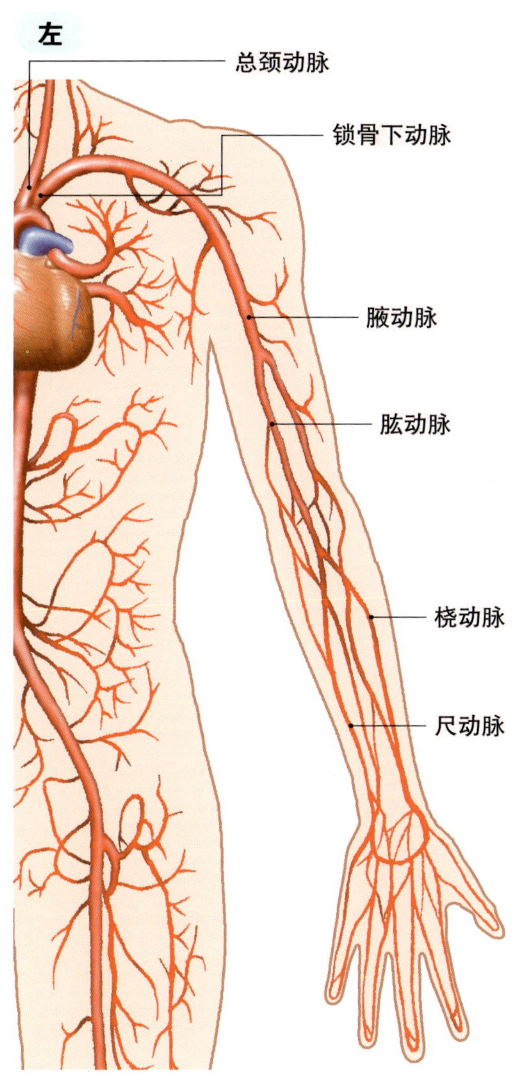


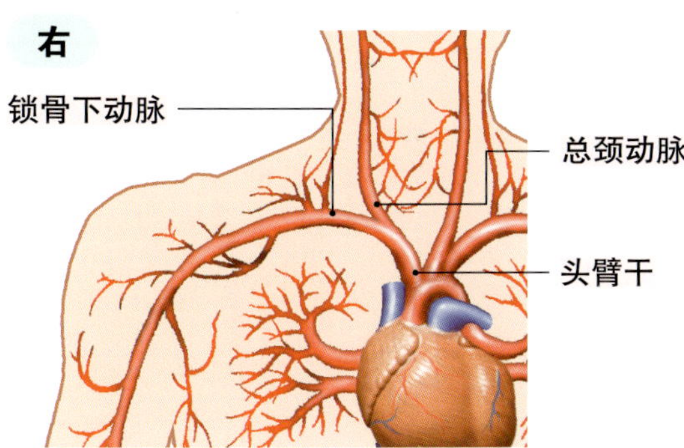

## 从胸部流向脚部

下行大动脉变名为胸主动脉、腹主动脉，然后分支成为消化器官和肾脏等部分输送血液的动脉。

腹主动脉分为左右髂总动脉，分支成为骨盆内脏输送血液的髂内动脉和流向下肢的髂外动脉。

髂外动脉进入下肢后变名股动脉、腘动脉，分为腿部动脉的胫前动脉和胫后动脉。

上行大动脉的血液流速为秒速 60~100cm，下行大动脉稍快为秒速 20~30cm，末梢的毛细血管较慢为秒速 0.1~1cm。血液流速容易受血管壁状态和血压差等影响，动脉硬化加速的话，血流会变慢。

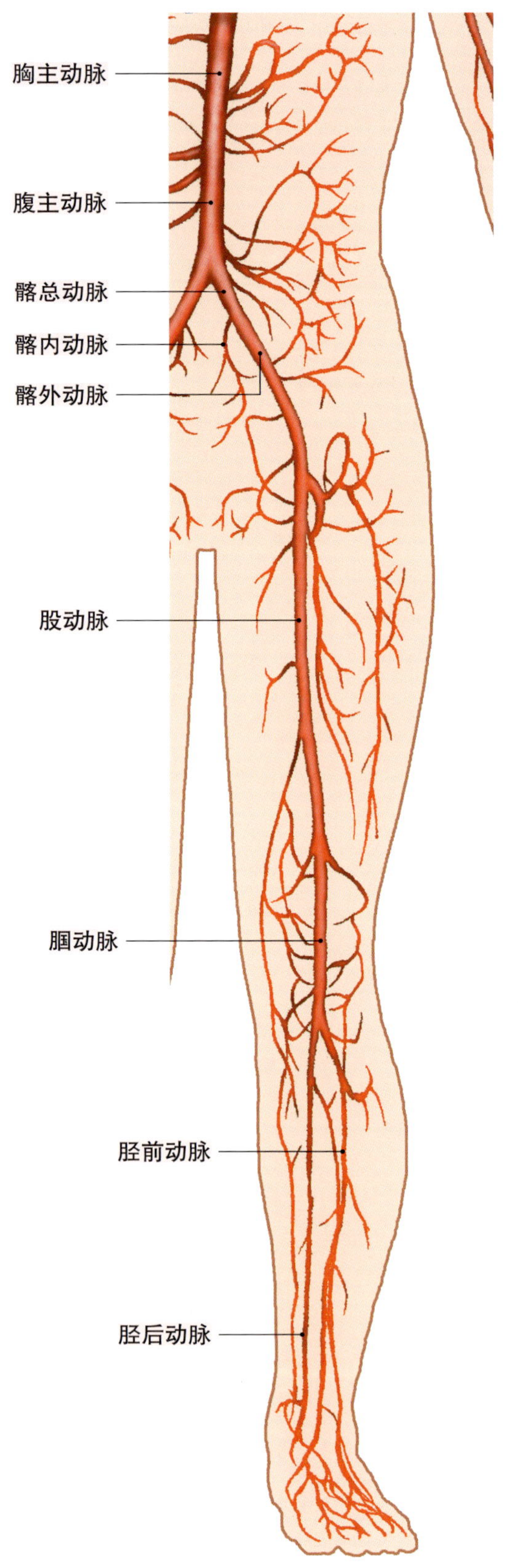


专栏

### 每家1台血压计！

有的人在请医生或护士测量血压时，血压会比基准值要高，这叫作“白大衣高血压”，测量血压成为精神压力，造成血压升高。但不在家里测血压便无法得知是否为白大衣高血压。

反过来，在医疗机构测出的血压是正常值，在家里测得反而高，这叫作“逆白大衣高血压”。分几种类型，其中之一是“清晨高血压”。健康的人在夜间睡眠时，血压比白天低10%以上，患有清晨高血压的人在睡眠期间血压可能升高。脑卒中和心肌梗死容易在清晨发作，需要注意。

# 环绕了身体的血液返回到心脏

## 从全身流向心脏，然后合流的静脉

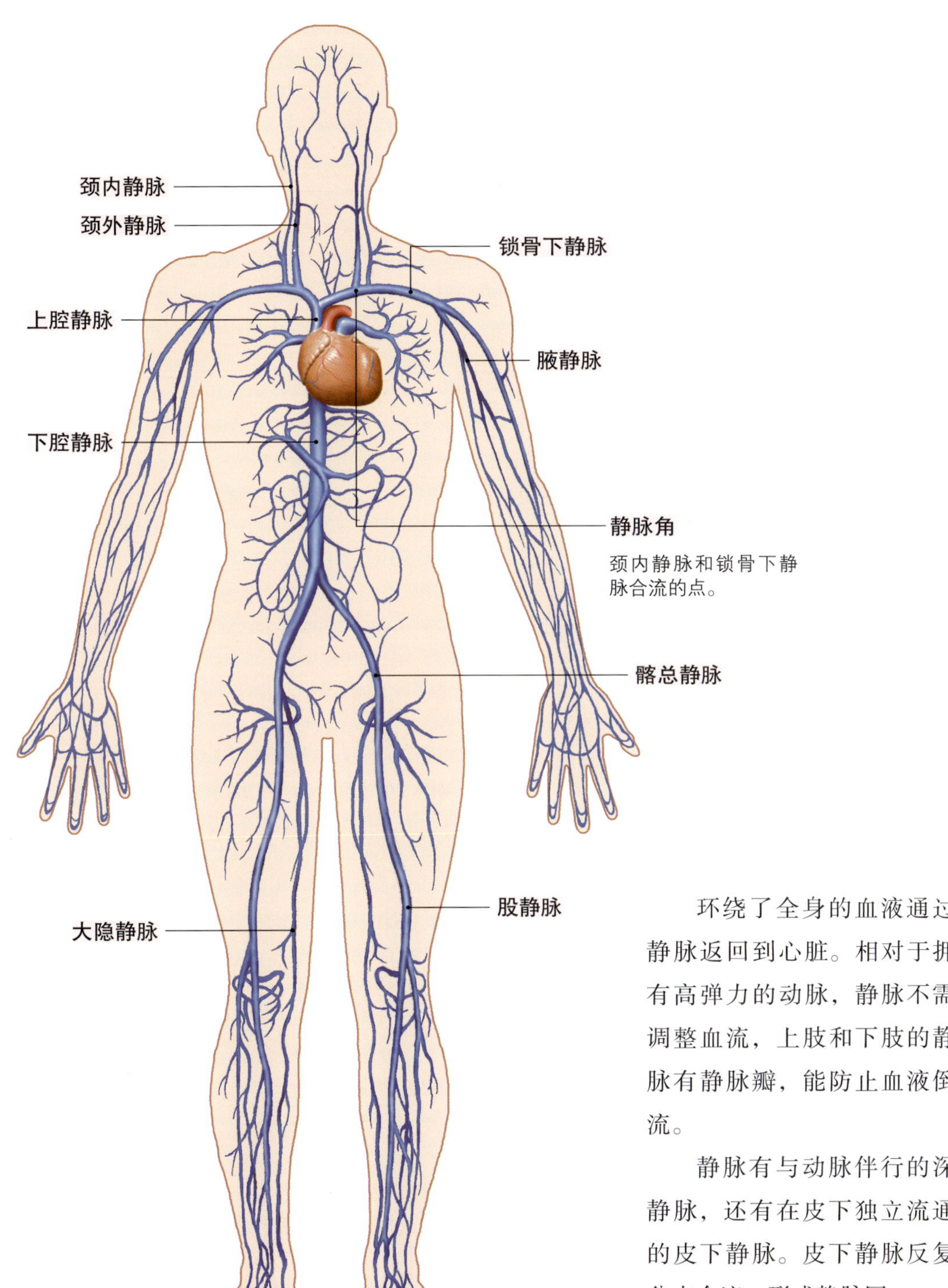


环绕了全身的血液通过静脉返回到心脏。相对于拥有高弹力的动脉，静脉不需调整血流，上肢和下肢的静脉有静脉瓣，能防止血液倒流。

静脉有与动脉伴行的深静脉，还有在皮下独立流通的皮下静脉。皮下静脉反复分支合流，形成静脉网。

## 沿着动脉流向上腔静脉

头颈部的血液流经颈内静脉和颈外静脉，流向头臂静脉，合流成上腔静脉，返回到心脏。

上肢的血液回流时，皮下静脉与伴行着动脉的深静脉合流，合流成头臂静脉，与头颈部一样到达上腔静脉聚集于心脏。

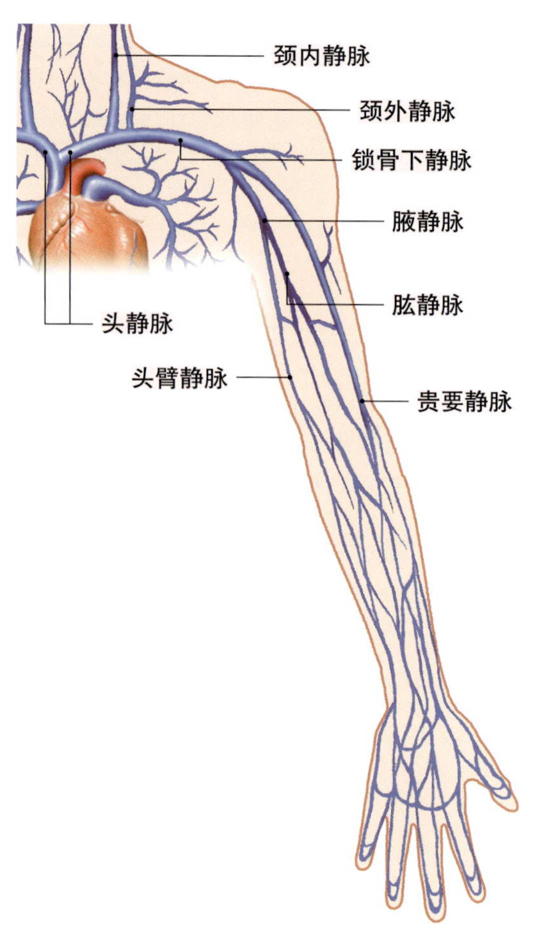


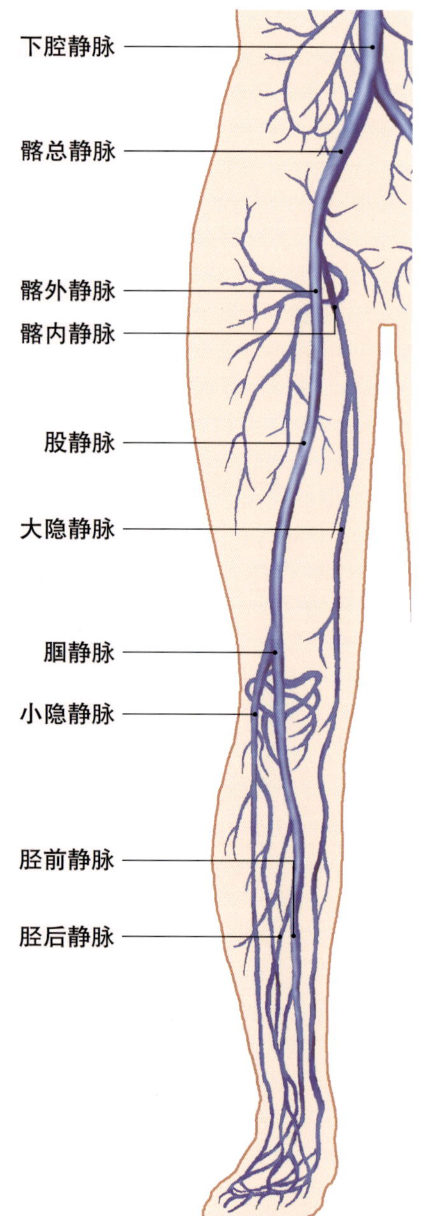


## 从下半身和内脏流向下腔静脉

下半身的静脉合并成下腔静脉返回到心脏。在下肢的皮下静脉中，粗血管的小隐静脉合流成腘静脉，大隐静脉合流成股静脉。

骨盆内脏的血液在髂内静脉聚集，和连接着体壁皮下静脉的髂外静脉合流成髂总静脉。左右髂总静脉合流成下腔静脉，血液在此处聚集后流入心脏。

肾脏的血液会直接流入下腔静脉，流淌着消化道等部位血液的门静脉在肝脏内形成毛细血管网之后，汇集至肝静脉，最终流入下腔静脉。

上半身和下半身的静脉系统通过躯干后壁的奇静脉系、体壁的皮下静脉、脊髓周围的静脉等连接成一体。

# 血管的构造是什么样子？

## 不亚于血压的3层构造

从主动脉到中动脉、小动脉、微动脉，动脉的血管越临近末梢越细，静脉也一样。连接微动脉和微动脉的毛细血管是直径约为 0.01mm 的细小血管，遍布全身。例外的是心脏瓣膜、软骨组织、眼部结膜和晶状体等组织没有血管。

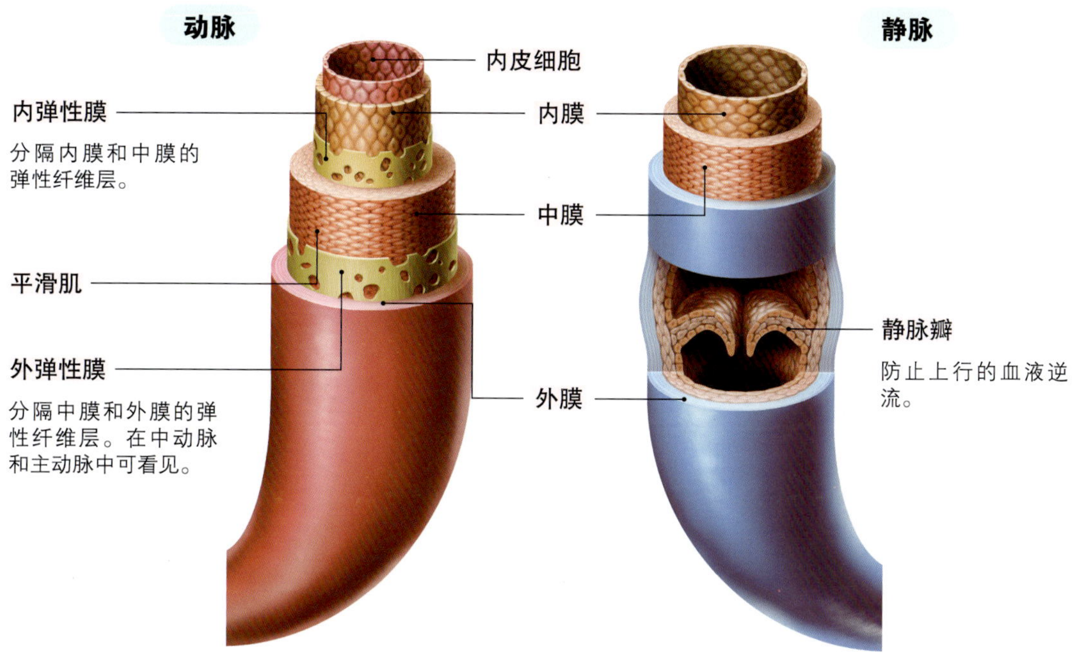


### 调整血流的动脉和防止逆流的静脉

动脉中流动的血液压力（血压）较强，因此为了对抗压力，动脉的血管壁较厚。其构造从内侧开始分为内膜、中膜、外膜。

内膜分为内皮细胞、平滑肌、内弹性膜3层构造。中膜由平滑肌和外弹性膜构成，外膜由结缔组织构成。

主动脉中的血压特别强，而血管壁上富含弹性纤维，可以保持弹力。

微动脉含有许多平滑肌细胞，通过收缩毛细血管前括约肌调节血管粗细，调整流淌在毛细血管中的血液量。

静脉血压没有动脉血压强，血管壁较薄，弹力也比动脉低。构造和动脉相同，分内膜、中膜、外膜3层。

手臂和肢体上比较粗的静脉在左右有1对静脉瓣，作用是防止血液逆流。

## 连接动脉和静脉的毛细血管

毛细血管和动脉静脉不同，是由一层内皮细胞和薄薄的血管周细胞构成。血管是运输血液的管道，毛细血管在此基础上为细胞和组织供给营养物质和氧，同时回收能量代谢产生的二氧化碳和代谢物。

### 毛细血管网

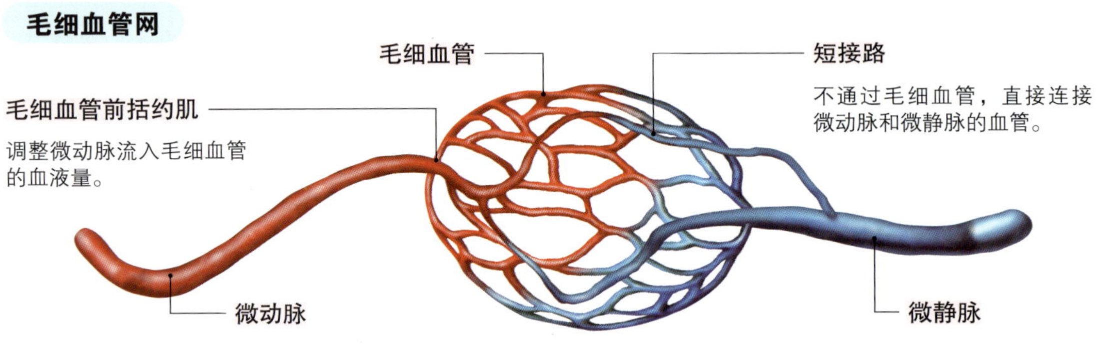


专栏

### 安装新血管的心脏搭桥手术

心绞痛和心肌梗死等缺血性心脏疾病是由于连接心脏的冠状动脉变窄，血液不能充分流动。如果通过往血管内插入导管、扩张血管的内科治疗不能改善血流，可以进行外科治疗冠状动脉搭桥手术。

搭桥是为堵塞的冠状动脉建造新的血液通道，使血流恢复。导管难以插入的部分堵塞或者好几处都堵塞等症状严重时经常会做搭桥手术。

搭桥手术是较为常见的心脏手术，据说每年都有数万的患者做此手术。

搭桥用的血管是患者自身的血管，有胸部内侧的动脉、胃部动脉、股静脉等。

手术一般使用人工心肺装置，进行手术时会停止心脏。不过，现在已经确立了不使用人工心肺、在心脏跳动下进行手术的方法，叫作“非停跳非体外循环下搭桥术”。

使用人工心肺的手术会引起脑梗死等并发症，而在心脏跳动的情况下进行手术，并发症便较少。而且，不停止心脏，对心脏的负担以及全身的负担都会减少。所以，术后恢复较快，也能缩短住院时间。

但是，非停跳非体外循环下搭桥术需要操刀医生具有高超的医术。只有积累了高度训练经验的医生才能做此手术，所以只有一部分医院能做。

## 什么物质会进入血液？

### 运输氧和营养物质、排除异物

血液分为细胞成分血细胞和液体成分血浆。

血细胞有红细胞、白细胞、血小板。血细胞中约 99% 是红细胞。

被称作血红蛋白的血色素占据红细胞重量的约 1/3，血液呈红色就是血红蛋白的颜色。血红蛋白负责把氧运送至细胞，吸收二氧化碳。

### 堵塞伤口的机制

白细胞是免疫细胞的总称，有粒细胞、淋巴细胞、单核细胞。粒细胞又分为中性粒细胞、嗜酸性粒细胞、嗜碱性粒细胞，淋巴细胞分为 T 淋巴细胞和 B 淋巴细胞。这些细胞相互帮助，发挥着排除病原菌、病毒、癌细胞等物质的免疫机能。

血小板在细胞成分中最小，$1m^3$ 的血液成分中有 15 万 ~35 万个血小板，负责堵塞血管破损的部分、止血。

液体成分血浆约 90% 是水分，纤维蛋白原、白蛋白、球蛋白等蛋白质和胆固醇等脂质溶解在其中。

在受伤等血管破损时，血小板聚集在一起凝固成血块，堵塞住伤口。这样还止不了血的话，血浆中的纤维蛋白原被分解，形成纤维蛋白（纤维素），填补住血小板形成的血块空隙处，防止血液成分从中流出。

**血管壁的修复**

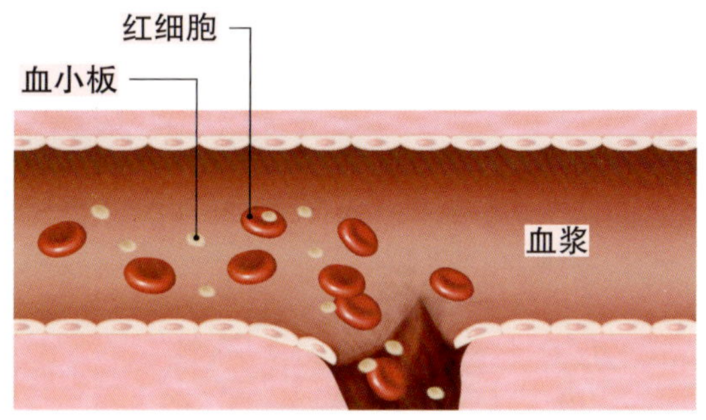


受伤的血管。

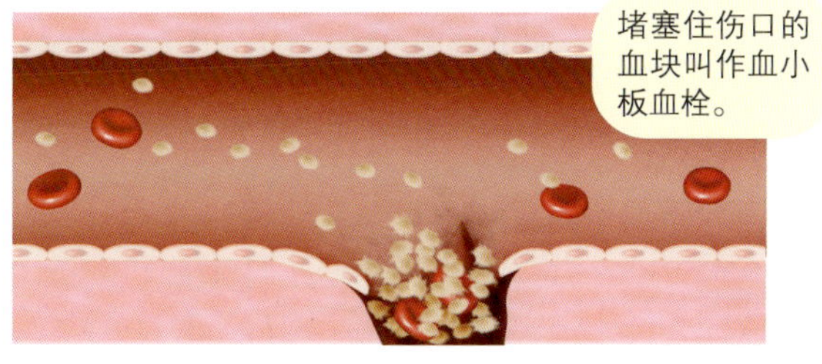


血小板汇集凝固，堵塞住伤口。

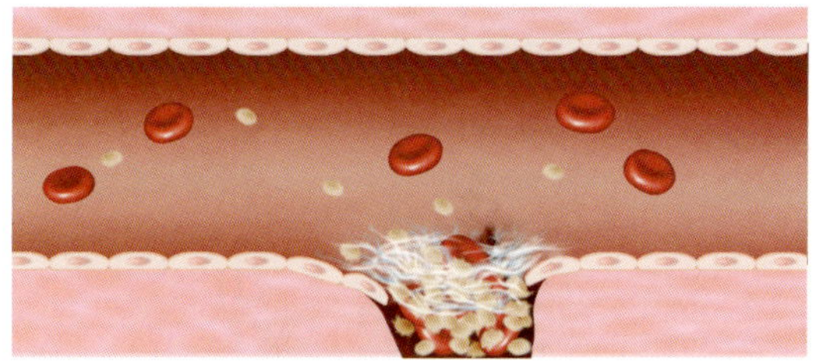

纤维蛋白填补血小板之间的空隙。

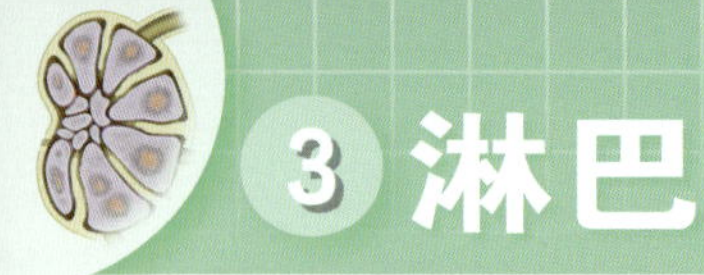

# 3 淋巴

## 淋巴是什么？

### 内脏的容器，运动的中心轴

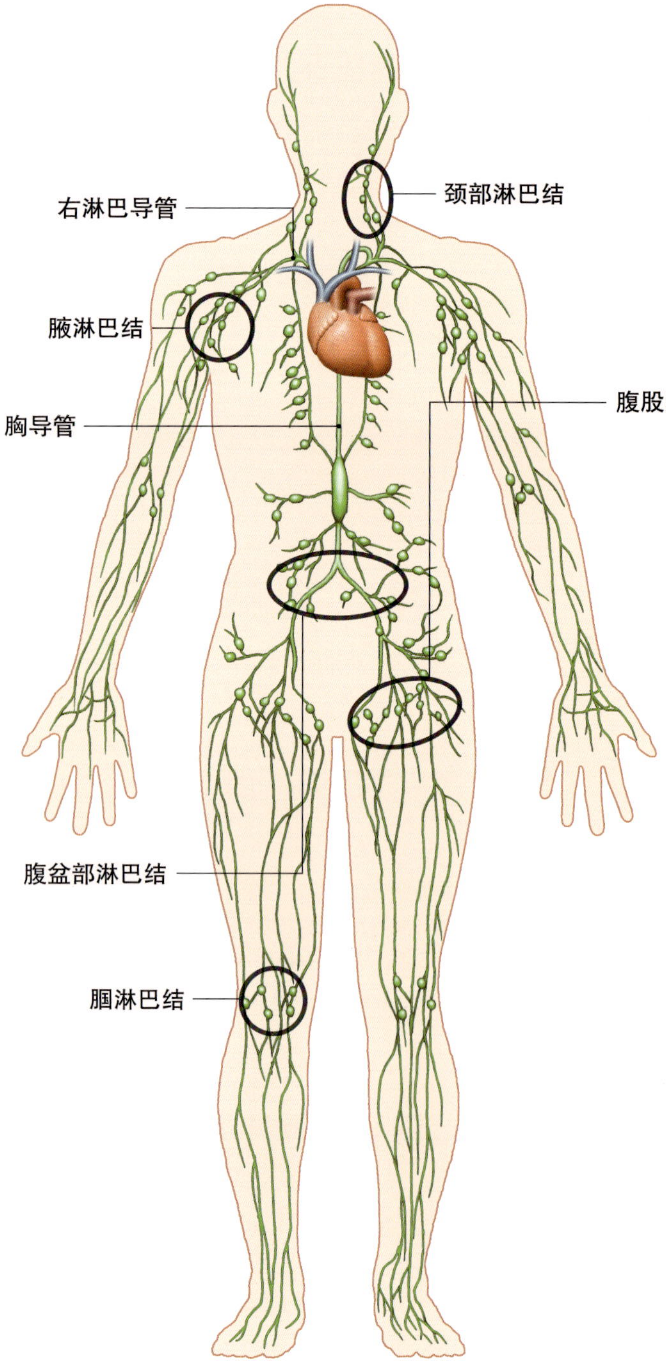

右淋巴导管

颈部淋巴结

腋淋巴结

腹股沟淋巴结

胸导管

腹盆部淋巴结

腘淋巴结

人体内除了血管，还遍布着淋巴管这一透明管，中间流动着透明的淋巴液。

淋巴管穿过淋巴结，淋巴结由淋巴小结（淋巴细胞的集合）集合而成。淋巴结的作用是排除异物，病原菌由巨噬细胞（单核细胞）吸收处理，而且淋巴细胞还会攻击排除病毒等小的异物。

主要的淋巴结有颈部淋巴结、腋淋巴结、腹盆部淋巴结、腹股沟淋巴结、腘淋巴结。患感冒后，喉咙肿胀发烧是因为免疫细胞淋巴细胞聚集在颈部淋巴结，排除病毒所致。排除了异物的淋巴液流经连接着淋巴结的其他淋巴管，再次循环全身。

## 构成上半身的脊椎和肋骨

淋巴管穿过若干个淋巴结后逐渐变粗，形成淋巴干。聚集了下半身淋巴的肠干和腰干汇合形成胸导管（本干的一种）。胸导管也流淌着左胸部内脏流入的淋巴液。

静脉角是左锁骨下静脉与颈内静脉汇合部位，胸导管连接着静脉角，把淋巴液流入静脉。此外，右上半身的淋巴液收集至右淋巴干，淋巴液从右静脉角流入静脉。

从血液漏出的水分积存在细胞与细胞之间。这些液体被称作组织液。淋巴的作用是回收组织液、使其返回到血管内。因此，如果在癌手术中摘除淋巴结，淋巴液循环会变差，组织液积存会过剩，容易引起水肿。

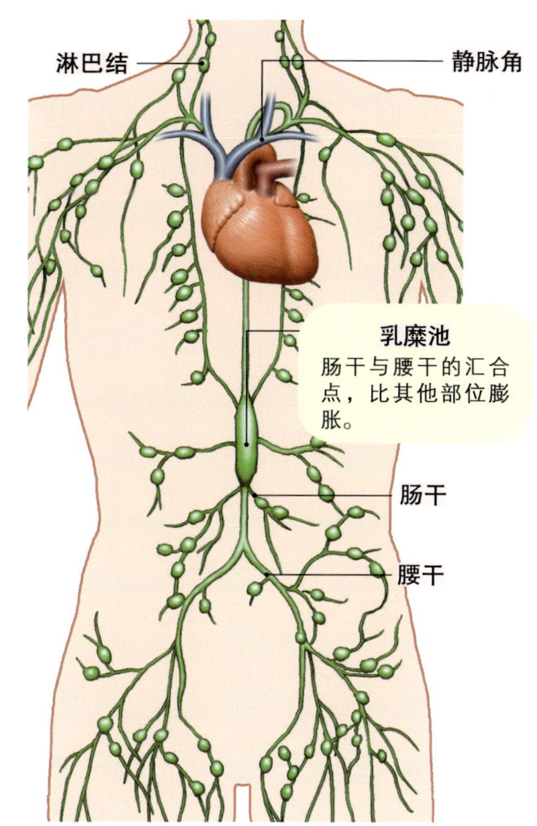


## 聚集着淋巴组织的扁桃体

淋巴组织就是聚集了淋巴细胞的组织，淋巴组织分为由很多淋巴细胞聚集而成的淋巴小结和淋巴细胞聚集不够紧密的弥散淋巴组织。

淋巴小结在黏膜下组织内集合就形成了扁桃体，分为腭扁桃体、舌扁桃体、咽鼓管扁桃体、咽扁桃体4个，咽扁桃体又称腺样体。4个扁桃体沿着咽喉附近呈环状排列，叫作咽淋巴环，防止病原菌和病毒侵入呼吸系统或消化系统。

表面凹凸不平，容易卡住病毒和病原菌。当异物进入体内时，扁桃体最先发炎。在医院最先观察口部就是为了确认扁桃体是否发生异常。

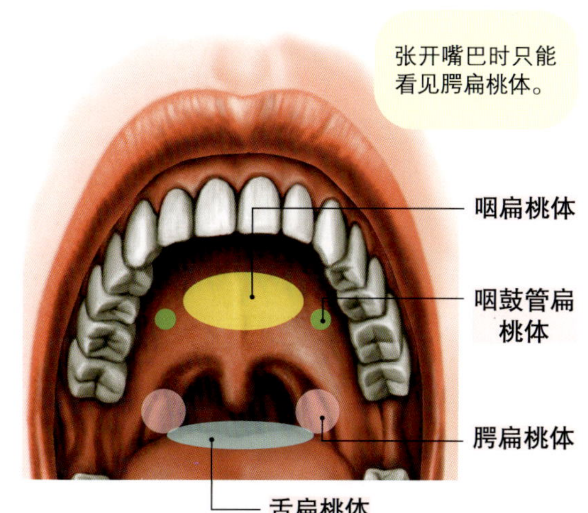

## 淋巴收集的异物由淋巴结击退

淋巴结是淋巴小结聚集而成的独立器官。周围被纤维状的被膜所覆盖，形成蚕豆状。相当于蚕豆外侧的一面上有很多淋巴管，淋巴液从中往淋巴结内流入，所以叫作输入淋巴管。而且，流入淋巴结内的淋巴液从蚕豆凹侧通过输出淋巴管流出。

也就是说，淋巴结的作用相当于过滤淋巴液。

巨噬细胞是白细胞的一种，负责清扫，淋巴液在淋巴结内流动的过程中，巨噬细胞会吸收并排除细菌和病毒。处理时就像吞噬异物一样，所以又把巨噬细胞称作贪吃细胞。有时，根据巨噬细胞的刺激，淋巴细胞会大量增殖。

一般淋巴细胞长数毫米，如果大量细菌入侵，淋巴细胞不断增殖且非常活跃，这时会肿大至2~3cm。因感冒而使淋巴结肿大就是淋巴细胞活跃的结果。

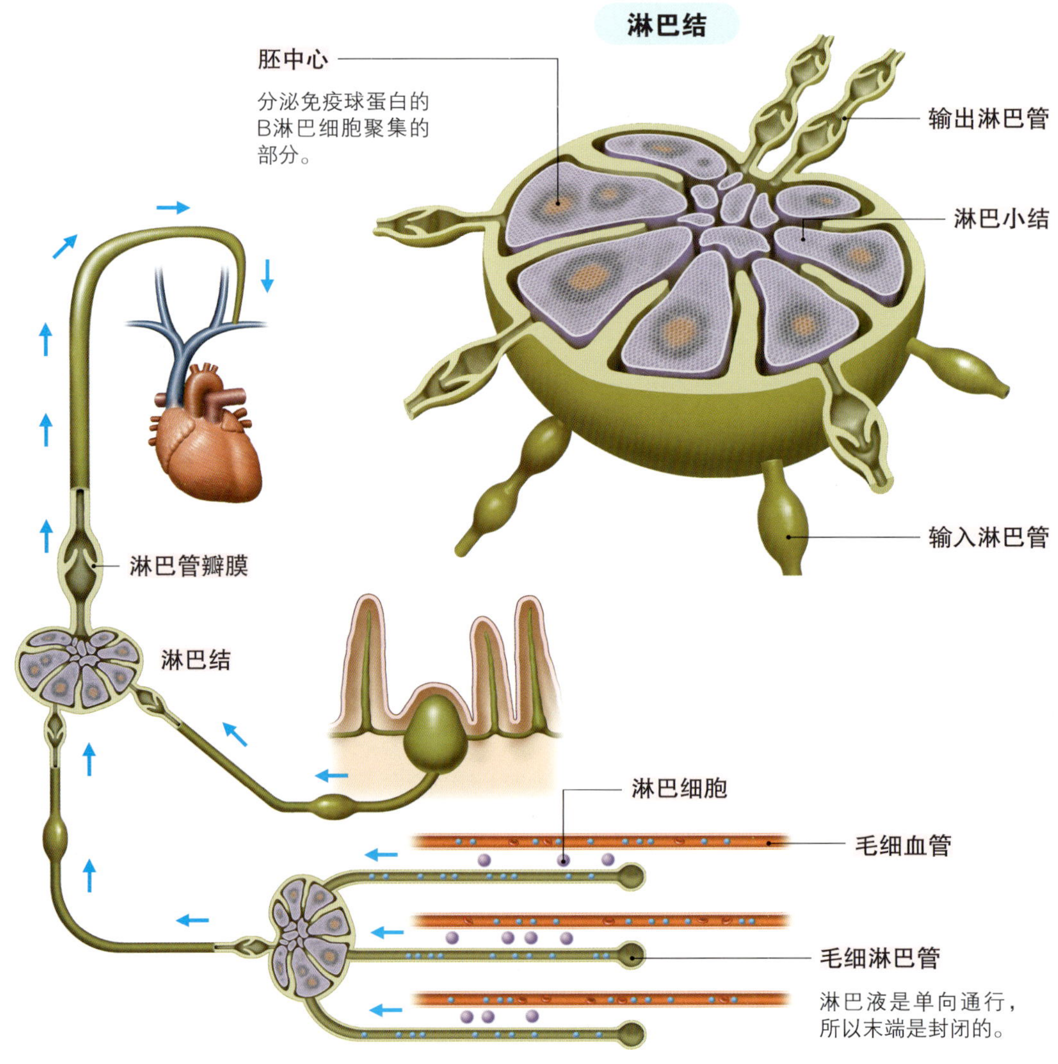

专栏

## 为什么会出现水肿?

水肿大体分为“生理水肿”和“病因水肿”。心脏病和肾脏病等疾病会引起水肿，需要注意。而且，贫血也会出现水肿。

大部分水肿是生理反应，伴随疼痛乏力，女性会担心对容貌形体方面造成影响，但大部分不需要治疗。

体液循环变差会引起水肿。体重的约 60% 是由各种成分组合成的水分，这个液体就是体液。

体液的 2/3 存在于细胞内，1/3 存在于细胞外。而且，细胞外体液的 1/4 作为血液存在于血管内，3/4 存在于细胞与细胞之间，这个体液叫组织液。水分分布紊乱、组织液异常增加的状态就是水肿。

我们的体内每天约 20L 的体液从毛细血管移动至细胞间质。因此，血液中含有的营养物质随着移动的体液被吸收到细胞内，变成细胞的营养物质。

在被吸收到细胞内的体液中，80%~90% 会再次返回到毛细血管中，10%~20% 的体液会进入另一条体液通道即淋巴管，然后返回到血液中。如果体液循环节奏正常，体内的水分分布就能保持一定。但是，由于某种原因会使细胞间质多出大量的体液，这就是造成水肿的原因。

生理性水肿的原因大体分为 3 种。首先是伏案工作和站立工作造成的水肿。持续保持坐姿或站姿的话，血液会因重力积存在腿脚部，体液也会因此被挤压至细胞间质，使细胞组织液增加。体液难以返回到毛细血管或淋巴管内，导到腿脚部出现水肿；第二是盐分摄取过量。细胞内的水分量通过钠（盐分）和钾的平衡保持在一定水平。当盐分摄取过量时，细胞外的钠浓度变高，渗透压上升，细胞内的水分向细胞外流出，细胞组织液增加，形成水肿。处于睡眠时，重力会均等分配，所以当夜晚摄取盐分较多的饮食时，皮肤较薄的脸颊和眼睑等部位会出现水肿；最后是女性特有的水肿，女性在月经前期和妊娠期会出现水肿，这是黄体激素（孕酮）的影响导致。孕酮在排卵后立即增加，怀孕的话会维持在高水平上，没有怀孕的话会在月经到来时逐渐减少。此物质的作用是积存水分，形成水肿。女性容易水肿就是这个原因。而且，多数女性会畏寒，畏寒也是造成水肿的原因。身体感到寒冷时，血液循环变差，水分容易积存在细胞间质中，所以容易造成水肿。

# 血管、血液和淋巴疾病

## 注意这些症状①

高血压、血脂异常症、糖尿病被称作生活习惯病，都属于血管、血液出现异常的疾病。如果不治疗，血管壁会失去柔韧性而变硬，导到动脉硬化进展，提升心脏病和脑卒中的风险。高血压症状是头痛、眩晕、肩酸等，糖尿病的症状是口渴或尿频等。但是，初期都没有自觉症状，需要在血液检查中确认是否出现异常数值。健康的症状检查中的代谢综合征的判定就是为了预防这些疾病（请参照 232 页）。

### 高血压　→内科、循环科

血压是指血液通过血管时的压力。血管壁长期受高压刺激会使血管硬化、动脉硬化进展，容易引起心脏病和脑卒中。因其他疾病而造成高血压的二次型高血压很少，90%以上是原因无法特定的本态性高血压。低盐食疗和运动疗法不能改善时需要服药治疗。但是，有说法认为现在不考虑年龄的血压基准值过高。

**主要症状**

- 心悸、气喘
- 胸部周围有痛感
- 身体水肿、手脚麻木
- 头痛、肩酸严重
- 站起来时感觉轻飘飘的

  →几乎没有自觉症状。要定期检查，避免引起危险的并发症。

**血压机制**

心脏收缩，送出血液后为最高血压。

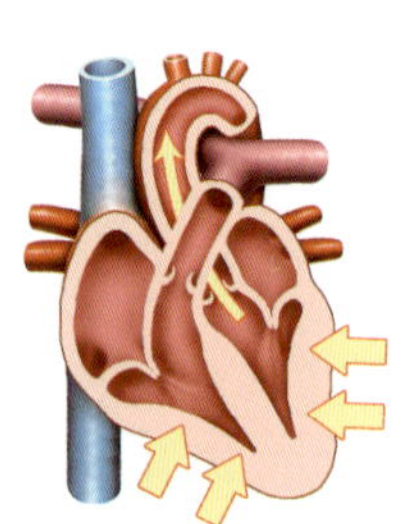

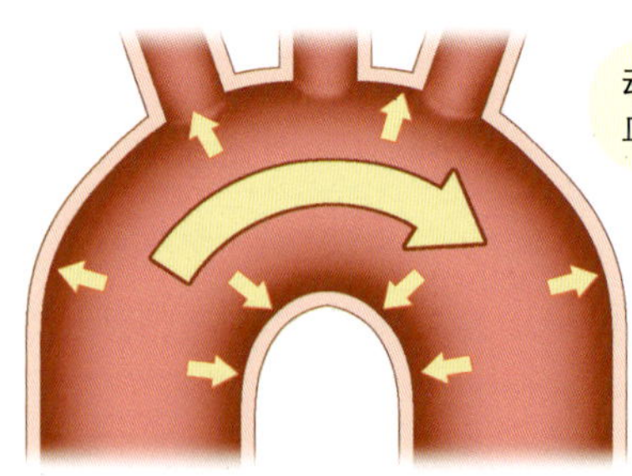

动脉壁因变高的血压扩张。

心脏舒张，血液流入时为最低血压。

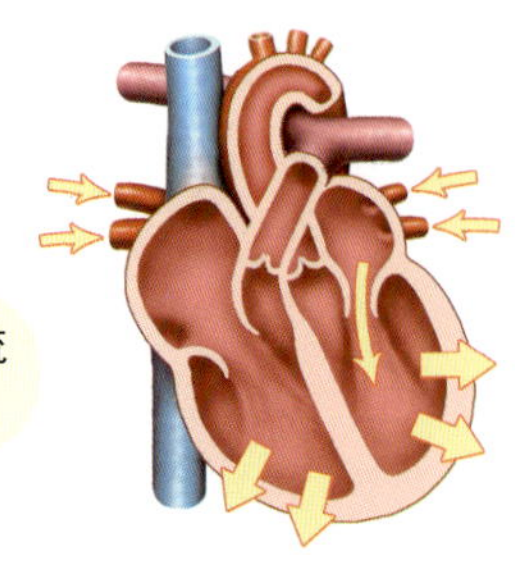

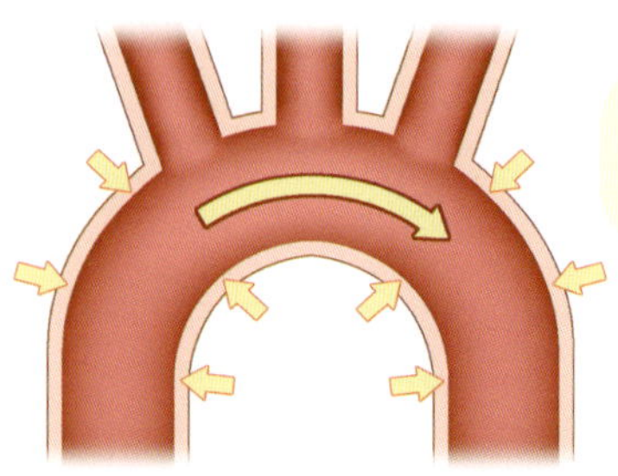

随着血压降低，血管的粗细恢复为原样。

## 血脂异常症（高脂血症）→内科

如果出现血液中的脂质成分低密度脂蛋白多、高密度脂蛋白少、中性脂肪多的其中一种情况，就被诊断为血脂异常症。几乎没有自觉症状，置之不理会使动脉硬化加速，引发心脏病或者脑卒中。基本治疗方法是食疗和运动疗法，特别是高密度脂蛋白可以通过运动增加。关于血脂异常症的基准值有着不同的主张。

**主要症状**

→没有自觉症状。定期做检查，不漏掉任何异常十分重要。

- 经常吃肉食或油腻食品，蔬菜吃得少
- 不知不觉就吃多了
- 经常饮酒，吃甜食

→可能患有血脂异常症。请去医院做检查，改善生活习惯。

## 糖尿病 →内科、糖尿病科

血液中的葡萄糖浓度变高，破坏了毛细血管，视网膜和肾脏的功能出现障碍。进一步发展会妨碍粗血管，加速动脉硬化，提升心脏病和脑卒中的风险。若在血液检查中发现异常，即使未出现自觉症状，也需要开始食疗或者运动疗法。可防止饭后血糖值上升的糖质限制食疗方法引人注目，但专家对此持有赞成和反对两种意见。

**主要症状**

- 非常口渴
- 尿量和尿的次数增加
- 体重骤减
- 全身乏力，容易疲劳
- 勃起功能障碍、月经不调

→进展的话除了会引发心脏病，还可能出现失明、手脚坏死等疾病。请立即检查、治疗！

**专栏**

### 糖尿病和牙周病

糖尿病和牙周病（68 页）有着密切的联系。患有糖尿病的人大多患有牙周病，而且容易加重。特别是患糖尿病时间长的患者，牙周病发病率很高。

牙周病重症患者也不能很好地控制血糖。如果糖尿病患者认真治疗牙周病，可改善血红蛋白 A1c（了解过去 1~2 个月的血糖控制状态的指标）。而且，牙周病患者也容易患上糖尿病。

关于糖尿病和牙周病的因果关系尚未明确，但血糖值升高容易并发牙周病。也有观点指出，在糖尿病和牙周病的发病方面可能存在着共同的生活习惯和遗传背景。

无论如何，糖尿病患者应努力控制血糖，刷牙去除牙垢可预防牙周病。反过来，牙周病患者除了刷牙还应注意不要肥胖，预防糖尿病的发病。

医学上讲述血液疾病时，一般都与红细胞、白细胞、血小板等数量减少相关。眩晕、气喘可能是红细胞减少，容易出血、出现青痣可能是血小板减少。贫血会引起红细胞减少，原因有缺铁性贫血（即红细胞成分铁不足）和再生不良性贫血（即骨髓功能降低）不能产生红细胞等。白血病会出现贫血症状。如果腋下或者腿根等淋巴结出现包块则可能是恶性淋巴瘤，下肢和手臂水肿可能是淋巴水肿。

## 多血症（红细胞增多症） →内科、血液内科

血液中的红细胞数量和血红蛋白数量增多。分为两类：一类是因肿瘤引起骨髓造血细胞增殖的真性红细胞增多症，另一类是调整造血量的促红细胞生成素分泌增加的症状性红细胞增多症。

出现头痛、皮肤发痒、视力障碍等症状，容易出现血栓，所以增加了脑梗死的风险。真性红细胞增多症有化学疗法和放射线疗法，症状性红细胞增多症要清除促红细胞生成素的分泌原因。

**主要症状**

- 头痛、眩晕
- 脸发烫、脸红
- 全身发痒，特别是洗澡后情况更严重
- 血压升高

→置之不理可能诱发其他疾病。若确认为多血症则需要认真治疗。

## 恶性淋巴瘤 →耳鼻科、内科

淋巴结、脾脏、扁桃体等细胞恶性化，无限制增殖，与白血病并列为“血癌”之一。自觉症状有淋巴结肿大，一般没有痛感。癌细胞随着全身流动的淋巴液移动，所以容易转移到各种部位。

如果转移到全身，会出现发烧、体重减轻、盗汗、疲倦等症状。没有转移时可以使用放射线疗法。转移后只能用抗癌剂治疗，根据恶性程度和治疗开始时期有可能治愈。与其他癌相比，抗癌剂效果明显，生存率较高。

**主要症状**

- 持续数周37℃左右的微热
- 全身乏力
- 眩晕、猛然站起时眼前发黑
- 盗汗严重到必须换衣服
- 皮肤下有包块

→淋巴结存在于全身各处，所以容易转移到其他部位。感到异常时请立即去医院！

## 淋巴水肿 →整形外科、皮肤科、妇科、内科

分为原因不明的先天性淋巴水肿和通过癌手术切除淋巴结或者接受放射线疗法的患者发病的继发性淋巴水肿。大部分是继发性，特点是多发于女性。手肿胀至不能拿东西，脚肿胀至行走困难。有效治疗方法有在专家指导下进行自我保健或者淋巴排毒按摩。

**主要症状**

- 手脚沉重，不明原因地发肿
- 有地方水肿
- 眩晕、猛然站起时眼前发黑
- 手臂和腿部有刺痛感
- 皮肤紧绷，难以捏起
- 最近变得发胖，容易疲劳

→淋巴结存在于全身各处，所以容易转移到其他部位。感到异常时请立即去医院！

## 白血病 →内科、血液内科

处于还没有完全成熟阶段的白细胞异常增加，红细胞和血小板减少，也称作“血癌”。以前被认为是“不治之症”，现在通过高效抗癌剂的开发或者骨髓移植等方法，治愈率有所升高。

分急性和慢性，各自又分为骨髓性和淋巴细胞性。如果急性白血病不治疗，生命只有数周至几个月。

**主要症状**

- 全身乏力，轻微运动一下就出现心悸、气喘
- 脸色苍白
- 没有碰到东西却出现乌青
- 乌青或伤口难以痊愈
- 流鼻血或牙龈出血

→可能患有急性白血病。稍微感到不适时请做血液检查！

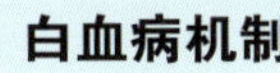


造血干细胞

血细胞的源头细胞。

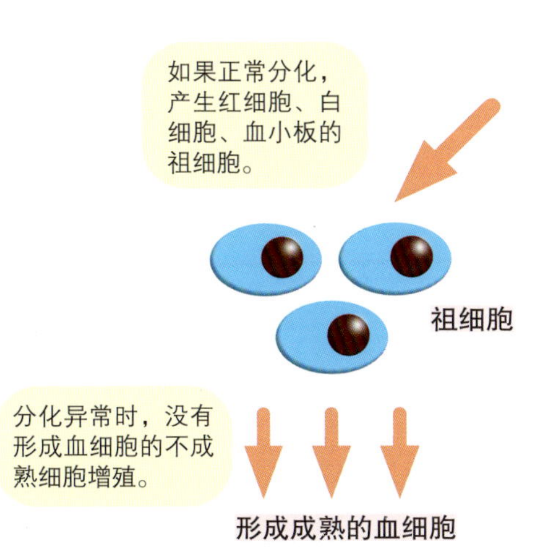


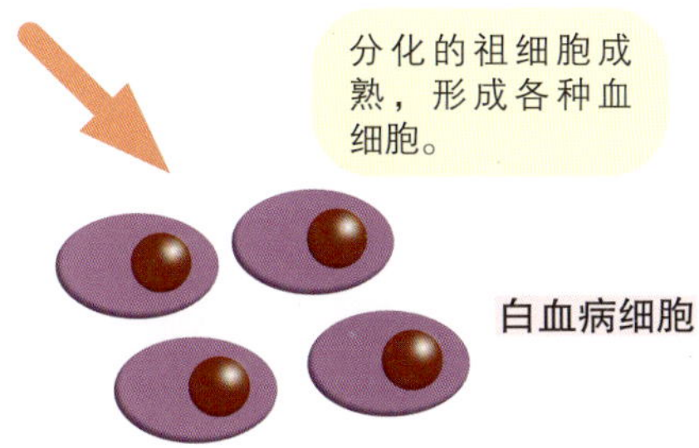

专栏

## 代谢综合征的诊断基准

最近人们经常听到或看到代谢综合征这个词。一提到代谢综合征，有的人就会认为是腹部肥胖的人，但光腹部肥胖并不一定是代谢综合征。

在代谢综合征健康诊查中测量腹围是为了推断内脏脂肪。

内脏脂肪会分泌控制血压、血糖值、胆固醇、中性脂肪等脂质代谢的物质，即脂肪细胞因子。但是，内脏脂肪超过基准值后，脂肪细胞因子分泌减少，反过来则使控制恶化的物质增加。

但是，内脏脂肪增加并不是就一定会患上代谢综合征。即使腹围超过基准值，血压或者血糖值等数值没有出现异常就不是代谢综合征。而且，代谢综合征的诊断基准是，血压、血糖值、脂质中的两项超过基准值就是代谢综合征。

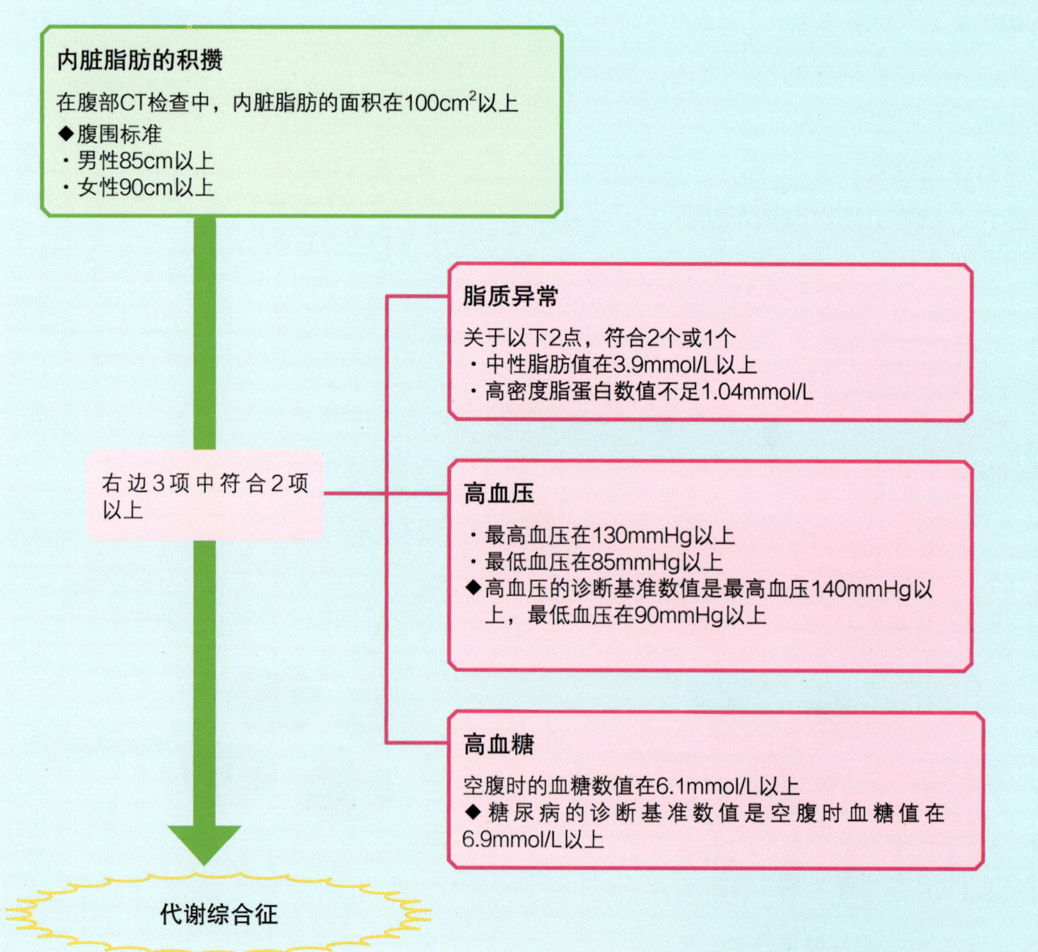

# 第七章

# 免疫

*immunity*

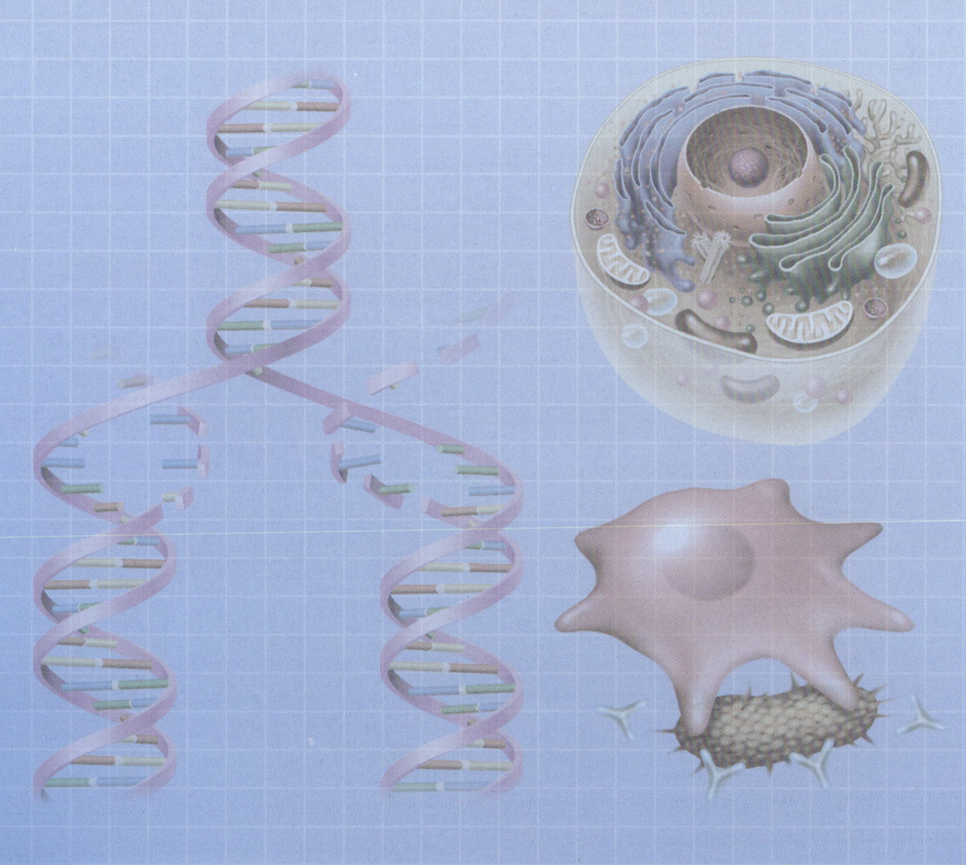

人体由大约 60 兆个细胞聚集构成，免疫系统能分辨自己的细胞和病毒等外敌，可以保护身体健康。本章为最后一章，除了讲述维持生命的细胞分裂和免疫系统，还会对 DNA 的构造进行解说。

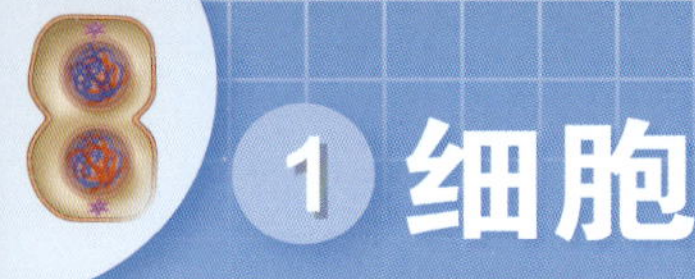

# 1 细胞

## 人体由什么构成?

### 细胞反复分裂成长

人体起源于 1 个受精的卵细胞，该细胞有规律地反复分裂，最终分裂成约 60 兆个细胞，形成人体组织。一个细胞大小是 10~30μm（1μm 是 1 ㎜的千分之一），形状多种多样，但构成要素大同小异。

即使成人后，细胞也会不断分裂，除去脑神经等一部分细胞，各部分会在一定时期内进行新老细胞替换。大家都知道皮肤大约每 28 天进行更换，最快的是小肠的绒毛细胞，24 小时就换成新细胞。

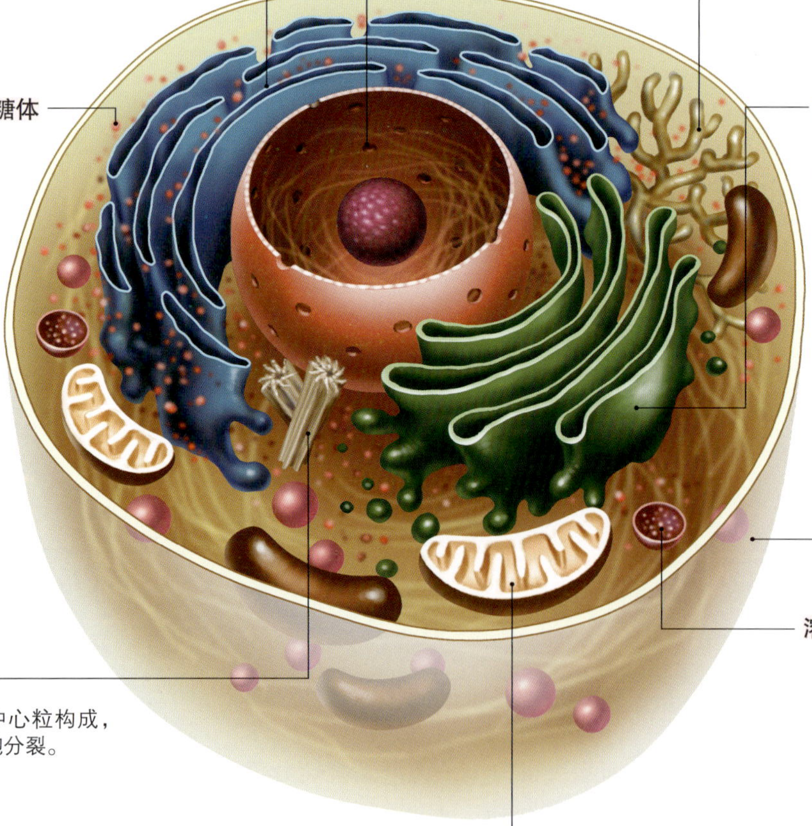

**粗面内质网**

与核糖体结合，储存、浓缩蛋白质。

**细胞核**

含有管理遗传信息的染色体。

**滑面内质网**

不与核糖体结合，代谢糖和脂质。

**核糖体**

**高尔基体**

根据需要，把蛋白质分配到各部分。

**细胞膜**

**溶酶体**

**中心体**

由两个中心粒构成，帮助细胞分裂。

**线粒体**

利用氧燃烧糖分，产生能量。

## 所有的细胞都含有基因

覆盖着一个个细胞的细胞膜主要由蛋白质和脂质构成。细胞质位于细胞膜中。

细胞质中心有核（细胞核），里面有包含遗传信息的染色体和核小体。

细胞核控制着细胞分裂和增殖指令等细胞功能。核小体的作用是在细胞分裂时把遗传信息传递到细胞内。

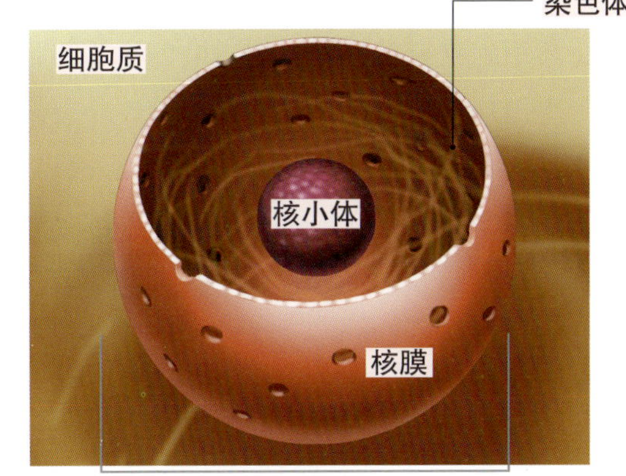


## 活动于细胞中的小器官

细胞质中还含有线粒体、高尔基体、核糖体、溶酶体等小器官。

线粒体产生能量，并在细胞内供给能量。核糖体合成蛋白质。高尔基体保存蛋白质，根据需要释放到细胞外。溶酶体含有分解酶，可以分解细胞内的无用物质并除去。

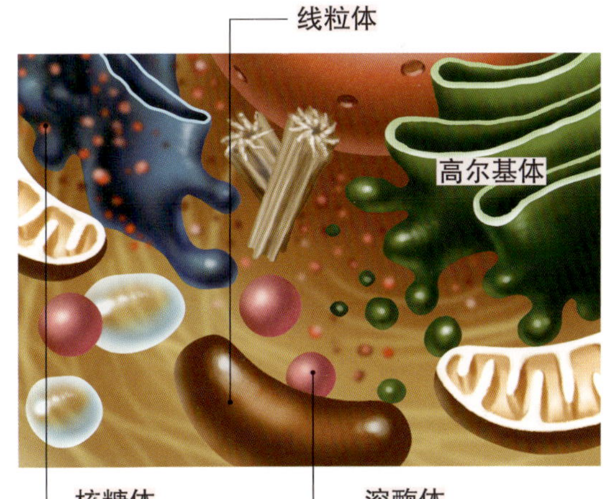


## 构成身体的细胞，创造生命的细胞

细胞分为体细胞和生殖细胞 2 种。构成人体的约 60 兆个细胞是体细胞，生殖细胞是指精子和卵子。

体细胞内含有包含遗传信息的染色体。1 个体细胞有 46 条染色体，23 对。生殖细胞精子和卵子则只含有 1 组 23 条染色体。平常在显微镜下不能确认，但细胞分裂时会浓缩，可以观察。

体细胞

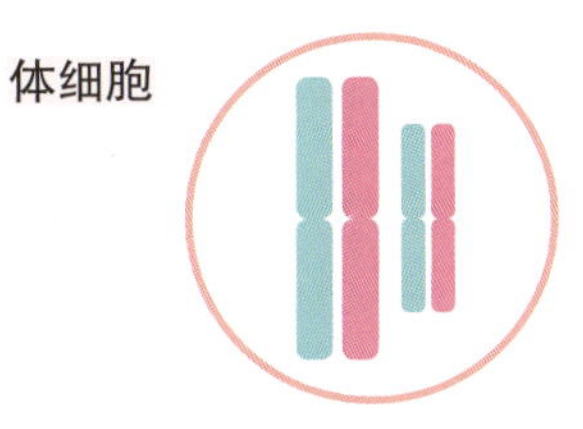

含有23对46条染色体。

生殖细胞

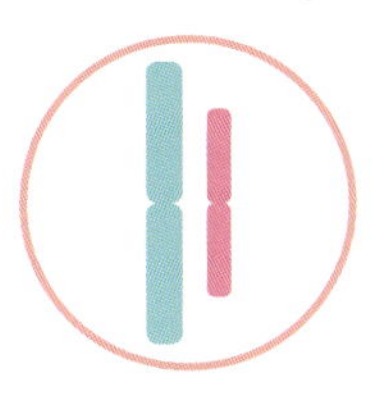

23条不成对的染色体。

## 倍数分裂和减数分裂

体细胞分裂时，拥有相同染色体的细胞核分为 2 个细胞，成倍递增，所以称作倍数分裂。

生殖细胞是染色体先复制加倍，分裂，拥有 46 条染色体的细胞分为 2 个。再次分裂后，形成拥有 23 条基因的 4 个细胞。拥有这些染色体的细胞经过受精，形成拥有 23 对 46 条染色体的受精卵。细胞分裂时，染色体数目减半，所以称作减数分裂。

**细胞分裂**

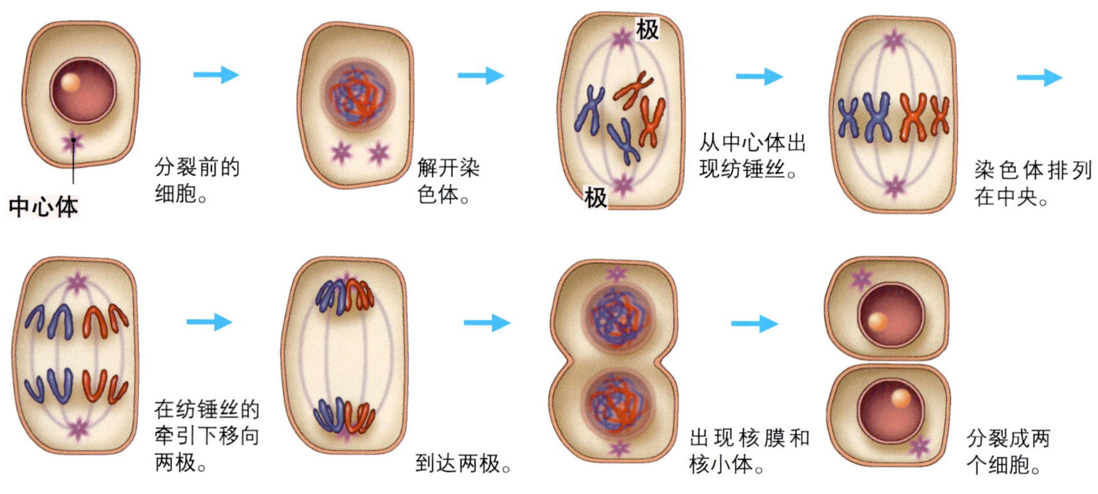


专栏

### 有氧运动和减肥

行走、自行车运动、游泳等，一边吸进氧气一边持续较长时间的运动称作“有氧运动”。

在运动过程中，用于收缩肌肉的能量（ATP）是通过呼吸且利用吸收到体内的氧产生的，所以称作有氧运动。产生这种能量的是细胞中的小器官线粒体。

我们体内储存的能量源有糖原（糖质）和脂肪，糖原的储存量有限，所以不能持续长时间运动。与此相对，储存在皮下和内脏周围的脂肪可以储存很多，不必担心能量枯竭。脂肪累积多的人通过有氧运动进行减肥的效果会更加显著。皮下脂肪和内脏脂肪相比，内脏脂肪能更快下降。也就是说，患有代谢综合征的人想要减肥时，有氧运动是非常适合的运动。最轻松的有氧运动是行走，目标是持续20~30分钟的感觉稍微呼吸困难的快走。建议有肚腩的人做此项运动。

## 产生能量的线粒体

线粒体是位于细胞质中的小器官之一，吸收氧气，产生生物生存的能量。根据细胞种类有所不同，1 个细胞中存在着数万到数十万的线粒体。

有一种假说是，像微生物一样行动于细胞内的线粒体，其起源是与生命体出现在地球上时的原始生物共生的微生物（细菌）。线粒体祖先微生物和现在一样吸收氧、产生能量。利用氧气与不利用相比，可以以近 20 倍的效率产生能量。有力假说是，不能利用氧气的真核细胞生物拥有这种微生物。

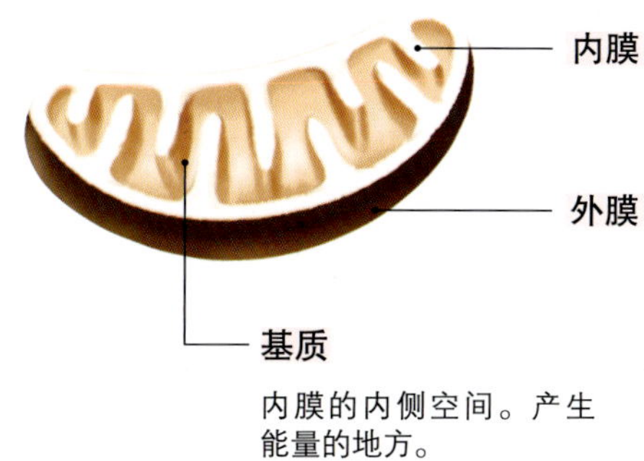


### 能量的产生方式

人类从肺部吸收的氧随着血液被运送至全身各处细胞，在细胞内的线粒体作用下，作为燃烧糖类和脂肪的燃料使用。

糖类和碳水化合物（糖质）被肝脏分解成葡萄糖。葡萄糖随着血液被运送至全身细胞，线粒体利用氧将其变换成能量。脂质在肝脏中形成酮体，是葡萄糖不足时的能量源。蛋白质在肝脏中形成转换成葡萄糖的氨基酸（生糖氨基酸）和转换成脂质的氨基酸（生酮氨基酸），变换成葡萄糖和酮体，成为线粒体的燃料。

在线粒体中，通过 TCA 循环（柠檬酸循环）这一化学反应产生 ATP（腺苷三磷酸）能量。

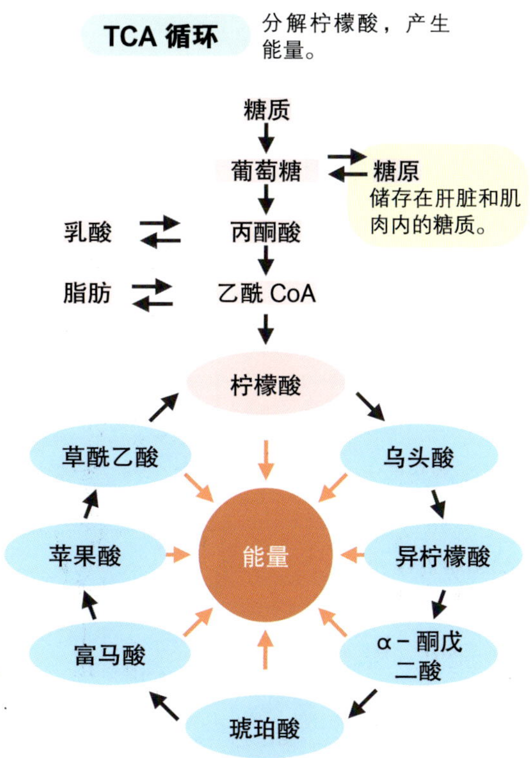

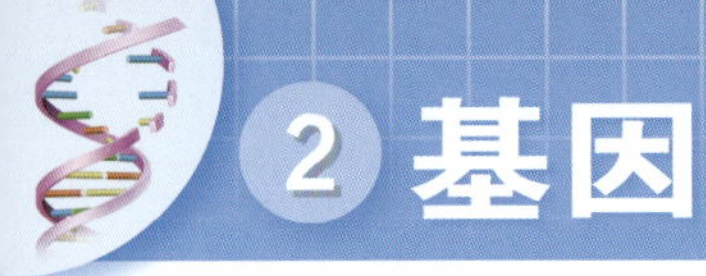

# 2 基因

## 如何传递遗传信息?

### 正确复制基因的机制

在构成人体的一个个细胞中含有细胞核，里面有46条染色体。在碱性色素的作用下容易染色，所以称作染色体。

在46条染色体中，有44条是成对的，称作常染色体。剩余的2条男女各异。男性各自拥有1条X染色体和Y染色体，女性有2条X染色体。这点不同决定了男女性别，所以称作性染色体。

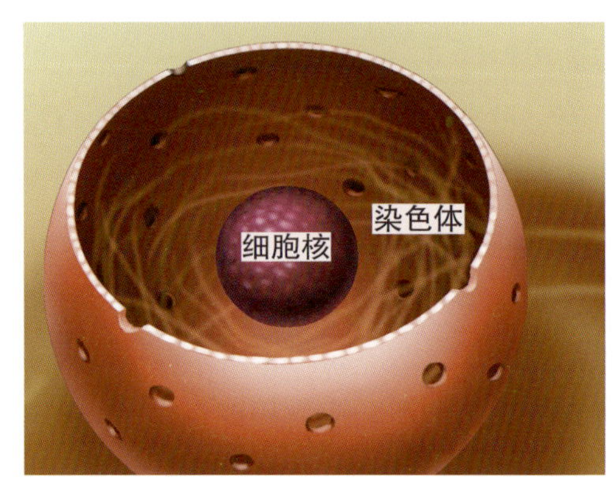


染色体

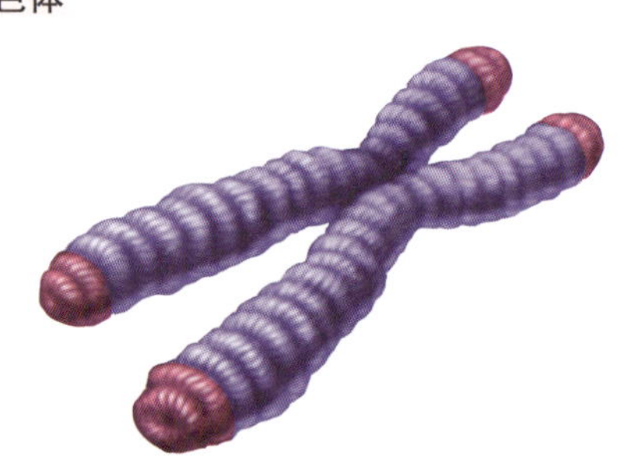

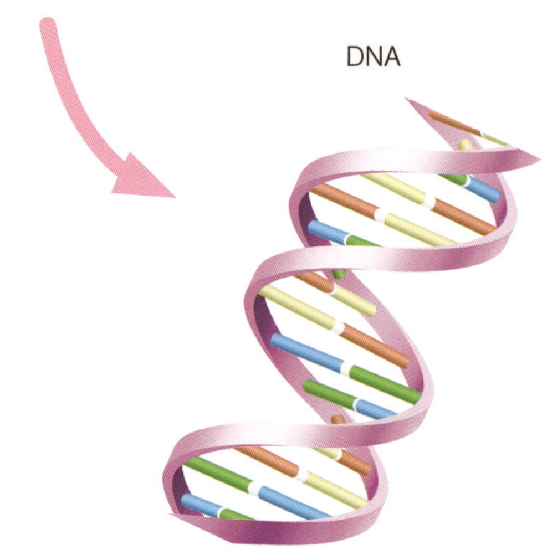

DNA

### 收纳在染色体内的DNA

染色体中排列着DNA（脱氧核糖核酸）。DNA被称作“生命的设计图”，决定细胞构成和遗传信息。

DNA是双重螺旋构造，由腺嘌呤、胸腺嘧啶、胞嘧啶、鸟嘌呤4种碱基构成。根据碱基排列形成不同的遗传信息，把遗传信息想象成是由4个碱基组合决定就容易理解了。细胞分裂时，DNA被复制，向新细胞传递相同的基因。

但是，在细胞分裂时，有时DNA不能正确复制，可以当作在大量复印时出现的错误复印。与此相对，修复酶作用于DNA，修复异常细胞。但是，由于紫外线和放射能等影响，DNA受损后，细胞会突然变异。人们正在研究这是否是癌变原因。

## 双重螺旋和4个碱基

DNA由糖类和磷、碱基构成，呈链状结构。还有1条也是对应的相同结构，所以DNA被称作“双螺旋结构”。

构成DNA的4种碱基和另一个螺旋碱基成对。腺嘌呤与胸腺嘧啶、鸟嘌呤与胞嘧啶结合，没有其他组合方式。

细胞可以正确复制自己拥有的DNA碱基排列，将其传递给新生细胞。

而且，DNA还有设计合成蛋白质的作用。细胞由各种蛋白质构成，但形成哪种蛋白质是由DNA的碱基排列决定。

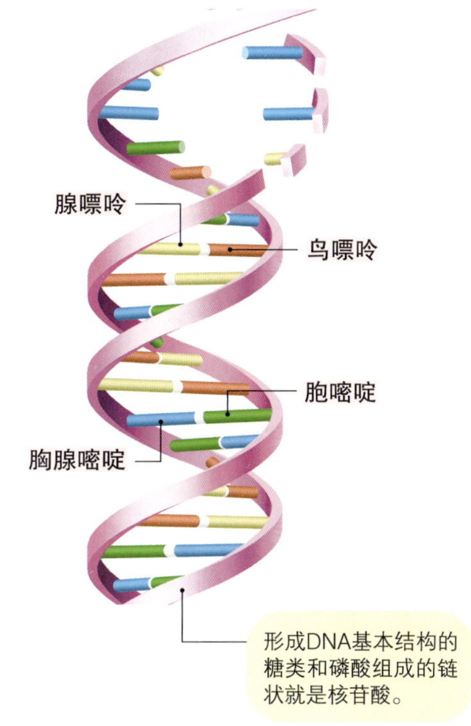


形成DNA基本结构的糖类和磷酸组成的链状就是核苷酸。

专栏

### “生命联票”端粒是指什么?

人一生中细胞可以分裂的次数由每个细胞决定，所以细胞终结寿命的“端粒说”引人注目。端粒位于染色体两端，反复“TTAGGG”碱基排列。

婴儿的端粒较长，随着细胞反复分裂变短。当端粒减到一定长度时，细胞不再分裂，所以称作“生命联票”。

不过，肝细胞、生殖细胞、癌细胞的端粒不会变短。这些细胞的DNA中，端粒酶可以延长端粒，癌细胞无限增殖就是端粒酶在发挥作用。其他细胞也存在端粒酶，但变成了无机能机制。

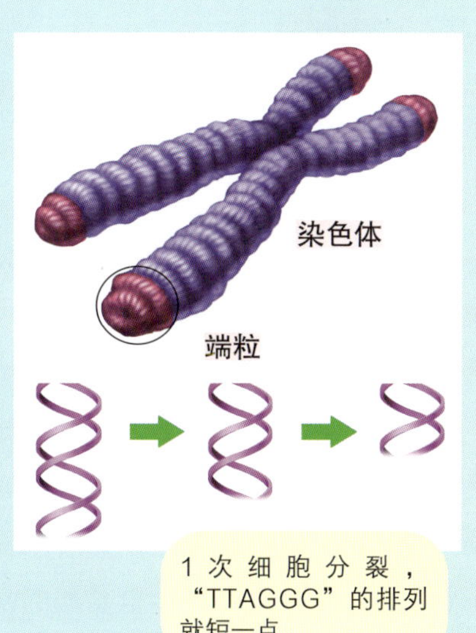


1次细胞分裂，“TTAGGG”的排列就短一点。

# DNA的作用是什么？

## 把遗传信息作为密码保存

细胞核中，在细胞分裂开始之前，几乎相同的碱基排列的DNA先被复制。首先，双重螺旋结构的DNA先解开螺旋结构，再解开对应的碱基结合。接下来，与各自碱基对应的核苷酸和解开的DNA碱基结合。核苷酸是糖类和磷酸的化合物，拥有与解开的DNA对应的碱基。由此，拥有相同结构的DNA被复制。

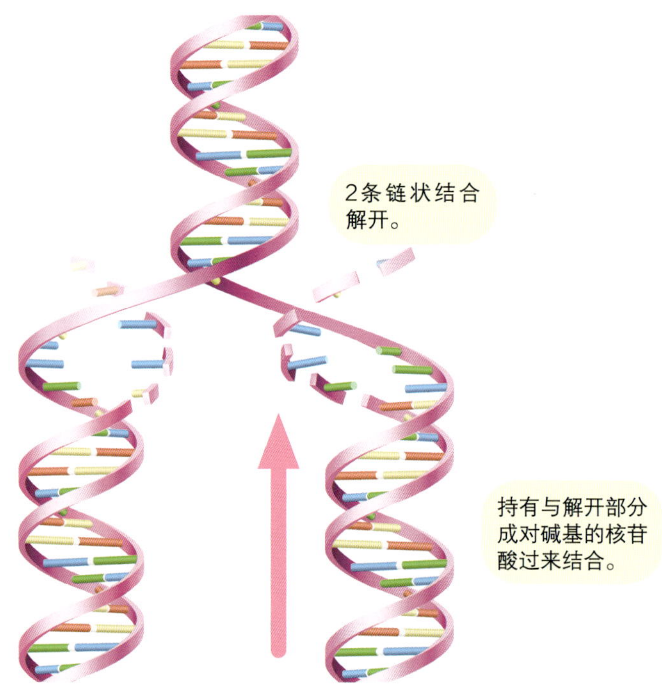


### 形成身体的密码

DNA 还有一个作用是合成蛋白质，蛋白质由 20 种氨基酸构成，传递这种氨基酸组合的就是碱基排列。

碱基有腺嘌呤（A）、胸腺嘧啶（T）、鸟嘌呤（G）、胞嘧啶（C）4 种。比如，GAG 和 GAA 的碱基排列在 20 种氨基酸中表示谷氨酸。作用就像产生氨基酸的密码一样，所以把这种排列称作遗传密码（密码子）。

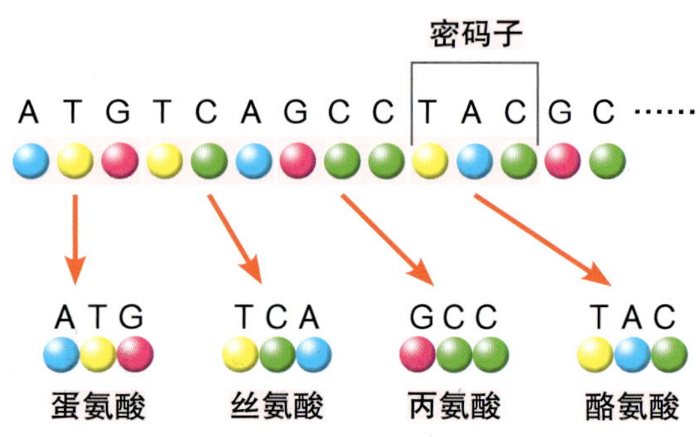

## 解读密码、产生蛋白质的RNA

根据遗传密码决定氨基酸的组合，由此合成构成人体的各种蛋白质。

合成蛋白质时，发挥最重要作用的是 RNA（核糖核酸），有 3 种。

首先从 DNA 传来的信使核糖核酸被输送到细胞核外的合成蛋白质的核糖体处。核糖体由蛋白质和核糖体 RNA 构成。

在核糖体上，转移核糖核酸运过来与信使核糖核酸显示的碱基排列对应的氨基酸。通过这种方式收集过来的几种氨基酸再合成蛋白质。

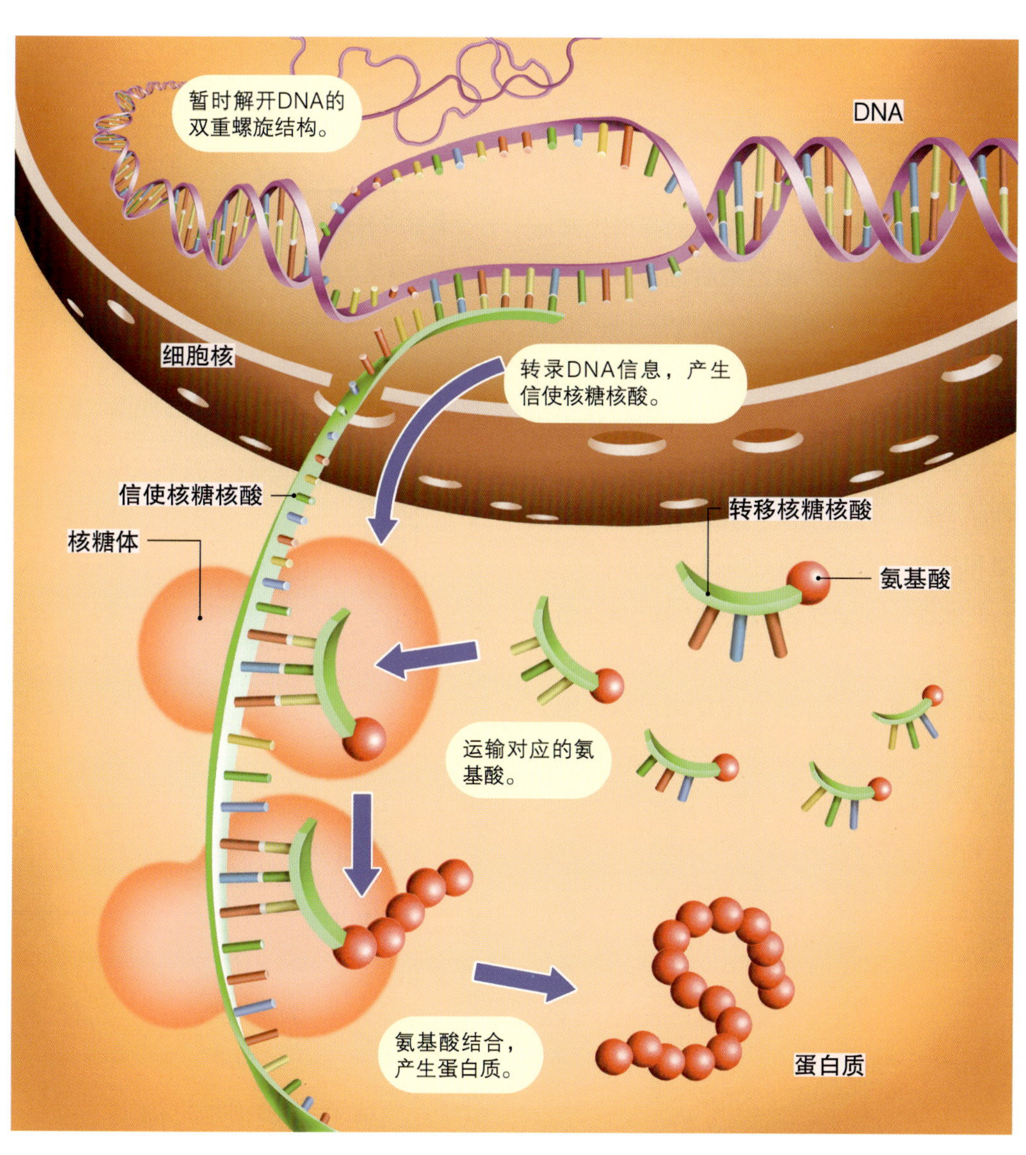

# 3 免疫

## 病原菌侵入体内后会发生什么?

### 各种各样的免疫细胞保护身体

免疫是指与疾病抗争的身体机制。患过一次的疾病不会患第二次，或者即使重新患上症状也会较轻。免疫又称机体防御。

病原菌（细菌）或病毒侵入体内时，免疫系统会判断它是否为自身物质（自己）和异物（非己）。判为异物后，白细胞的一种巨噬细胞（免疫细胞）首先开始捕食并消化。

这种机制不会选择对象，所以称作非特异性免疫。

### 积累击退的病原菌信息

只对特定的异物产生作用的是淋巴细胞形成的特异性免疫。淋巴细胞也是一种白细胞，为对应侵入体内的异物分担着几种作用。

处理异物的巨噬细胞把异物的特征传递给T细胞。T细胞使可以产生对应抗体的B细胞活性化。抗体是和特定物质（抗原）特异性结合的一种蛋白质。抗原是病原菌的细胞壁和病毒外壳等体内原本没有的异物。

T细胞会记忆曾击退一次的抗原，当下次同种异物侵入体内后，作用于B细胞立即产生抗体。所以，即使患同样的疾病，第二次的症状就会减轻或者快速痊愈。哪种抗体分泌多少因人而异。

和抗原结合过的抗体会形成“这是异物”的标记，巨噬细胞容易发现异物。这种抗体对待抗原反应的机制称作抗原抗体反应。

**非特异性免疫**

攻击侵入体内的所有异物。

**体液性免疫**

B细胞分泌的抗体攻击抗原，抗原变得容易被巨噬细胞吃掉。

**细胞免疫**

辅助性T细胞使巨噬细胞和巨噬T细胞活性化，攻击抗原。

**特异性免疫**

记忆特定的病原菌并攻击。

皮肤、黏膜上的防御。

通过白细胞的吞噬作用进行防御。对于癌细胞的攻击等。

## B细胞分泌抗体应对抗原的体液性免疫

通过抗原抗体反应进行的机体防御在血液等体液中活动，所以又称体液性免疫。

通过体液性免疫的抗原抗体反应，再次感染曾经感染过的病原菌时，症状会有所减轻。通过疫苗预防接种，目的是减弱形成抗原的病原菌和病毒的力量，在它们侵入体内后产生抗体。已经产生了抗体，所以即使这些病原菌或病毒侵入，也不能增殖。

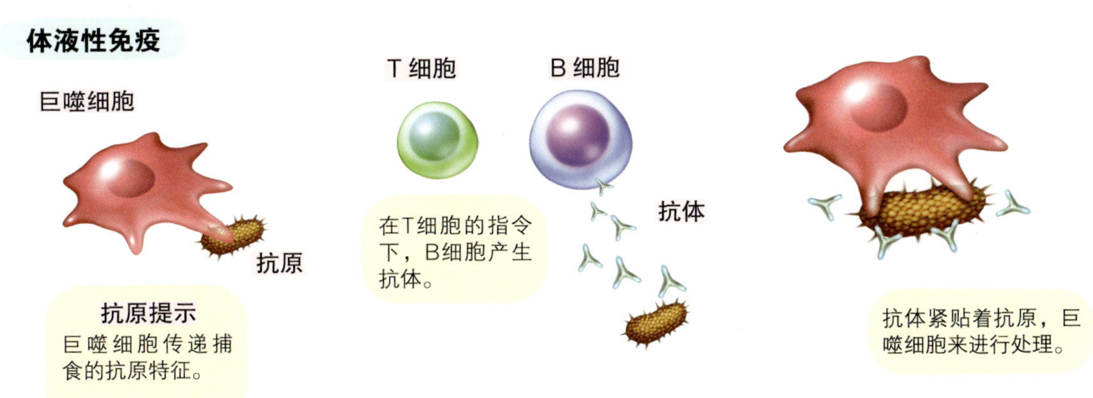


## T细胞活跃的细胞免疫

当病毒侵入体内后会发生异变。这时，巨噬细胞吞噬病毒，把变异部分作为抗原的信息传递给辅助性T细胞。这称作抗原提示。

经抗原提示的辅助性T细胞一边增殖一边产生细胞活素。细胞活素的作用是使巨噬细胞和巨噬T细胞活性化，这些活性化的免疫细胞（淋巴细胞）会攻击持有相同抗原的细胞。这种T细胞为主体排除异物的机制称作细胞免疫。

细胞免疫在脏器移植等将他人脏器换入体内时也会发生作用，这就是所谓的排异反应。为了抑制这种反应，进行了脏器移植的人必须坚持服用免疫抑制剂。

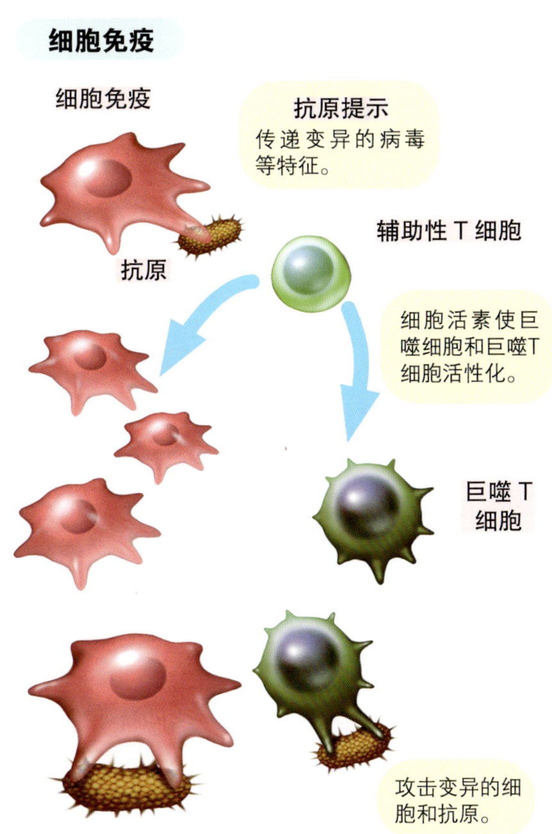

## B细胞产生的5种抗体

抗体又称免疫球蛋白（Ig），由蛋白质构成，根据大小形状分为 5 种。免疫球蛋白 E（IgE）因过剩反应引起过敏反应就是花粉症等过敏性鼻炎。

最先产生的免疫球蛋白 M 与不成熟的 B 细胞结合。在这种免疫球蛋白的作用下，B 细胞察觉到适合自己的抗原能够活性化。识别出抗体的 B 细胞急剧增殖产生抗体，一部分分化成记忆性 B 细胞，保存抗原信息。

**免疫球蛋白的种类**

|  |  |  |
| --- | --- | --- |
| 免疫球蛋白 M（IgM） | 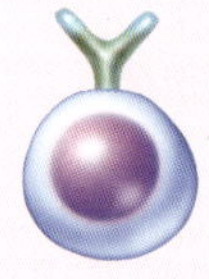 作为B细胞抗原受体产生作用，识别特定的抗原。 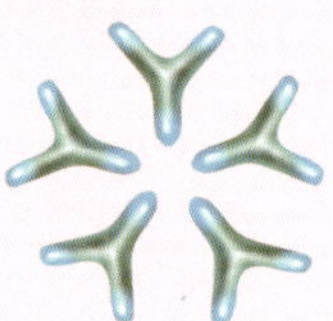 | 5个分子结合而成，最大。在抗原侵入体内初期分泌。 |
| 免疫球蛋白 D（IgD） | 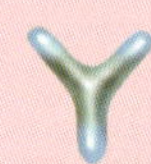 | 数量最少，存在于淋巴细胞的表面等。作为抗体的详细作用尚未明确。 |
| 免疫球蛋白 G（IgG） | 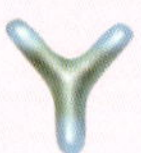 | 存在于全身的血液和组织中，数量最多，作用强。是唯一能通过胎盘的免疫球蛋白进入胎儿血液中，给予胎儿免疫力。 |
| 免疫球蛋白 A（IgA） | 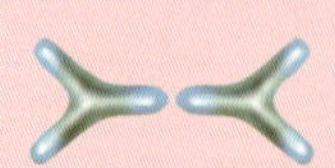 | 两个分子结合而成。存在于唾液、眼泪、气道、消化器官的黏液、母乳中。母乳内的物质可以保护新生儿的消化管不受病原菌侵害。 |
| 免疫球蛋白 E（IgE） | 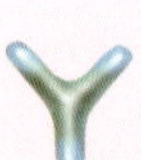 | 是对寄生虫产生免疫反应的中心。通过与肥大细胞结合，对抗抗原。这时，会释放组胺，导致瘙痒等出现过敏症状。 |

专栏

## 如何提高免疫力

日本新潟大学的安保徹教授是免疫学方面的世界权威之一，他展开的免疫力与自主神经息息相关理论被世人广为接受。

自主神经有根据人类活动和休息在无意识间调整脏器等作用。自主神经分为交感神经和副交感神经，在工作等活动身体时以交感神经为主，休息时以副交感神经为主。

据安保教授的研究显示，从清晨到中午，交感神经处于优先地位，粒细胞比例增加。而傍晚后，副交感神经处于优先地位，淋巴细胞比例增加。

粒细胞与淋巴细胞相比，能更快地应对病原菌等异物。人们在活动时，受伤、异物侵入体内的风险率较高，所以粒细胞增加后就能应对。

淋巴细胞的作用是排除从饮食侵入体内的异物，而且能攻击体内产生的异常细胞，在异常细胞成长为癌细胞之前将其消除掉。

交感神经和副交感神经就像跷跷板一样交替处于优先地位，维持身体平衡。制定活动和休息节奏，调理身体。

在悠久的历史长河中，人们一直都是日出而作，白天进食，日落而息。然而，现代人的自主神经已经失衡。

比如，工作忙的人活动时间变多，体质也变成交感神经优先地位突出，副交感神经难以处于优先。

因过于努力而劳累，因烦恼而有压力时，交感神经处于优先地位，导致免疫力下降。这种情况下免疫力的下降意味着淋巴细胞的减少。排除病毒的淋巴细胞一旦减少，就容易感冒或患流感。不休息、一直工作就容易感冒就是这个原因。

与此相对，性格不易紧张、淡定的人的副交感神经会处于优先地位。安保教授指出，这种类型的人身体活动少，肌肉等功能变弱，容易疲劳。而且，副交感神经处于极端优先的话，免疫功能会紊乱，容易引起过敏等。

如果交感神经和副交感神经失衡，不仅生活节奏会被打乱，也会影响免疫力。过于劳累的人要时而休息、放松身体。相反地，过于悠闲、不爱活动身体的人要注意做些行走等运动。适当、张弛有度的生活是提高免疫力的最佳方法。

# 人体症状与疾病速查

| 人体部位 | 主要症状 | 对应器官 | 可能的疾病 |
| --- | --- | --- | --- |
| 头 | 头痛 | 脑（P20） | 脑瘤 |
| | | 脑（P20） | 蛛网膜下腔出血 |
| | 眩晕 | 脑（P20） | 脑瘤等 |
| | | 耳（P38） | 梅尼埃综合征、突发性耳聋等 |
| | 视野缺损 | 脑（P20） | 脑梗死、脑瘤等 |
| | 重影 | 眼（P29） | 青光眼、白内障等 |
| | 单只眼睛睁不开 | 脑（P20） | 蛛网膜下腔出血 |
| | 健忘 | 脑（P20） | 痴呆 |
| | 语言障碍 | 脑（P20） | 脑梗死、脑瘤、帕金森病等 |
| 眼 | 视物模糊 | 眼（P29） | 眼睛疲劳、白内障等 |
| | 感觉光刺眼 | 眼（P29） | 白内障等 |
| | 视野缺损 | 眼（P29） | 青光眼等 |
| | 视物变形 | 眼（P29） | 老年性黄斑变性等 |
| | 中心反光不清 | 眼（P29） | 老年性黄斑变性等 |
| | 眼前有飘动的小黑影 | 眼（P29） | 飞蚊症 |
| | 眼白发黄 | 肝脏（P126） | 肝脏病 |
| | 眼疼、有异物感 | 眼（P29） | 麦粒肿、睑板腺囊肿等 |
| | 眼睛感到疲劳、干涩 | 眼（P29） | 眼疲劳、干眼病等 |
| 耳朵 | 耳朵发痛、发痒 | 耳朵（P38） | 中耳炎等 |
| | 不停地耳漏 | 耳朵（P38） | 中耳炎、外耳道湿疹等 |
| | 反复耳鸣 | 耳朵（P38） | 内耳炎、耳背、梅尼埃综合征等 |
| | 听不见、听不清 | 耳朵（P38） | 梅尼埃综合征、耳背等 |
| | 能听见声音，但不能理解 | 脑（P20） | 脑肿瘤、中风等 |
| | | 耳朵（P38） | 感音性耳聋、神经性耳聋等 |
| | 开合口时耳朵发痛 | 口和舌（P62） | 颞下颌关节病 |
| | 飞机降落时耳朵发痛 | 耳朵（P38） | 航空性中耳炎 |
| | 眩晕 | 耳朵（P38） | 梅尼埃综合征、良性发作性位置性眩晕病、前庭神经炎等 |
| 鼻子 | 流鼻血 | 鼻子（P48） | 鼻出血 |
| | | 心脏（P92） | 心脏病 |
| | 流鼻涕、鼻塞 | 鼻子（P48） | 急性鼻炎、慢性鼻炎 |
| | 大量流鼻涕 | 鼻子（P48） | 鼻窦炎等 |
| | 鼻涕流到喉咙里 | 鼻子（P48） | 鼻窦炎等 |
| | 一到初春就流鼻涕、打喷嚏 | 鼻子（P48） | 花粉症 |
| | 一进家就流鼻涕、打喷嚏 | 鼻子（P48） | 过敏性鼻炎 |
| | 闻不到气味 | 鼻子（P48） | 呼吸性嗅觉障碍 |
| | | 脑（P20） | 脑肿瘤、脑卒中等 |

| 人体部位 | 主要症状 | 对应器官 | 可能的疾病 |
| --- | --- | --- | --- |
| 口和牙齿 | 牙疼、激牙 | 牙齿（P67） | 蛀牙、感觉过敏等 |
| | 牙龈肿胀出血 | 牙齿（P67） | 牙周病、牙龈炎等 |
| | 牙龈出脓 | 牙齿（P67） | 牙周病等 |
| | 磨牙严重 | 牙齿（P67） | 磨牙症 |
| | 口腔中有疙瘩 | 口和舌头（P62） | 口腔炎、口腔癌 |
| | 啮合时下巴痛 | 口和舌头（P62） | 颞下颌关节紊乱综合征 |
| | 唾液少、口渴 | 口和舌头（P62） | 口腔干燥综合征 |
| | 舌头火辣辣地疼 | 口和舌头（P62） | 舌癌、舌痛症等 |
| | 辨别不出味道 | 口和舌头（P62） | 味觉障碍 |
| 咽 | 嗓子疼、肿胀 | 咽（P74） | 喉头炎、扁桃体炎等 |
| | 发不出声音 | 咽（P74） | 喉头炎、扁桃体炎等 |
| | 咳嗽 | 肺（P85） | 哮喘等 |
| | 吞咽时被呛住 | 咽（P74） | 误咽性肺炎 |
| | 声音沙哑 | 咽（P74） | 声带息肉、喉癌等 |
| | 打呼噜严重、张着嘴睡觉 | 咽（P74） | 睡眠呼吸暂停综合征 |
| | 酸水上涌 | 胃和十二指肠（P104） | 反流性食管炎等 |
| | 嗓子有堵塞感 | 咽（P74） | 喉癌、咽喉癌等 |
| | | 胃和十二指肠（P104） | 反流性食管炎等、功能性胃肠病 |
| 胸部 | 咳嗽、呼吸困难 | 肺（P85） | 支气管炎、哮喘、肺炎、慢性阻塞性肺疾病等 |
| | | 心脏（P92） | 心绞痛、心功能不全等 |
| | 血痰 | 肺（P85） | 支气管炎、肺炎、肺结核等 |
| | 气喘 | 肺（P85） | 支气管哮喘、慢性阻塞性肺疾病等 |
| | 心悸、气喘 | 心脏（P92） | 心绞痛、心功能不全等 |
| | 胸痛 | 心脏（P92） | 心绞痛、心肌梗死等 |
| | | 神经（P209） | 肋间神经痛等 |
| | 烧心 | 咽部（P74） | 反流性食管炎 |
| | 乳房有硬块 | 乳房（P168） | 乳腺癌等 |
| 上腹部 | 烧心 | 胃和十二指肠（P104） | 反流性食管炎、胃和十二指肠溃疡等 |
| | 口臭、打嗝涌酸水 | 胃和十二指肠（P104） | 反流性食管炎、胃和十二指肠溃疡、胃癌等 |
| | 没食欲 | 胃和十二指肠（P104） | 胃炎、胃下垂、胃癌等 |
| | 恶心 | 胃和十二指肠（P104） | 急性胰腺炎、胆结石等 |
| | 吐黑血 | 胃和十二指肠（P104） | 胃癌、胃和十二指肠溃疡等 |
| | 胃痛、胃胀 | 胃和十二指肠（P104） | 胃炎、胃下垂、胃和十二指肠溃疡等 |
| | 心窝或上腹疼 | 胃和十二指肠（P104） | 胃炎、胃癌、胃和十二指肠溃疡等 |
| | | 胆囊和胰脏（P126） | 急性和慢性胰腺炎、胰脏癌、胆结石等 |
| | 背疼 | 胆囊和胰脏（P126） | 胰脏癌、胆囊炎等 |

| 人体部位 | 主要症状 | 对应器官 | 可能的疾病 |
|---|---|---|---|
| 下腹部 | 下腹痛 | 小肠、大肠、肛门（P112） | 阑尾炎、大肠癌等 |
| | | 肾脏（P138） | 肾盂肾炎、肾结石等 |
| | | 膀胱（P141） | 膀胱炎、结石等 |
| | | 女性生殖器（P160） | 痛经等 |
| | 便秘或腹泻 | 小肠、大肠、肛门（P112） | 过敏性肠道综合征等 |
| | 放屁 | 小肠、大肠、肛门（P112） | 过敏性肠道综合征等 |
| | 下腹水肿 | 肝脏（P120） | 肝硬变等 |
| | 便血 | 胃和十二指肠（P104） | 胃和十二指肠溃疡、克罗恩病等 |
| | | 小肠、大肠、肛门（P112） | 溃疡性大肠炎、大肠癌、痔疮等 |
| 泌尿器 | 排尿时有痛感 | 膀胱（P141） | 膀胱炎、尿道炎等 |
| | 尿频、有残尿感 | 膀胱（P141） | 膀胱炎、膀胱过度活动症等 |
| | | 肾脏（P138） | 肾盂肾炎等 |
| | 漏尿 | 膀胱（P141） | 尿失禁 |
| | 难以尿出来 | 膀胱（P141） | “尿道炎、膀胱炎、前列腺肥大症（男性生殖器P152）” |
| | 不出尿 | 肾脏（P138） | 肾功能衰竭 |
| | | 骨②（P193） | 椎间盘突出等 |
| | 尿液白浊、血尿 | 肾脏（P138） | 肾盂肾炎、肾病综合征等 |
| | | 膀胱（P141） | 膀胱癌、膀胱炎等 |
| 男性生殖器 | 尿频 | 男性生殖器（P152） | 前列腺炎、前列腺肥大症 |
| | | 膀胱（P141） | 膀胱过度活动症等 |
| | 难以排尿 | 男性生殖器（P152） | 前列腺炎、前列腺癌等 |
| | 排尿时疼 | 男性生殖器（P152） | 前列腺炎、性感染症等 |
| | 尿液里混杂着脓或血 | 膀胱（P141） | 尿道炎等 |
| | | 肾脏（P138） | 肾盂肾炎、肾脏癌等 |
| | 阴茎疼、肿胀 | 男性生殖器（P152） | 包茎、感染症、性感染症等 |
| | 睾丸疼、肿胀 | 男性生殖器（P152） | 急性附睾炎、精索静脉曲张等 |
| | 不能勃起 | 男性生殖器（P152） | 勃起功能障碍（ED） |
| 女性生殖器、乳房 | 尿频、疼痛 | 膀胱（P141） | 膀胱过度活动症、膀胱炎、膀胱癌等 |
| | 痛经严重、月经量大 | 女性生殖器（P160） | 子宫肌瘤、子宫内膜炎症、子宫腺肌症、子宫癌等 |
| | 经期不稳定 | 女性生殖器（P160） | 子宫肌瘤、子宫内膜炎症、子宫癌等 |
| | 不正常出血 | 女性生殖器（P160） | 阴道炎、子宫肌瘤、卵巢功能不全、多囊卵巢综合征 |
| | 白带多 | 女性生殖器（P160） | 阴道炎、子宫肌瘤、子宫癌等 |
| | 月经前出现的周期性身体不适 | 女性生殖器（P160） | 经前期综合征等 |
| | 外阴部发痒疼痛 | 女性生殖器（P160） | 感染症、萎缩性阴道炎等 |

| 人体部位 | 主要症状 | 对应器官 | 可能的疾病 |
|---|---|---|---|
| 女性生殖器、乳房 | 下腹疼痛、感到不适 | 女性生殖器（P160） | 卵巢囊肿、子宫肌瘤、子宫内膜炎症 |
| | 乳房疼痛、有包块 | 乳房（P168） | 乳腺增生、乳腺炎、乳腺癌等 |
| 脖子、肩 | 脖子痛 | 筋肉（P181） | 脖子酸痛等 |
| | 脖子一动就痛 | 筋肉（P181） | 脖子酸痛、落枕等 |
| | | 骨②（脊髓）（P193） | 颈椎症、椎间盘脱出等 |
| | 脖子疼痛急速恶化 | 骨②（脊髓）（P193） | 颈椎症、后纵韧带骨化症等 |
| | 严重肩周炎 | 筋肉（P181） | 肩周炎、纤维肌痛症等 |
| | | 血管、血液、淋巴（P228） | 高血压等 |
| | 肩部一动就痛 | 关节（P198） | 肩关节周围炎 |
| | | 骨②（脊髓）（P193） | 椎间盘脱出、后纵韧带骨化症等 |
| | 脖子、肩部疼痛急速恶化 | 骨②（脊髓）（P193） | 颈椎症、椎间盘脱出等 |
| 手臂、手 | 肘部疼痛 | 关节（P198） | 网球肘、高尔夫球肘、腱鞘炎等 |
| | 手腕、拇指疼痛、指尖发硬 | 关节（P198） | 腱鞘炎、关节风湿等 |
| | 胳膊发麻、疼痛 | 骨②（脊髓）（P193） | 颈椎症、椎间盘脱出等 |
| | 指尖发麻 | 脑（P24） | 脑中风等 |
| | | 骨②（脊髓）（P193） | 椎间盘脱出等 |
| | 指尖不能活动 | 脑（P24） | 脑中风等 |
| | | 骨②（脊髓）（P193） | 胸廓出口综合征 |
| | 胳膊、手指无力 | 脑（P24） | 脑中风等 |
| | | 骨②（脊髓）（P193） | 颈椎症、椎间盘脱出等 |
| 腰 | 腰部剧烈疼痛 | 关节（P198） | 腰扭伤、压迫性骨折等 |
| | | 胆囊和胰脏（P126） | 急性胰腺炎、胆管结石等 |
| | | 肾脏（P138） | 肾盂炎等 |
| | | 膀胱（P141） | 尿路结石等 |
| | | 女性生殖器（P160） | 经前期综合征、卵巢囊肿等 |
| | 慢性腰痛 | 关节（P198） | 非特异性腰痛 |
| | | 骨②（脊髓）（P193） | 椎间盘脱出、椎管狭窄症等 |
| | 腰部麻木 | 骨②（脊髓）（P193） | 椎间盘脱出、变形性脊椎症等 |
| 下肢、脚 | 股关节痛 | 关节（P198） | 变形性股关节症 |
| | 膝痛 | 关节（P198） | 扭伤、变形性膝关节症等 |
| | 脚踝痛 | 关节（P198） | 扭伤、腱鞘炎等 |
| | 脚拇趾肿痛 | 关节（P198） | 痛风、拇趾外翻 |
| | 下肢和足部麻木、行走不便 | 骨②（脊髓）（P193） | 腰椎间盘脱出、椎管狭窄症等 |
| | | 脑（P24） | 脑卒中等 |
| | 腿肚子和足部水肿 | 肾脏（P138） | 肾盂炎、慢性肾脏病等 |
| | 行走时容易疲惫 | 骨②（脊髓）（P193） | 椎管狭窄症等 |

3D人体解剖图 从身体构造检索疾病 / (日) 福士斋著；宋天涛译.
—沈阳：辽宁科学技术出版社，2016.3（2025.3重印）
ISBN 978-7-5381-9525-5

Ⅰ.①3… Ⅱ.①福… ②宋… Ⅲ.①人体解剖学－图解 Ⅳ.①R322-64

中国版本图书馆CIP数据核字(2015)第305343号

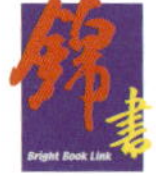

**策划制作：**北京书锦缘咨询有限公司
**总 策 划：**陈　庆
**策　　划：**肖文静
**装帧设计：**柯秀翠

---

出版发行：辽宁科学技术出版社
(地址：沈阳市和平区十一纬路29号　邮编：110003)
印 刷 者：昌昊伟业（天津）文化传媒有限公司
经 销 者：各地新华书店
幅面尺寸：185mm × 260mm
印　　张：15.5
字　　数：290千字
出版时间：2016年3月第1版
印刷时间：2025年3月第2次印刷
责任编辑：寿亚荷　郭敬斌
封面设计：柯秀翠
责任校对：董胜磊

---

书　　号：ISBN 978-7-5381-9525-5
定　　价：79.00元

联系电话：024-23284370
邮购热线：024-23284502
E-mail: syh324115@126.com